血管外科疾病的诊断与治疗

XUEGUANWAIKE JIBING
DE ZHENDUAN YU ZHILIAO

主编 刘鹏 张明光 吴权辉 等

吉林科学技术出版社

图书在版编目（CIP）数据

血管外科疾病的诊断与治疗 / 刘鹏等主编. -- 长春:
吉林科学技术出版社, 2018.12（2024. 10 重印）
ISBN 978-7-5578-5284-9

Ⅰ. ①血… Ⅱ. ①刘… Ⅲ. ①血管外科学—疾病—诊疗 Ⅳ. ①R654.3

中国版本图书馆CIP数据核字(2018)第297720号

血管外科疾病的诊断与治疗

主　　编　刘　鹏　张明光　吴权辉
副 主 编　张福涛　刁燕春　邓晓涛　赵浩民　吴海江
出 版 人　李　梁
责任编辑　赵　兵　张　卓
装帧设计　雅卓图书
开　　本　880mm × 1230mm　1/16
字　　数　315千字
印　　张　10
版　　次　2018年12月第1版
印　　次　2024 年 10 月第 2 次印刷

出　　版　吉林科学技术出版社
地　　址　长春市人民大街4646号
邮　　编　130021
编辑部电话　0431-85635185
网　　址　www.jlstp.net
印　　刷　济南大地图文快印有限公司

书　　号　ISBN 978-7-5578-5284-9
定　　价　88.00元

前 言

血管外科是一门既具有悠久历史，又充满新鲜活力的医学专科。近年来，随着科学技术的进步，血管外科学由基础研究到临床实践都有了重大的突破。新医疗技术、材料、药物和设备如影像学技术、全自动免疫分析技术、介入技术和内镜技术的临床应用，使血管外科发展站在了崭新的历史舞台上。以器官、系统、疾病为中心的个体化治疗和微创治疗的模式深入人心，从根本上改变了对血管疾病的认识水平，从而提高了其诊断、治疗以及预后的能力，大大丰富了血管外科学的内容。

本书主要阐述了血管外科的相关知识理论，注重思想性、科学性、创新性、启发性和先进性，密切结合临床实际，根据外科学的特点，详细介绍了颅外颈动脉疾病、胸部大血管疾病、肠缺血、门静脉高压症、肾血管疾病的处理等相关疾病的诊疗手段，有助于临床医师对疾病做出正确诊断和恰当处理。本书在编写过程中，参阅了大量相关教材及文献，反复进行论证，力求做到有理有据、准确使用，与临床紧密结合。“工欲善其事，必先利其器”，期盼此书能够为制定血管外科诊疗决策提供参考和依据，成为广大临床医师可以依赖的工具书。

在即将付梓之际，对先后为此书付出努力的同志表示诚挚的感谢！尽管我们已尽心竭力，但唯恐百密一疏，愿专家、读者能加以指正，不胜期盼之至。

编 者

2018 年 12 月

目 录

第一章

血管外科的基本检查

第一节 周围血管疾病的症状和体格检查

一、周围血管疾病的症状

肢体感觉异常：

1. 疼痛 疼痛是多数周围血管疾病具有的症状，可分为间歇性和持续性疼痛两类。

（1）间歇性疼痛：可分为运动性、体位性和温差性疼痛三种。

1）运动性疼痛：是由肢体运动引起肢体供血不足后最早出现的症状，可表现为乏力、锐痛、钝痛、胀痛或痉挛。常见于动脉损伤、急性动脉栓塞、血栓闭塞性脉管炎、动脉硬化性闭塞等疾病。间歇性跛行是一种典型的运动性疼痛，临床表现为患者以恒速行走一定距离后出现下肢腓肠肌部位酸胀、疼痛或抽筋感，迫使患者停步休息，休息片刻后症状可得到缓解。跛行距离（从开始行走到出现疼痛的距离）可作为衡量动脉阻塞程度的指标，跛行距离越短，动脉阻塞越严重。

2）体位性疼痛：出现体位性疼痛，无论是动脉性还是静脉性疾病，都说明在平常体位状态下，肢体的血供或回流对于疼痛来说，已处于临界状态。动脉闭塞性疾病患者抬高患肢，可因肢体血供减少而诱发或加重疼痛，下垂患肢可使肢体血供增加而缓解疼痛。与之相反，静脉回流障碍性疾病患者抬高患肢可促进静脉回流而缓解疼痛，下垂患肢可加重静脉淤血而诱发或加重疼痛。

3）温差性疼痛：是指因环境温度改变而诱发或加重疼痛。动脉闭塞性疾病患者在环境温度升高时，患肢的组织代谢水平增高，动脉血供不足而诱发或加重疼痛。红斑性肢痛症患者当足部温度较高时，出现足部烧灼样疼痛。而雷诺综合征可因寒冷刺激发生肢体末端动脉阵发性痉挛，引起手指末端刺痛。

（2）持续性疼痛：是指肢体在静止状态下仍然存在的疼痛，又称静息痛。动脉性疾病或静脉性疾病都可有静息痛。

1）动脉性静息痛：急性和慢性动脉闭塞性疾病都可引起缺血性神经炎致使患肢疼痛，急性病变引起的疼痛与慢性病变相比更剧烈。患肢疼痛性质为持续性钝痛伴间歇性刺痛，从肢体近端向远端放射，以趾（指）端为甚，还伴有烧灼、蚁行、厥冷、麻木。此外，肢体严重缺血导致溃疡、坏疽出现，使周围感觉神经受到刺激，也是动脉性静息痛的一个因素。

2）静脉性静息痛：急性主干静脉阻塞后，肢体远端严重瘀血而出现沉重、紧张和持续性胀痛，还伴有肢体肿胀、浅静脉曲张等表现。静脉性静息痛程度远较动脉性轻，抬高患肢可使疼痛缓解。此外，静脉性溃疡刺激周围感觉神经也可引起静息痛。

3）炎症性静息痛：急性动脉炎、静脉炎、淋巴管炎可有沿病变动脉、静脉、淋巴管的持续性疼痛和压痛。病变的浅静脉或淋巴管可呈红色索条状。

2. 温觉 肢体的冷热感取决于通过肢体的血流量，血流量降低则感觉寒冷，血流量增高则感觉潮热。动脉闭塞性疾病患者感觉肢体寒冷，闭塞程度越严重，寒冷越明显。静脉回流障碍性疾病的肢体血液瘀滞，患者感觉肢体潮热。动静脉瘘由于动脉血分流，瘘局部血流增多，瘘远端血供减少，患者常感觉瘘局部温热而远端寒冷。

3. 其他感觉　动脉闭塞性疾病引起末梢神经缺血时，可出现麻木、针刺、烧灼、蚁行等感觉。静脉病变除以上异常感觉外，还可有肌肉痉挛。

二、周围血管疾病的体格检查

1. 肢体皮温异常　温觉和皮温：皮温是温觉的客观反映。检查时，将患者肢体暴露在恒温（25℃）、恒湿（40%）环境中30分钟，然后用触诊法，或更精确的半导体皮温计、数字测温计测定皮肤温度。

2. 形态改变

（1）肿胀：静脉或淋巴回流障碍时，压力升高，使液体成分渗入组织间隙，引起肢体肿胀。

1）静脉性肿胀：下肢深静脉血栓形成、原发性下肢深静脉瓣膜关闭不全、动静脉瘘等疾病可引起回流障碍或倒流障碍，使静脉压力升高，液体外渗，下肢组织张力增高，肢体呈凹陷性肿胀，常伴有浅静脉曲张、色素沉着和足靴区溃疡。

2）淋巴性肿胀：淋巴管炎症、丝虫病、创伤等疾病可引起淋巴管阻塞，富含蛋白质的淋巴液渗入组织间隙，使肢体肿胀。肿胀起自肢体远端，多坚韧，皮肤出现增厚、干燥、粗糙改变，称为象皮肿。

（2）萎缩：动脉硬化性闭塞症、血栓闭塞性脉管炎等疾病可出现动脉供血不足，肢体营养障碍变化，如肢体瘦细、肌肉萎缩、皮肤变薄、皮下组织纤维化、毛发脱落。

（3）增长：先天性动静脉瘘由于动脉血经异常通道直接流入静脉，静脉血含氧量增高，造成肢体肥大性变化，使患侧肢体较健侧明显增长，还伴有浅静脉曲张、皮温升高，动静脉瘘附近可有杂音和震颤。

（4）隆起：搏动性隆起可扪及与心率一致的搏动。动脉瘤可扪及隆起有扩张性搏动，与动脉相邻的肿块可扪及传导性搏动。边界清、表面光滑的扩张性搏动性肿块提示动脉瘤或外伤性动静脉瘘，多发性、无包膜的扩张性搏动性肿块提示先天性蔓状血管瘤。质地柔软、经压迫后皮色减退的无搏动性隆起多为血管瘤。

3. 色泽改变

（1）静息性色泽改变：皮肤苍白为动脉供血不足表现，皮肤发绀为静脉回流障碍、皮肤内血液含氧量降低表现，寒冷刺激后皮肤出现苍白－发绀－潮红的间歇性改变提示雷诺综合征。皮肤色素沉着见于浅静脉曲张、下肢深静脉血栓形成等疾病，多位于下肢足靴区，可伴有脱屑、瘙痒及湿疹样改变。

（2）运动性皮色改变：静息时皮色正常，运动后肢体远端1/3皮色苍白，提示肢体动脉供血不足，这是由于静息时供应皮肤的血液分流入运动的肌肉所致。

（3）体位性皮色改变：改变肢体位置，观察皮色改变，有助于了解血管病变。将肢体抬高（下肢70°～80°，上肢直举过头）持续60秒。正常情况下，肢体保持淡红色或稍发白，肢体下垂后，皮肤颜色在10秒内恢复正常。如出现皮肤苍白或蜡白色，肢体下垂后，皮肤颜色恢复时间超过10秒且色泽不均呈斑片状，则提示动脉供血不足。肢体持续下垂，正常情况下肢体可出现轻度潮红，如有明显潮红或发绀的，提示有静脉回流或倒流障碍。

（4）指压性皮色改变：压迫指（趾）端后观察甲床毛细血管充盈情况，可了解肢体动脉供血情况。压迫时，指（趾）端甲床色苍白，解除压力后1～2秒内色泽恢复正常，如松压5秒后甲床仍苍白，则提示动脉供血不足。皮肤发绀区指压试验，可判断组织存活可能。如指压后皮肤不出现暂时的苍白，则说明毛细血管通透性增高，血液渗入组织间隙，组织出现不可逆变化，坏死不可避免。

4. 组织破坏

（1）溃疡

1）缺血性溃疡：多见于动脉闭塞性疾病患者的肢体远端，即趾（指）端或足根。溃疡边缘常呈锯齿状，基底为灰白色肉芽组织，挤压时不易出血。由于溃疡周围神经组织缺血，故多伴有剧烈疼痛。

2）瘀血性溃疡：好发于下肢深静脉血栓形成和原发性下肢浅静脉曲张患者的足靴区，即小腿远侧1/3内踝上方，面积较大，溃疡浅而不规则，基底常有湿润的肉芽组织覆盖，易出血。溃疡周围可有水肿、硬结、色素沉着等改变。

（2）坏疽：坏疽与缺血性溃疡一样，也是动脉供血不能满足静息状态下组织代谢需要的表现，并且最终发生不可逆的组织破坏。

1）干性坏疽：多见于动脉闭塞性疾病患者的下肢。由于坏死灶静脉回流通畅，而本身暴露在空气中，水分蒸发，使坏死灶缩小干燥，与正常组织分界清楚。由于坏死灶干燥，故细菌感染少见。

2）湿性坏疽：多见于静脉回流不畅的而瘀血水肿的肢体。由于坏死灶含水分多，适宜细菌生长繁殖，使组织呈污黑色、肿胀、恶臭，与周围正常组织分界不清。

（3）皮肤和皮肤附件：动脉缺血性疾病可出现皮肤变薄、干燥、脱屑、毛发脱落，趾（指）甲变形、增厚、生长缓慢，皮下组织纤维化等改变。静脉瘀血性疾病可出现足靴区皮肤变薄、毛发脱落、脱屑、色素沉着和湿疹样改变。淋巴回流障碍可出现皮肤及皮下组织纤维化，皮肤粗糙、增厚如象皮。

5. 血管结构异常

（1）动脉

1）搏动：动脉搏动可根据其强弱分为增强（+++）、正常（++）、减弱（+）、消失（-）四级。动脉闭塞性疾病可有狭窄或闭塞远端的动脉搏动减弱或消失。检查时应注意左右两侧动脉搏动的比较。体检时常检查的动脉搏动有颈总动脉、肱动脉、桡动脉、腹主动脉、股动脉、腘动脉、足背动脉和胫后动脉。

2）杂音和震颤：当动脉发生狭窄、局限性扩张或动静脉之间有异常交通时，血流速度和血流压力的急剧改变产生杂音和震颤，并可在相应体表位置感觉到。动脉狭窄或局限性扩张引起的杂音和震颤一般在收缩期，而动静脉瘘可产生持续性的杂音和震颤。

3）形态和质地：动脉硬化、血栓形成或炎症可使动脉发生屈曲、扩张、增硬和索条样改变。

（2）静脉

1）曲张：多见于原发性下肢浅静脉曲张、下肢深静脉血栓形成、原发性下肢深静脉瓣膜关闭不全等疾病。好发于浅表静脉，常表现为扩张、扭曲、延展甚至曲张成团，可伴有皮温升高、杂音和震颤。

2）索条：多见于血栓性浅静脉炎，可扪及病变静脉为索条状。急性期还伴有压痛和红肿。

三、周围血管疾病的特殊临床表现和体格检查

1. 5“P”症状　即疼痛（pain）、感觉异常（paresthesia）、麻痹（paralysis）、无脉（pulselessness）和苍白（pallor）。5“P”症状是急性动脉栓塞的典型症状。

2. Branham 征　又称指压瘘口试验。方法是用手指紧压动静脉瘘瘘口以阻断血液分流后，观察心率、血压变化。心率变慢和血压增高为阳性，见于后天性动静脉瘘。

3. Homans 征　又称直腿伸踝试验。检查时患者仰卧，膝关节伸直，检查者一手放在患者股后将其下肢稍托起，另一手持足部将踝关节背伸牵拉腓肠肌。如小腿后部明显疼痛为阳性，主要见于小腿血栓性深静脉炎，也可见于腓肠肌劳损、创伤和炎症。

4. Neuhof 征　又称腓肠肌压迫试验。患者仰卧，屈膝，足跟平置检查台，检查者用手压迫患者的腓肠肌内外侧，又增厚、浸润感和触痛的为阳性，临床意义同 Homans 征。

5. Adson 试验　患者直立，肩部向后向下牵拉，特别是将患侧上肢向下牵拉，并作深吸气后屏气，仰头，下颌转向患侧，拉紧前斜角肌时，患侧桡动脉减弱或消失，疼痛加剧；肩部耸起，下颌转向健侧，则前斜角肌放松，桡动脉恢复，疼痛减轻。即 Adson 试验阳性，见于胸廓出口综合征。

6. Allen 试验　又称尺动脉通畅试验。检查时患者抬高上肢，检查者用手指压迫阻断桡动脉，并令其握拳和放松交替运动数次，然后将手放下至心脏同一平面，并将手放松，如果尺动脉通畅，手指和手掌的皮色迅速由苍白转为潮红色。如果尺动脉闭塞或尺动脉与掌弓间的联系有解剖异常，则皮肤可持续呈现苍白色，直至解除对桡动脉的压迫后才恢复正常，应用同样的道理也可测定桡动脉有无闭塞。

7. Perthes 试验　又称深静脉通畅试验。患者站立，在大腿上 1/3 扎止血带压迫大隐静脉后，令患者屈膝踢腿或下蹲运动 10 余次，如深静脉通畅，运动后浅静脉瘪陷并无小腿发胀感觉；如深静脉阻塞，则运动后浅静脉曲张加重，并伴有小腿胀痛感。

8. Trendelenburg 试验　又称大隐静脉和交通支瓣膜功能试验。患者平卧，抬高并按摩患肢，使曲张静脉萎陷空虚，然后在大腿上 1/3 扎止血带压迫大隐静脉，阻断其血液反流后让患者站立，如果站立后迅速释放止血带，发现血流由上向下立即充盈大隐静脉及其属支，说明大隐静脉瓣膜功能不全；如果不释放止血带，大隐静脉在 30s 内仍然保持空虚，说明交通支瓣膜功能良好，反之则说明止血带以下存在交通支瓣膜功能不全，其位置可用过反复调节止血带的平面来测定。

（刘　鹏）

第二节　周围血管疾病的无损伤性检查

一、肢体动脉闭塞性疾病

1. 节段性血压测定　当动脉狭窄到一定程度甚至闭塞时，远端动脉压力会降低。正常两侧肢体对称部位所测得的血压相近，如果两侧肢体对称部位所测得的血压差大于 20mmHg，则说明压力降低的一侧肢体近端有狭窄或阻塞。节段性血压测定是按照上述原理借助多普勒听诊器、应变容积描记仪或光电容积描记仪来测定肢体不同平面的收缩压，并得出测定平面近端动脉有无狭窄的结论。常用的 4 个平面，即扎气袖的平面为：腹股沟平面、膝上平面、膝下平面和踝关节上方平面。使用多普勒听诊器时，应将探头置于胫后动脉或足背动脉。如踝部下肢动脉压或踝/肱指数明显降低，则可明确下肢动脉闭塞性疾病。但是，要进一步确诊动脉闭塞的节段，需要进行全部 4 个平面的节段性血压测定。

踝/肱指数（ABI）是将踝部下肢动脉血压除以肱动脉血压得到的值，是下肢节段性血压测定最常用的指标。于平卧位测得的正常踝/肱指数的平均值为 1.1。若踝/肱指数低于 1.0，则提示功能性动脉狭窄。为同一个患者测得的踝/肱指数较为恒定，而且踝/肱指数与下肢动脉造影的结论基本相符，因此踝/肱指数可以作为监测患肢动脉疾病程度的良好指标。有轻度间歇性跛行的患者测得的踝/肱指数轻度降低，而有肢端坏疽的患者测得的踝/肱指数则明显降低。踝/肱指数持续降低提示患肢动脉病变加重或手术失败，而踝/肱指数升高则提示患肢动脉有侧支循环形成及手术成功。

2. 应激试验　程度较轻的下肢动脉闭塞患者静息时的下肢动脉血压可在正常范围内，给予患者运动或暂时阻断肢体动脉的刺激可以诱发动脉狭窄部位远端血压下降。常用的方法有平板车运动试验和反应性充血试验。需要指出的是，在静息状态下已出现下肢缺血症状的患者，不必接受应激试验。

（1）平板车运动试验：①患者平卧 20min 后，测量其基准踝部动脉血压和肱动脉血压；②在坡度为 10% 的平板车上以 3.2km/h 的速度行走 5min 或者因间歇行跛性而被迫停止。然后记录在此过程中出现的任何症状、出现症状的时间以及全过程的时间，尤其应记录当出现下肢疼痛时，首先受到影响的下肢肌群；③患者再次平卧并立即测量其踝部动脉血压和肱动脉血压，每 2min 一次，共 20min 或者直至其恢复试验前水平。

正常人行走 5min 后，其踝部动脉血压基本不下降。而下肢动脉闭塞性疾病患者行走 5min 后，其踝部动脉血压明显下降。下肢动脉闭塞性疾病的程度越重、部位越靠近端，则踝部动脉血压下降的幅度越大、血压恢复至试验前水平的时间越长。

与反应性充血试验相比，平板车运动试验的优点在于，可以较好地模拟生理应激状态，同时可以表现心、肺、中枢神经疾病对患肢的影响。

（2）反应性充血试验：在患者大腿上扎气袖并加压至高于收缩压 3～7min，然后解下气袖，每 15s、20s 或 30s 测量一次踝部动脉血压，共 3～6min 或者直至踝部动脉血压恢复试验前水平。记录踝部动脉血压恢复试验前水平所需时间和踝部动脉血压。

正常人的大腿受压后，其踝部动脉血压迅速下降至受压前水平的 80%，解除压迫后踝部动脉血压在30～60s内恢复至受压前水平的90%。而下肢动脉闭塞性疾病患者的大腿受压后，其踝部动脉血压明显下降，血压恢复至试验前水平的时间延长。下肢动脉闭塞性疾病的程度越重，则踝部动脉血压下降的幅度越大、血压恢复至试验前水平的时间越长。

与平板车运动试验相比，反应性充血试验具有以下一些优点：耗时少；可在病房内进行；设备简单价廉；由于气袖压迫的时间和压力可事先决定，而行走时间无法事先决定，因此反应性充血试验更易于标准化；不要求患者运动，某些因心、肺、中枢神经疾病或已截肢而无法运动的患者适于本试验。其缺点在于：可引起不适；气袖的压迫对有股－腘旁路人造血管的肢体有一定的危险性；快速血压测量需要获得可重复的结果。

3. 多普勒超声　多普勒超声和Duplex扫描可以记录下肢动脉的流速波，通过对流速波波形的分析可以获得下肢动脉疾病的大量信息。正常的流速波是三相波，在收缩早期，动脉流速迅速增大，波形急剧上升，到达峰值后流速迅速减慢，波型急剧下降，在舒张早期流速低于基线形成负波，然后再次上升形成较小的正波，最后于舒张晚期回到基线。当外周阻力增加时负波更为明显。而当外周阻力降低时，如运动、反应性充血或使用扩血管药物后，负波消失基线抬高，使流速波成为二相波。

若下肢动脉闭塞性病变在超声探头近端，则收缩期波峰及其后的下降段会出现轻微的变化。随着动脉狭窄的加重，负波逐渐减小直至消失。当动脉狭窄极其严重时，收缩期正波的上升减缓，波峰圆钝，振幅减小。如下肢动脉出现多节段闭塞性病变，则流速波极度平缓。若动脉闭塞性病变在超声探头远端，流速波形态接近正常（图1－1）。

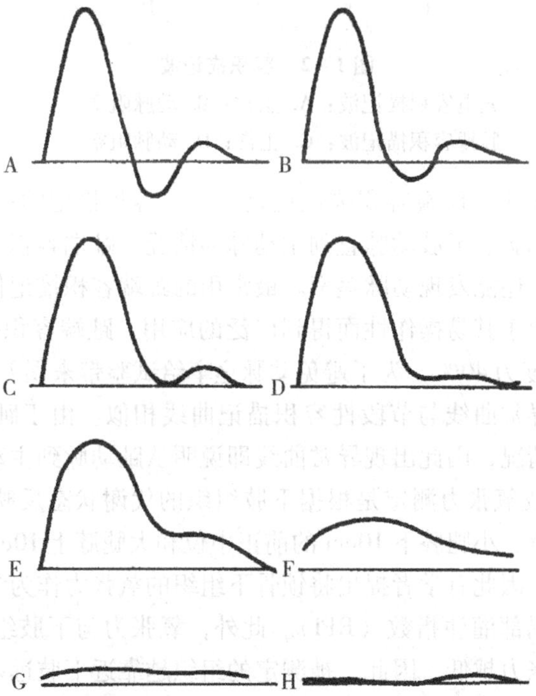

图1－1　多普勒流速波

A：正常；B～H：动脉狭窄至完全闭塞

除了对流速波作定性分析，还可以用峰－峰脉搏指数（PI_{pp}）、Laplace变换式等方法对其作定量分析。实际应用较多的是峰－峰脉搏指数，即流速波的平均频率。正常的峰－峰脉搏指数从股总动脉起到足背、胫后动脉逐渐升高。患有下肢动脉闭塞性疾病时，峰－峰脉搏指数从病变节段起到下肢远端逐渐降低。为了描述峰－峰脉搏指数的变化，将下肢近端峰－峰脉搏指数除以远端峰－峰脉搏指数得到阻尼因子（DF），动脉闭塞性病变越严重，阻尼因子的值越大。

4. 容积描记　容积描记是无创伤的诊断方法，无论节段性容积描记还是数字容积描记都是用来测量下肢的容积变化。

(1) 节段性容积描记：又称脉搏容积描记仪（PVR）。由于气体容积描记仪具有结构坚固和易操作的特点而成为节段性容积描记的标准设备。方法是将气袖扎在大腿近端、小腿和踝部，充气加压至65mmHg，然后描记曲线。节段性容积描记还可在平板车运动试验或反应性充血试验后进行。正常的描记曲线由陡峭的上升波形、尖锐的收缩期波峰和直抵基线的下降波形组成，并在下降波形的中点出现突出的二重波。而下肢动脉闭塞性疾病的波形的特点是，上升波形较平缓，波峰圆钝且延迟出现，下降波型较平缓，二重波消失。波型的振幅与心搏出量、血压、下肢的位置有关。但是，对于同一患肢，波型的振幅较为恒定，因此可作为判断患肢病情的指标。患肢的闭塞性病变越严重，则曲线振幅越小。平板车运动试验后进行节段性容积描记时，正常肢体的曲线振幅增大而患肢踝部的曲线振幅减小，这是由于运动后供应近侧下肢肌肉的血液增加所致（图1-2）。

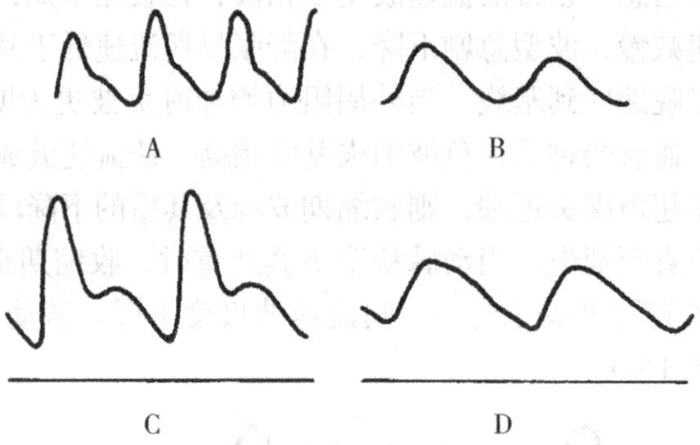

图1-2　容积描记波

光电容积描记波：A. 正常；B. 动脉阻塞

脉搏容积描记波：C. 正常；D. 动脉阻塞

(2) 趾端容积描记：事实上，趾端容积描记也是节段性容积描记的一种。由于描记的是足趾远端的曲线，因而反映的是从趾动脉、下肢动脉直到主动脉的情况。趾端容积描记仪非常敏感，它不仅可以发现下肢动脉的机械性闭塞，还能发现动脉痉挛。最常用的趾端容积描记仪是摄影容积描记仪（PPG），虽然没有量化的数据，但是由于其易操作性而得到广泛的应用。趾端容积描记仪的操作环境要求较高，室温应为22~24℃，相对湿度为40%，为了避免动脉痉挛给试验带来误差，应为患肢的足与足趾保暖。趾端容积描记的正常曲线和异常曲线与节段性容积描记曲线相似。由于趾端容积描记反映的是从趾动脉、下肢动脉直到主动脉的情况，因此出现异常曲线即说明从趾动脉到主动脉的某处有动脉闭塞病变。

5. 经皮氧张力测定　经皮氧张力测定是根据下肢组织的代谢状态反映动脉闭塞的程度。下肢的主要测定部位是以下3处：足背、小腿膝下10cm的前正中位和大腿膝上10cm。由于组织的氧张力受到年龄和心搏出量等因素的影响，因此有学者提出将锁骨下组织的氧张力作为参考值，用下肢组织的氧张力除以锁骨下组织氧张力得到局部灌注指数（RPI）。此外，氧张力与下肢组织到心脏的距离有关，离心脏距离越远，下肢组织的氧张力越低。因此，被测定的组织越靠近下肢远端，越容易反映出下肢的缺血状态。正常的下肢组织氧张力约为60mmHg，青年人的氧张力值略高。若不分年龄大小，氧张力高于55mmHg可认为是在正常范围内，平均的正常RPI为90%。由于氧张力与动脉硬化无关，因此经皮氧张力测定特别适用于糖尿病患者。

需要注意的是，动脉血的氧张力远超过组织的需要，因此经皮氧张力测定对轻度下肢动脉闭塞性病变并不敏感。经皮氧张力测定的临床意义在于诊断严重的下肢动脉闭塞性病变。为了使经皮氧张力测定对下肢缺血更加敏感，可以采取以下方法：先进行平板车运动试验、先进行反应性充血试验、使患肢保持端坐位或直立位或在测定氧张力过程中吸氧。与平卧位相比，保持端坐位或直立位可以增加下肢动脉的静水压，使微循环扩张，而肌肉的运动也增加了下肢动脉的血流量，从而使下肢组织的耗氧量增加，这在下肢远端的足部尤其明显。而患有动脉闭塞性病变的下肢的上述生理代偿功能大大减退，因此对经皮氧张力测定更为敏感。相似地，对在测定氧张力过程中吸氧，对于增加正常肢体的组织氧张力的效果比患肢更明显，从而使经皮氧张力测定对患肢更敏感。

6. 激光多普勒血流测定 激光多普勒血流流速仪可以测定皮下血管流速，单位为 mV，1mV 相当于皮下 0.8～1.5mm 之间有 1.5mm^3 血液流过。患有下肢闭塞性疾病的下肢的脉搏波减弱，平均血流速度减慢，血管收缩波消失。激光多普勒血流测定与气袖结合还可以用于下肢皮肤内血管的血压。但是，激光多普勒血流测定的结果并非用真正的流速单位来表示，而且其检查结果的临床意义也可通过其他方法获得，故并未得到广泛应用。

二、颅外颈动脉闭塞性疾病

1. 多普勒超声显像和血流测定 脉冲式多普勒可测定颈动脉的直径、流速、平均流量以了解颈动脉的狭窄程度。多普勒频谱分析可以分析颈动脉血流信号的频率、波形以及频率的密度改变。颈动脉狭窄时，频谱分析显示频谱增宽和频率分布曲线下“窗口”消失。Duplex 扫描是 B 型超声与脉冲式多普勒波形实时频率分析相结合的仪器，测定动脉狭窄闭塞具有较高的准确率。

使用多普勒超声血流仪或光电容积描记仪测定眶上动脉血流流量和方向，可以间接了解颈内动脉血供情况。如果眶上动脉血流方向异常，压迫颈外动脉分支后收缩期眶上动脉血流量峰值和方向改变以及两侧血流量峰值差 > 40%，都提示颈内动脉狭窄或闭塞。

2. 眼血流图（OPG） 眼动脉是颈内动脉的第一主要分支，测定眼动脉压可间接了解颈内动脉血供情况，有 OPG－Karchner 试验和 OPG－Gee 试验两种方法，目前常用的是后者。若 OPG－Gee 试验出现以下结果：①两侧眼动脉压差大于 5mmHg；②两侧眼动脉压差在 1～4mmHg 之间，且一侧眼动脉压与同侧肱动脉压的比值小于 0.66；③两侧眼动脉压相等，且一侧眼动脉压与同侧肱动脉压的比值小于 0.6，则提示一侧颈内动脉狭窄闭塞。由于眼血流图是间接的检查方法，因此多用于人群筛查。

三、腹主动脉瘤

1. 螺旋 CT 螺旋 CT 是首选的检查手段，它可以准确地测得的腹主动脉瘤的各项参数，如瘤颈直径、腹主动脉瘤最大直径等，并且可以清晰地显示腹主动脉的各分支动脉，如肠系膜上动脉、副肾动脉等。造影剂加强后的 CT 显像可以清楚地区分瘤腔内的附壁血栓和残余瘤腔，并能正确地分辨钙化动脉壁。与其他影像学检查手段相比，螺旋 CT 具有图像分辨率较高、体内有金属部件的患者不受限制、显像速度快、对操作者技术水平的依赖程度小等优点，但是螺旋 CT 还有观察范围小、对动脉狭窄程度过分估计和分辨率仍低于动脉造影的缺点。

新型的螺旋 CT 扫描体层的厚度仅有 1mm，应用计算机技术可将各扫描体层叠加，形成三维图像，即三维重建技术。然后借助计算机软件计算出瘤体的轴线，并以此轴线为准测量瘤体、瘤颈和髂动脉的直径和长度。三维重建技术可以更直观地显示瘤体和髂动脉的形态，测得的各项参数更精确。

2. 磁共振动脉造影（MRA） MRA 检查的效果与螺旋 CT 相似，其测得的腹主动脉瘤的各项参数，如瘤颈直径、腹主动脉瘤最大直径等与螺旋 CT 的测量结果无显著差异。MRA 对腹主动脉瘤附壁血栓和动脉壁炎症反应的检查的效果也与螺旋 CT 相似。由于采用了造影剂，造影剂增强 MRA 的准确性较传统 MRA 有了明显的提高，同时由于其观察范围较大的优点使其特别适于髂动脉疾病的检查。但是，MRA 也有其缺点：显像速度慢。而且由于腔内治疗将金属制成的血管内支架植入人体，术后随访不能行 MRA 检查。

3. 多普勒彩色超声 多普勒彩色超声也是常用的影像学检查手段，其优点是简便、无创伤，可显示血流速度和方向。但其准确性很大程度上依赖于操作者的技术水平和患者自身的情况，如是否肥胖、有无肠道积气等。

4. 腔内血管超声（IVUS） 近年来，国外的学者将介入放射学与超声学相结合发明了 IVUS。其原理是将超声探头置于导管顶端，从股动脉切口进入腹主动脉，通过导管上的刻度得知超声探头的腹主动脉轴向位置，而超声探头可显示此轴向位置的腹主动脉截面影像，从而得到腹主动脉的三维影像。由于 IVUS 是有创检查方法，因此多用于腔内治疗中的即时测量和观察。与 DSA 相比，IVUS 的优势在于：

IVUS 能清晰地显示肾动脉等瘤颈分支动脉的开口，由于能显示三维影像，因此可以观察到某些特殊情况下 DSA 无法看到动脉开口，如肾动脉严重扭曲。但是，IVUS 也有其缺点：阴影、人工血管内支架及推送系统的回声，这些现象降低了影像的质量，甚至遗漏了重要的影像细节。因此，一些学者认为，IVUS 在术中可以作为 DSA 的辅助观察手段。

四、周围静脉疾病

1. 肢体深静脉血栓形成　肢体深静脉血栓形成是深静脉回流障碍性疾病，其检查方法有两类：一类是静脉血流动力学检查，有多普勒超声、容积描记、静脉血流图和红外线热像图。另一类则检查有无血栓形成，有放射性核素检查和 D－二聚物试验。

（1）多普勒超声：多普勒超声是根据静脉血流速度的变化来判断有无肢体深静脉血栓形成的。正常的静脉血流速度随着呼吸而变化。处于平卧位时，由于腹腔内压力的变化，下肢静脉血流速度于吸气相减慢，于呼气相加快。相似地，处于平卧位时，由于胸腔内压力的变化，上肢静脉血流速度于吸气相加快，于呼气相减慢。血栓形成后肢体深静脉的血流消失，或血流速度随呼吸相变化而变化的现象消失。如果超声探头正置于静脉闭塞处，则静脉自主血流完全消失。如果超声探头置于静脉闭塞远端，则血流速度随呼吸相变化而变化的现象消失。压迫超声探头远端的正常静脉可使血流加快，压迫超声探头近端的正常静脉可使血流减慢。而压迫超声探头远端的深静脉血栓形成的患肢，则不会出现血流加快的现象。

（2）容积描记：容积描记是根据测定肢体静脉容量的变化的原理来诊断肢体深静脉血栓的。处于平卧位时，下肢静脉未完全充盈，尚未达到其最大容量。当下肢静脉回流正常时，体位改变或气袖压迫可迅速排空下肢静脉。当下肢静脉回流障碍时，静脉流出道的阻力增加，下肢静脉压和静脉容量升高，体位改变或气袖压迫排空下肢静脉的速度减慢（图 1－3）。

（3）静脉血流图：静脉血流图可以测定随呼吸相的变化而变化的下肢静脉容量。由于腹腔内压力的变化，下肢静脉容量于吸气相增加，于呼气相减少。当下肢静脉回流障碍时，下肢静脉容量随呼吸变化形成波动会减弱消失。检查时，患者保持平卧、反 Trendelenburg 位，与换能器相连的气袖分别扎在足部、小腿远端、小腿中段、小腿近端、大腿中段和胸廓下方。将气袖充气加压至 10mmHg，使气袖与皮肤紧密相贴，然后每 20s 就将气袖快速充气加压至 100mmHg 并保持 0.5s，共 3 次。如下肢正常，静脉血就会被排空。而当下肢静脉回流障碍时，气袖的压迫会增加栓塞部位远端的静脉容量，因而显示出静脉流出道的阻力增大。

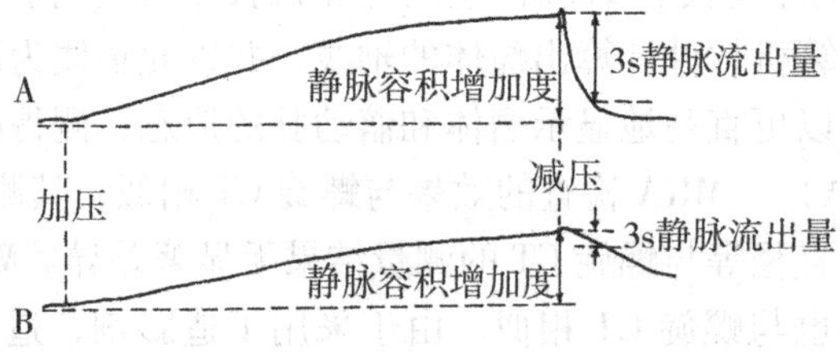

图 1－3　阻断性阻抗容积描记

A. 正常；B. 深静脉血栓形成

（4）红外线热像图：静脉血栓形成引起的炎性反应释放出血管活性物质，这些物质可引起微循环充血反应并增加局部皮肤温度 2℃以上。红外线热成像技术可以检测到局部皮肤温度的变化，从而诊断肢体深静脉血栓形成。使用红外线热成像技术可以看到：正常的下肢温度分布均匀，膝盖和胫骨表面温度较低。而当下肢静脉回流障碍时，可看到小腿或大腿的某些部位温度升高，而膝盖和胫骨表面温度并不低。

（5）放射性核素试验

1）^{125}碘－纤维蛋白原吸收试验：^{125}碘－纤维蛋白原吸收试验的原理是，新鲜的血栓中含有大量由纤维蛋白原转化而来的纤维蛋白，如下肢静脉内有血栓形成，血栓会吸收带有放射性的纤维蛋白原而使下肢局部的放射强度增加。

试验前，患者需提前24h口服碘化钾或提前1h静脉给予碘化钠，以阻止甲状腺吸收^{125}碘。将放射强度为100μCi的^{125}碘－纤维蛋白原从外周静脉注入体内。然后沿下肢大腿的股静脉、膝盖处的腘静脉和小腿直至踝关节的胫静脉，每隔5cm，每24h用闪烁计数器测量一次放射量。如果下肢静脉测得的放射量超过心前区20%或下肢其他部位，而且保持24h以上，则可以诊断下肢深静脉血栓形成。

2）血栓闪烁扫描法：放射性同位素除了^{125}碘，还有^{123}碘、^{131}碘和^{99m}锝也被用于下肢静脉的放射性核素试验，但是其效果不如^{125}碘。放射性同位素标记物除了纤维蛋白原，还有抗纤维蛋白的单克隆抗体可与循环中的纤维蛋白原结合，^{131}碘－纤维蛋白碎片E_1可与纤维蛋白二聚体和多聚体结合，以及^{111}铟－血小板参与血栓形成。

3）放射性核素静脉造影：将^{99m}锝－微球或白蛋白从两侧足背静脉注入人体，然后用γ照相机跟踪拍摄。正常的造影可见到骨盆内出现清晰连续的放射性柱状影，而异常的造影可发现充盈缺损区域、显像延迟或出现侧支循环等现象。

（6）D－二聚物试验：D－二聚物是纤维蛋白的降解产物，如果血浆内D－二聚物的浓度升高，则说明纤维蛋白形成增加和纤维蛋白溶解活跃，在排除了弥散性血管内溶血（DIC）、创伤、动脉血栓形成、外科手术和镰刀形红细胞等原因之后就可诊断为下肢深静脉血栓形成。

2. 肢体慢性静脉瓣膜功能不全　肢体慢性静脉瓣膜功能不全是静脉倒流性疾病，其检查方法有容积描记、多普勒超声。

（1）容积描记：摄影容积描记仪测定静脉再充盈时间（RT）可作为肢体慢性静脉瓣膜功能不全的筛选性检查。静脉再充盈时间是指经过标准的小腿运动后，下肢毛细血管充盈程度恢复到运动前水平所需要的时间，正常值为18～23s。如静脉再充盈时间缩短，但当用止血带压迫阻断下肢浅静脉却正常时，说明浅表静脉或邻近止血带的交通支瓣膜功能不全。如静脉再充盈时间缩短，且用止血带压迫阻断下肢浅静脉也无变化时，说明深静脉或止血带远端的交通支瓣膜功能不全（图1－4）。

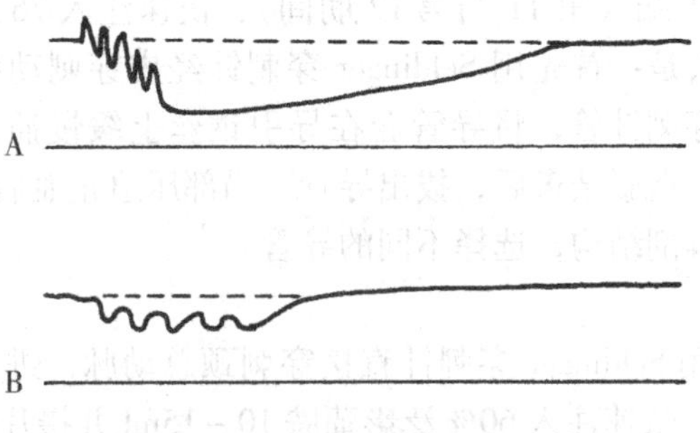

图1－4　光电容积描记法静脉回复时间测定

A. 正常；B. 下肢深静脉瓣膜功能不全

用气体容积描记仪可以测定下肢静脉的一些血流动力学参数，有功能性静脉容量（VV）、静脉充盈指数（VFI）、射血量（EV）、射血分数（EF）、残余容量（RV）和残余容量分数（RVF）。它们的定义和临床意义分别是：

1）功能性静脉容量：是当下肢从平卧位变为直立位时，使下肢静脉增加的容量，单位：ml。当下肢慢性静脉瓣膜功能不全时，功能性静脉容量增加。

2）静脉充盈指数：是下肢静脉再充盈的速度，单位：ml。静脉充盈指数表示下肢静脉瓣的功能。

3）射血量：是一次足趾运动后，下肢静脉减少的容量，单位：ml。射血量表示一次小腿肌肉收缩挤压下肢静脉所排出的血容量。

4）射血分数：是射血量除以功能性静脉容量得到的百分数，单位：%。射血分数表示一次小腿肌肉收缩挤压下肢静脉的作用。

5）残余容量：是连续10次足趾运动后，小腿剩余的血容量，单位：ml。

6）残余容量分数：是残余容量除以功能性静脉容量得到的百分数，单位:%。残余容量分数表示小腿肌肉的“泵”功能。

（2）多普勒超声：多普勒超声可显示下肢静脉血流方向，因此可通过发现下肢静脉倒流诊断慢性静脉瓣膜功能不全。但是，多普勒超声只是定性而非定量的诊断方法。检查时，患者应让一侧下肢承受全部体重，而避免另一侧的被测下肢肌肉收缩。做 Valsalva 动作、咳嗽动作或突然解除下肢远端的压迫可使下肢静脉倒流出现。若倒流时间超过 0.5s，可诊断慢性静脉瓣膜功能不全。然后，用止血带压迫超声探头接触部位远端数厘米的大、小隐静脉。如静脉倒流消失，则说明浅表静脉瓣膜功能不全而深静脉正常。如静脉倒流仍存在，则说明深静脉瓣膜功能不全。Duplex 扫描可以直接观察静脉倒流和静脉瓣膜的活动，还可以通过测定静脉倒流的速度和静脉横截面，计算出静脉倒流的流量。但是，根据计算得到的只是下肢静脉某部位的倒流流量而非整个下肢的倒流流量，因此要了解下肢的整体情况还需行容积描计检查。

（刘　鹏）

第三节　周围血管疾病的创伤性检查

一、动脉造影术

1. 腹主动脉瘤造影

（1）穿刺法：患者俯卧，持长达 15cm 的 Seldinger 穿刺针。高位穿刺时取第 12 肋下缘，距棘突 4 横指处，向内向上 45°穿刺进针；低位穿刺时在第 3、4 腰椎左侧，距棘突 4 横指处，向腹向内 45°穿刺进针，感觉到腹主动脉搏动后，用力进针，拔出内芯即可见动脉血喷出，快速注入 76% 泛影葡胺 50～60ml 并摄片。穿刺法一般仅在腹主动脉及其分支闭塞，导管不易插入时采用。

（2）导管法：可采用经皮穿刺动脉插管法（Seldinger 技术）或动脉切开插管法，将导管从股动脉或肱（桡）动脉插至降主动脉下端（第 11 与第 12 肋间），快速注入 76% 泛影葡胺 50～60ml，并连续摄片。Seldinger 技术的操作方法是：首先用 Seldinger 穿刺针经皮穿刺动脉，拔出针芯见喷血后经穿刺针管插入导引钢丝。然后拔出穿刺针管，将导管套在导引钢丝上缓慢插入动脉。退出导引钢丝，在 X 线监视下将导管插至所需部位。造影结束后，拔出导管，局部压迫止血后加压包扎。若要进行选择性腹主动脉分支造影可根据动脉的解剖结构，选择不同的导管。

2. 颈动脉造影

（1）穿刺法：患者平卧，用 Seldinger 穿刺针直接穿刺颈总动脉，进入动脉后，向前推进使其在管腔内埋藏 1cm 左右，拔出针芯，快速注入 60% 泛影葡胺 10～15ml 并摄片。

（2）导管法：选择股动脉或肱动脉作为穿刺点，采用 Seldinger 技术，将导管插至颈内、颈外、颈总动脉或主动脉弓，快速推入造影剂并摄片。

3. 四肢动脉造影

（1）穿刺法：有经皮直接穿刺动脉法和显露动脉直视穿刺法两种。前者操作时，术者一手固定动脉，另一手持穿刺针向肢体远端方向斜行刺入皮肤、皮下组织，感觉到动脉在针尖下搏动后，快速刺入动脉；后者操作时，在穿刺部位作一与动脉平行的小切口，显露动脉并用塑料带控制其近端，用穿刺针在直视下穿刺动脉，进针方向也是斜向肢体远端，然后快速注入 60% 泛影葡胺并摄片，泛影葡胺用量为：上肢 10～20ml，下肢 20～30ml。

（2）导管法：选择股动脉或肱动脉作为穿刺点，采用 Seldinger 技术，将导管插至需要观察的动脉近端，快速推入造影剂并摄片。

4. 数字减影血管造影　数字减影血管造影（DSA）从传统动脉造影发展而来，其原理是借助计算机技术将注射造影剂前后的 X 线图像以数字形式储存起来，参照注射造影剂前的图像，把注射造影剂后的图像中的内脏和骨骼等影像除去，仅显示造影血管。由于 DSA 具有即时性和高分辨率的特点，因此多用于颈动脉、肾动脉、颅脑动脉、胸腹主动脉的测量和观察。需要注意的是，数字减影血管造影的立体感较差，显影动脉相互重叠。

二、静脉造影术

1. 下肢静脉造影

（1）顺行性下肢静脉造影：尽管有多普勒超声、容积描计等无损伤性检查，顺行性下肢静脉造影仍是诊断下肢深静脉血栓形成的黄金标准。当无损伤性检查怀疑下肢深静脉血栓形成时，可行顺行性下肢静脉造影以确诊。术前患者应禁食 3 ~ 4h 并补液以避免静脉注射造影剂可能引起的肾毒性等不良反应。转动摄影床，使患者的被测下肢保持 40° ~ 60°并让对侧下肢承受全部体重。用 22 号静脉穿刺针经足背静脉注射造影剂，此外还可选择隐静脉为进针途径，但是要先给下肢扎止血带以迫使造影剂进入深静脉。含碘造影剂浓度应为 200mg/ml，这样可以减轻疼痛并减少造影剂对静脉内皮细胞的损害。为使踝关节到腹股沟的下肢深静脉全部显影，造影剂用量应为 60 ~ 80ml。在造影剂沿静脉上升过程中摄片。如要使髂静脉和下腔静脉显影，可转动摄影床，使患者保持平卧位，然后嘱其屏息，同时抬高患肢。若要检查慢性下肢静脉瓣膜功能不全患者，可在患肢一侧置不透 X 线的标尺，以测量瓣膜功能不全的交通支静脉与踝关节的距离。

（2）逆行性下肢静脉造影：目前，慢性下肢静脉瓣膜功能不全的诊断主要依靠多普勒超声。因此，逆行性下肢静脉造影只用于准备行静脉瓣膜修补术或移植术的严重下肢静脉瓣膜功能不全患者。逆行性下肢静脉造影不仅可以确诊下肢静脉瓣膜功能不全，还可以区分静脉倒流和静脉瓣膜病变的程度，即 Kistner 分级。转动摄影床，使患者的被测下肢保持 40° ~ 60°下垂姿势。以股总静脉为穿刺点，采用经皮穿刺静脉插管法（Seldinger 技术）将带多个侧孔的 4Fr 或 5Fr 导管向近端置入髂外静脉。然后将 20 ~ 30ml 浓度为 200mg/ml 的含碘造影剂注入导管，同时嘱患者做 Valsalva 动作以使瓣膜功能不全更加显著。

2. 上肢静脉造影　由于磁共振血管造影能够清晰地显示上肢和胸腔内静脉并做出准确的诊断，上肢静脉造影仅用于腋 - 锁骨下 - 上腔静脉血栓形成的溶栓治疗，或者因体内有金属部件如心脏起搏器或患有幽闭恐惧症而不能接受磁共振检查的患者。

患者平卧，从前臂静脉注入浓度为 200mg/ml 的含碘造影剂 20 ~ 30ml。若要清楚地显示上腔静脉，则应从两侧上肢同时注入造影剂，以避免从一侧上肢静脉注入的造影剂被对侧不含造影剂的静脉血稀释。若怀疑腋 - 锁骨下静脉交界处受到外来压迫，则应将患肢置于内收位和外展位两种姿势分别造影。患肢置于外展位时，应使肘部屈曲并将手置于头后，这样可以在胸廓出口压力最大的情况下观察腋 - 锁骨下静脉。

3. 下腔静脉造影　由于有了超声、CT 和磁共振等检查手段，下腔静脉造影仅用于：下腔静脉滤伞移植术前为了解肾动脉解剖结构而行肝静脉造影术，或为诊断门脉高压或 Budd - Chiari 综合征而行肝静脉造影术。以股总静脉或颈内静脉为穿刺点，采用 Seldinger 技术将带多个侧孔的导管置入下腔静脉直至髂静脉分叉，以 20ml/s 的速度注入浓度为 370mg/ml 的含碘造影剂 40ml。若要选择性地进行肾静脉或肝静脉造影，可按其解剖结构选取穿刺部位和选用不同类型的导管，注入造影剂的速度应为 5 ~ 8ml/s，总量不超过 20ml。

三、淋巴管造影术

1. 直接淋巴管造影术　直接淋巴管造影术主要用于诊断淋巴水肿和恶性肿瘤淋巴转移。直接淋巴管造影术仍然是显示胸导管和胸部、腹部和骨盆淋巴管瘘的最佳方法。由于 CT 和 MRI 的广泛应用，其应用范围仅限于微淋巴管重建患者以及淋巴管扩张和乳糜反流患者的术前检查。

将 1ml 美蓝和 1% 利多卡因 1ml 混合，经皮注入第 1、第 2 趾蹼间隙，然后在足背中间做一横切口。在放大镜下分离出淋巴管，用 30 号针以 0.125ml/min 的速度注入脂溶性造影剂，一侧下肢的造影剂用量不应超过 7ml。如注射造影剂速度过快，则造影剂可能渗出淋巴管外，从而影响造影效果。在此同时，对双侧下肢、腹股沟、骨盆、腰椎部、上腹部和胸部分别摄片，并在注射造影剂数小时后和24h后再次摄片。

2. 间接淋巴管造影术　由于直接淋巴管造影术需要分离出细小的淋巴管，且使用脂溶性造影剂，具有一定的困难。因此，仅需皮下注射水溶性造影剂的间接淋巴管造影术得到了更多的应用。间接淋巴管造影术主要用于诊断淋巴水肿和皮下淋巴管缺如、萎缩或增生。其缺点在于，无法显示远离造影剂注射部位的淋巴结。

四、周围静脉压测定

下肢慢性静脉瓣膜功能不全以及下腔静脉阻塞性病变的主要生理变化之一是静脉压力升高，小腿肌肉收缩可促进下肢静脉血回流，从而使静脉压力降低，一旦小腿肌肉收缩停止，则静脉压力回升。而深静脉的压力变化与浅静脉相同，因此可以通过测量浅静脉压力了解深静脉的压力变化。活动静脉压力（AVP）为周围静脉压测定的标准，是患者做10次足趾运动后处于站立位时的浅静脉压力。由于活动静脉压力综合地反映了下肢慢性静脉瓣膜功能不全的血流动力学变化，因此成为衡量其他无损伤性检查准确性的黄金标准。

用21～22号蝶形针穿刺足部浅表静脉，并用导管与压力换能器连接。先使患肢保持下垂姿势，并让对侧下肢承受全部体重以避免患肢小腿肌肉收缩，然后测定基础静脉压力。再嘱患者做10次足趾运动后处于站立位时测定活动静脉压力。

（刘　鹏）

第二章

肢体血管病的物理治疗

肢体血管病的物理治疗方法很多，不仅包括应用天然和人工的物理因子，如电、声、磁、冷、热和机械等治疗疾病的方法，也包括医疗体育及按摩等治疗方法。物理治疗主要对有些疾病的部分症状和合并症有较好的疗效，可作为一种非手术治疗或术前与术后的辅助治疗。

本章内容将常用的、认识较一致的和新的物理治疗方法做一介绍，可根据病种及设备条件选用。其治疗作用、治疗技术和临床应用，均着重于介绍与肢体血管病有关的问题。

第一节　电疗法

电疗法分直流电、静电、低频脉冲电、高频电及超高频电疗法多种，包括直流电和直流电药物离子导入疗法、间动电疗法、干扰电疗法、调制中频正弦电疗法和长波疗法等。目前在临床除了单一使用电疗法外，较多的是将超声与电疗法联合应用，其效果远超出各自单独应用的效果。

一、调制中频电疗法

1. 治疗作用　调制中频电含有中频电的成分，人体对其抗阻较低，作用较深，可采用较强电流，无电解作用，能充分发挥中频正旋电流所特有的治疗作用。调制中频电的波形、幅度、频率不断变化，人体不易对其产生适应性。调制中频对人体的运动神经、肌肉和平滑肌均有较强的刺激作用，可消除疼痛、刺激激发肌肉收缩、改变皮下营养结构、增加血液循环以促进代谢。

2. 治疗技术　采用电脑中频治疗机，把两块硅橡胶极板固定于治疗部位，选择治疗处方，治疗强度以患者的耐受限度为准，每次治疗时间 20～30 分钟，每日 1 次，10～15 次为 1 疗程。

3. 临床应用　可适用于早期血栓闭塞性脉管炎、浅静脉炎，用于改善局部血供，促进血栓的吸收。但对于有急性炎症、出血倾向、局部金属异物、严重心脏病等患者不适宜。

二、高频电疗法

1. 治疗作用　高频电疗可使局部小血管持久扩张，加速血液循环，改善营养物质对组织的供应，增加局部白细胞和抗体，有利于组织免疫力的增加。在高频电作用下，血管通透性改善，有利于炎症产物、细菌毒素和代谢废物的消除、排泄，以及水肿的消散，减轻由水肿引起的张力性疼痛，并且对细菌的繁殖有抑制作用。高频电疗还可使纤维素渗出增多，肉芽生长加速，有利于炎症的局限和溃疡的修复愈合。

2. 治疗技术　采用高频电疗机，板状电极两块，放置病变部位，并置或对置，强度调制根据病程长短、病情轻重适当调整，治疗时间 20～30 分钟，每天 1 次，10～15 天为 1 疗程。

3. 临床应用　高频电疗可应用在血栓性静脉炎、缺血性溃疡、深静脉炎、雷诺病等，禁用于有出血倾向、急性化脓性疾病、装有心脏起搏器、高热、恶性肿瘤、活动性结核、孕妇下腹部等。

三、超声－电疗法

1. 治疗作用　将声、电两种不同而又各具特点的物理方法结合应用的治疗方法即是超声－电疗法，包括超声－低频电疗法、超声－中频电疗法和超声－干扰电疗法。通过超声的机械振动改变细胞内部结构，起到细胞按摩作用，增加血液循环，还可使凝胶转化为溶胶状态。超声的解聚作用使大分子化合物黏度下降，具有溶血作用。二者的同步叠加输出，加强了两种物理因子的交互偕同作用，以及体内化学因子的治疗效果。具有很好的镇痛、改善微循环的作用，同时能促进静脉和淋巴的回流及血肿的机化。

2. 治疗技术　采用超声治疗仪，治疗时将电疗机的两组输出中的各一极分别放置于病灶的两侧或两端，将另两极同时连接在超声探头处，患者取合适体位、充分显露治疗部位，涂耦合剂，声头置于治疗部位，紧贴皮肤，轻压声头于治疗部位，做缓慢往返或圆圈移动，治疗剂量以声头单位面积的功率大小而定。

3. 临床应用　在血栓性静脉炎、深静脉血栓形成、雷诺病等中可起到辅助治疗的作用，禁用在有出血倾向、活动性结核病、心力衰竭、恶性肿瘤、安装心脏起搏器的患者中，以及孕妇下腹部、小儿骨骺部等。

（刘　鹏）

第二节　紫外线疗法

紫外线（UV）是一种波长为 180～400nm 的不可见光线，根据其物理特性，可分为长波紫外线（波长 400～320nm）、中波紫外线（波长 320～280nm）和短波紫外线（波长 280～180nm），利用紫外线照射人体，用以治疗疾病的方法，称为紫外线疗法。

随着紫外线疗法的研究不断深入，目前紫外线不仅用于照射人体体表、体腔的治疗，而且开展了自体血液照射后回输疗法，可作用于全身，能更好地发挥其治疗作用，扩大了治疗范围，被称为紫外血疗法，也称为光血疗法或光量子疗法，早在 1928 年美国学者 Kuott 首先在临床应用，1985 年引进我国，近几年发展很快，临床上已证明对许多疾病有显著疗效。

一、局部照射

1. 治疗作用　紫外线照射后，照射区微血管扩张，血流增加，局部血液和淋巴循环改善。小剂量照射可刺激细胞分解，产生类组胺物质，加速细胞的分裂增殖，促进肉芽和上皮生长，加速溃疡的愈合。目前已确定，紫外线照射后，可使心率加快，心排血量增加，全身血管阻力降低，前列腺素合成增加，纤维蛋白溶酶原活性剂增加，机体纤溶系统增强，也可使组织循环改善。照射后血管内皮可释放缓激肽类物质，也可使前列腺素合成增加。此外，紫外线局部照射还有明显杀菌和消炎作用，对静脉淤血性溃疡有着很好的愈合作用。

2. 治疗技术　常采用高压水银石英灯，主要发散长波和中波紫外线，兼有少量短波紫外线。治疗前应用生物剂量测定计，先行生物剂量测定，一般于照射后 6～8 小时观察皮肤反应。一个生物剂量，为紫外线灯在一定距离垂直照射皮肤引起最小红斑所需要的时间，其符号为 1MED，单位为秒（S）。若 MED 为 5 秒，即表示引起最小红斑需照射 5 秒。皮肤红斑反应强度，一般分为 6 级：①亚红斑量，＜1MED；②最小红斑量，1MED；③弱红斑量，1～3MED；④中红斑量，3～5MED；⑤强红斑量，6～8MED；⑥超红斑量，＞9～10MED。局部照射也可用平均 MED 进行治疗。平均 MED 为平时在 15～30 个正常人腹部测定的 MED 的平均值。肢体血管病常用如下局部照射方法：①患区局部照射；②节段反射区照射：照射躯体相应节段，反射性引起该节段支配的组织或器官的功能变化。上肢病变常行领区照射，下肢病变常照射腰骶区；③沿血管分区流输照射：用于长段血管病变。

不同病变及照射方法，治疗剂量可不同，一般先从亚红斑量或最小红斑量开始，首次照射后，一般皮肤对紫外线的敏感性即大为降低，根据皮肤红斑反应情况，必须逐渐增加剂量，一般二次剂量应比上次增加30%～50%。照射面积1次一般不超过600～800cm^2，可每日或隔日照射1次，一般5～10次为一疗程。

3. 临床应用　局部照射可用于治疗血栓闭塞性脉管炎、动脉硬化性闭塞症、雷诺综合征、血栓性静脉炎、深静脉血栓形成及淤积性溃疡等，禁忌用于急性湿疹、出血倾向、心肝肾功能衰竭及光过敏者。

二、外血疗法

1. 治疗作用　由于紫外线具有较强的量子能量，可引起显著的生物学效应，临床和实验已证明，紫外血疗法能降低血液黏度和细胞积聚活性，增加血流速度。其作用机制主要是提高氧合血红蛋白的饱和度，增强组织对氧和能量物质的利用，促进蛋白质和脂肪分解，还能直接杀灭细菌和病毒，使白细胞吞噬功能增强。据观察，紫外线照射血液1分钟，相当于血液在空气中氧合20～30小时。因而能改善病变部位的微循环和氧的利用，有利于缺血性病变的恢复。

2. 治疗技术　应完全在无菌条件下进行，采用紫外血治疗机。从肘部或股部静脉采血，可采血100～250ml，一般为200ml。摇匀灌入特制的石英玻璃容器中，放在血疗机固定架上，给予一定剂量的紫外线照射，同时向容器内充氧，使血液由暗红色转为鲜红色，再将容器内的血液倒回血袋内，回输给患者，隔日一次或每周2次，5～6次为一疗程。

3. 临床应用　紫外血疗法可用于血栓闭塞性脉管炎及动脉硬化性闭塞症。禁忌用于急性湿疹、出血倾向、心肝肾功能衰竭及光过敏者。紫外血疗法可用于血栓闭塞性脉管炎及动脉硬化性闭塞症。

4. 注意事项　紫外线治疗时，患者及工作人员应保护好眼睛，以免引起电光性眼炎。局部照射时，非照射部位应严密遮盖，以免造成超面积超量照射。

（刘　鹏）

第三节　超声波疗法

应用超声波治疗疾病的方法称为超声波疗法。超声波是以人的听觉界限为准的，超过人的听觉阈值的声波叫超声波。正常人最高听阈的频率是每秒20 000次，故频率大于20kHz的声波属超声波，一般治疗用800～1 000kHz，其穿透深度为5cm左右。

一、治疗作用

由于不同频率的超声能在组织中产生不同直径的气泡，频率越低，气泡越大，气泡在组织内塌陷时产生高振幅的微气流越强，引起纤维蛋白网的断裂、能增加血栓溶解的效果越明显。超声波还被机体吸收，声能转变为热能，可产生热效应，能使组织代谢增强，乙酰胆碱、组胺等活性物质增加，血液循环增强，酶的活力提高，局部组织营养改善。超声的这种机械振动和热效应对硬化血管壁作用敏感，不仅能消除粥样硬化斑，而且对其他原因引起的硬化血管壁还有疏松和裂解纤维结构，而使其软化和增强弹性作用，从而促使血管扩张和解痉。此外，超声还可使吞噬细胞作用增强，加速炎症吸收。

二、治疗技术

采用超声治疗机，它由超声波发生器和输出声头两部分组成。可直接在病变部位治疗，也可在病变相应的颈或腰部交感神经节处治疗。治疗方法如下：

（一）接触法

将声头与治疗处皮肤直接接触，在皮肤上涂少量耦合剂，常用液状石蜡、凡士林或甘油等，将声头与皮肤紧密接触，其间不得有任何空隙，轻压声头，将声头做直线或环形缓慢、均匀移动，治疗中不得停止移动，常用于治疗范围较广的病变。超声波的剂量，以声头单位面积的功率大小而定，一般为0.5～

1.5W/cm^2，移动速度以 3～6cm/s 为宜，每次治疗时间 5～10 分钟，每日或隔日 1 次，10～15 次为一疗程。

（二）间接法

声头不直接与治疗部位接触，其间以水或水囊相隔。水对超声波的吸收很少，约为空气的 1%，是比较理想的耦合剂。在使用前应将水煮沸，以消除溶于水中的气体。由于水的黏滞性小，在体表不易存留，不能用于接触法。

（三）联合应用

超声药物透入疗法：将药物加入耦合剂中，通过超声波作用，使药物经皮肤或创面透入体内，可具有超声波和药物二者的作用。超声波对细胞的按摩作用及所引起的振动电位，可提高细胞膜的通透性；超声波能使大分子化学键断裂，大分子药物解聚，均有利于药物进入体内。还可应用超声一直流电疗机加药物行药物超声电透入疗法，可使药物透入量及穿透深度大为增加，药物在组织细胞内外分布均匀，具有超声、直流电、药物三者的协同作用。

三、临床应用

该方法可用于治疗血栓闭塞性脉管炎、雷诺综合征、深静脉血栓形成、血栓性静脉炎及淤积性溃疡等。禁忌用于有出血倾向、活动性结核病、心力衰竭、恶性肿瘤及安装心脏起搏器者，孕妇下腹部、冠心病者的左肩部、小儿的骨骺部等不宜应用，头、眼、生殖器部慎用。

（刘　鹏）

第四节　肢体正压疗法

正压疗法有全身和肢体正压疗法两种。将高于大气压的压力作用于全身，用以治疗疾病的方法，谓全身正压疗法；用以作用于肢体治疗疾病的方法，称肢体正压疗法。全身正压主要用于治疗减压病，肢体正压可用于治疗肢体血管疾病和淋巴回流障碍。

肢体正压疗法，根据所用正压系持续或间断作用肢体，可分为持续正压疗法和间断正压疗法。持续正压又可根据正压作用于一个肢体的范围不同，分为整肢持续正压和部分肢体持续正压。前者可用 XBP－20A 型肢体正负压 4 功能治疗机，该机具有正压、负压、正负压交替和高压氧 4 种功能，可用于肢体正压、负压、正负压交替、高压氧等多种疗法；后者可用 WYN－1 型循环式肢体压力机。间断正压可用淋巴保治疗仪、靴形循环器或体外反搏装置，其正压作用时间与间歇时间不同。

一、治疗作用

在静脉与淋巴循环动力学研究中发现，对局部静脉或淋巴管施加一定压力，可促进静脉与淋巴回流，从而减轻肢体的肿胀。淋巴闪烁造影发现，间质内蛋白质的浓度，随着清除率的增加而降低，促进了淋巴液的转运。

整肢持续正压治疗，按 Laplace 定律，压力分布在整个肢体，压向各个方向，仅只一部分压力促进静脉血液及淋巴液向近侧回流，因而治疗效果受限。若提高压力，可增进回流，但患者常难以耐受，且在长时间高压下，血流进入肢体将受到限制。部分肢体循环式持续正压治疗，能将水肿液不断地从远心端向近心端驱赶，并可防止水肿液的反流，治疗效果明显。

间断正压疗法，为规律性地给予间断正压，避免了整肢持续正压的缺点，同样具有正压的作用，且对肢体有压有舒，还具有机械按摩作用。高频率的间断正压治疗，不但能促进血液与淋巴的回流，还可增加肢体的血流量与血流速度，因而可用于治疗肢体动脉、静脉及淋巴病变。体外反搏与靴形循环器的治疗，均为在心脏舒张期于肢体充气加压。据动物实验与正常人体实验观察，在一个心动周期内，采用不同的肢体加压时间，该肢体血流速度和血流量可大不相同，在舒张期给予 1/4～1/3 心动周期加压时间，可明显提高肢体的血液流量和流速。因此，不但可用于治疗肢体肿胀，也可用于治疗动脉闭塞性病变，其治疗机制可能为：①由于气囊的充气与放气，使肢体血管压陷与放松，增加了血管内压力差，使顺向与反向血流的流速与流量均增加，冲出血管的狭窄与闭塞处，有利于血管的扩张与再通，并能促进血管侧支和吻合支的开放，使肢体远端血流量增加；②治疗时，血流顺向和逆向血流均增加，其代数和为顺向血流显著增加。因此，在一个心动周期内，肢体血流量不是减少，而是明显增加；③血流速度增加，可使血液黏度下降，血流加快，血液流速越快，红细胞的轴心性聚集作用越大，则血液黏度越小。血液黏度减少，又可促使血流速度进一步加快。

二、治疗技术

（一）持续正压

1. 整肢持续正压　可采用 XBP－20A 型肢体正负压 4 功能治疗机，将患肢置入治疗舱内，调整压力与时间旋钮，选择好所需的压力与治疗时间，然后启动需用的功能开关，即开始治疗。舱内压力为 5.3kPa，治疗维持时间 30 分钟，每日 1～2 次，每 10～20 次为 1 疗程。一组 9 例（11 个肢体）慢性淋巴水肿治疗报告结果显示，有效率为 90.01%。

2. 部分肢体循环持续正压　采用 WYN－1 型循环式肢体压力机，其腿（袖）套由 9 个相互分割而又连为一体的橡皮囊组成，有 9 个独立小室，治疗时，先从肢体远端气囊开始加压，每个气囊充气时间为 5 秒，第一个气囊充气毕后，自动停止充气，第二个气囊开始充气，第一气囊自动放气，如此 9 个气囊循环反复，每一循环共 45 秒。一般治疗压力，上肢为 13.3kPa，下肢为 19.0kPa。每次治疗 30 分钟，每日 1 次，一般 20 次为一疗程。一组 30 例淋巴水肿应用治疗报告显示，经肢体周径测量、体积测定及组织张力检查，均有明显好转。

（二）间断正压

1. 淋巴保治疗仪的应用　其肢体套为 10～12 个气囊构成，气囊之间有 1/3 重叠在一起，充气后气囊间无间隙。充气先从远端第一个气囊开始，逐个向上，当最后一个气囊充完气后，所有气囊自动排空，间隙 4 秒后，重新开始，反复循环。每一次循环时间为 30 秒，其中充气 24 秒，停顿 2 秒，放气 4 秒。治疗压力为 16.0～18.7kPa。每日治疗 1 次，每次 30～60 分钟，10～20 次为一疗程。Zelikovski 报告治疗 26 例淋巴水肿，上肢 88% 的患者水肿减轻 36%～70%，下肢水肿基本全部消失。

2. 体外反搏装置与靴形循环器的应用　应用体外反搏装置，在心舒期给予肢体气囊充气，充气压力为 29.3～37.3kPa，肢体加压时间为心动周期的 1/4～1/3，每次治疗时间为 1 小时，每日 1 次，一般 24 次为一疗程。有一报道用以治疗下肢动脉闭塞性疾病 16 例，57.3% 的患者下肢血液流速增加，80% 血液流变学检查好转，93% 的患者症状、体征好转，效果良好。应用靴形循环器时，在心脏舒张末期，在下肢予以脉冲空气压力，一般压力为 32kPa，治疗方法基本与体外反搏治疗相同。

三、临床应用

该方法适于淋巴水肿及深静脉瓣膜功能不全、深静脉血栓形成后综合征或单纯性静脉曲张引起的肿胀，也可用于预防术后深静脉血栓形成。体外反搏与靴形循环器还可用于治疗血栓闭塞性脉管炎、动脉硬化性闭塞症，对缺血性溃疡或坏死也有帮助。禁忌用于肢体急性炎症及静脉血栓形成的急性期，以防炎症扩散和血栓脱落。

四、注意事项

用于治疗肢体肿胀时，治疗后应加用弹力绷带或弹力袜，以加强疗效；整肢持续正压治疗时，压力不得超过 8kPa，以免长时间治疗下影响静脉的回流；反搏治疗时，肢体的加压时间比治疗冠心病、脑供血不足时间要短，不得超过心动周期的 1/3，否则会影响疗效，甚至使病情加重。用以治疗三期动脉闭塞性病变时，在治疗 15～20 分钟后，足趾可出现疼痛，若疼痛较剧，可暂停治疗，待休息 5～10 分钟后，再继续治疗。

（刘 鹏）

第五节 肢体负压疗法

负压分全身和局部两种，把低于大气压的压力应用于整个人体为全身负压，应用于人体某一局限解剖部位为局部负压。目前，仅局部负压用于临床治疗。根据其作用于局部范围的大小，可分为颈、腹、肢体、下半体负压，以及仅作用于很小部位体表的拔火罐等。应用肢体负压进行治疗疾病的方法，称肢体负压疗法，可用以治疗肢体血管病。

一、治疗作用

经动物实验与临床观察，肢体负压的治疗作用及机制可能与下列因素有关：

1. 负压下血管被动扩张　Coles 实验观察发现，体表在局部负压下，局部组织内压力下降，使血管的跨壁压升高，从而可引起血管扩张。若负压较大，能克服血管平滑肌的收缩，动脉可出现持续性扩张。动脉扩张，将使肢体血流量增加。在动脉闭塞性病变的早期，负压下病变动脉可有一定程度的扩张。晚期患者，负压下病变动脉虽难以扩张，但是周围的正常或病变轻的分支小动脉仍可以被扩张，有助于侧支循环的形成。肢体动脉闭塞动物模型动脉造影证实，负压治疗后血管显影支数明显增多。临床应用对治疗前后阻抗血流图观察发现，89.47%的肢体好转。

2. 微循环改善　微循环的调节因素较多，局部调节为其中之一，由局部血管活性物质、组织代谢产物及血管平滑肌自身作用来实现。其中，组织代谢产物的作用占75%。因静脉平滑肌很少，负压下静脉扩张更为明显，局部呈淤血状态，组织代谢产生的乳酸、二氧化碳、组胺等聚集。这些血管活性物质，可使微血管扩张，全部毛细血管床开放，微循环血流增加，组织营养改善。对肢体动脉闭塞模型犬行负压治疗后观察发现，红细胞流速、功能性毛细血管密度及皮肤毛细血管流量均有明显好转。临床观察治疗后微循环93.75%有改善。

3. 血液流变学好转　动物实验观测，肢体负压治疗后全血黏度、血细胞比容、纤维蛋白原及红细胞电泳时间等均有好转。临床应用观察发现，血液流变学76.0%好转。

4. 血管活性物质的变化　对肢体动脉闭塞病变模型犬，于负压治疗前后，分别对下列血管活性物质进行了初步观测，结果如下：

（1）降钙素基因相关肽（CGRP）增加：CGRP是目前所知体内最强的血管扩张物质，对平滑肌具有直接扩张作用。一组15只犬的动物实验资料显示，血浆CGRP由治疗前平均（14.50+5.86）pg/ml上升至（32.65+7.44）pg/ml（$P<0.001$）。

（2）内皮衍生舒张因子（EDRF）释放增多：近年研究证明，EDRF就是一氧化氮。对组织血管壁一氧化氮合酶测定表明，负压治疗并不影响一氧化氮合酶的表达，说明负压后内皮细胞合成一氧化氮的能力并无改变。Kelm等研究证明，增加血管内血流量，可促进血管内皮细胞合成释放EDRF。肢体负压可使血管扩张，血流量增加，而一氧化氮合酶能力并无下降，从而可致EDRF合成释放增加。

（3）改善前列环素（PGI2）-血栓烷A2（TXA2）失衡：动物实验表明，在肢体动脉闭塞性病变模型建立后，血中6-酮-前列腺素F1α（6-keto-PGF1α）和血栓素B2的比值，出现明显下降，予以负压治疗后，其比值上升，失衡状态改善。6-酮-PGF1α和TXB2分别为PGI2和TXA2的稳定代谢产物，其检测值可分别代表PGI2和TXA2。

在脂肪代谢中，三酰甘油脂肪酸和β-羟-β-甲基戊二酸单酰辅酶A还原酶分别为三酰甘油分解和胆固醇合成代谢的限速酶，环鸟苷酸可激活前者而灭活后者，使三酰甘油分解加强，而胆固醇合成减少。负压治疗可引起PGI2/TXA2上升，促进环鸟苷酸生成，从而能使三酰甘油和胆固醇含量下降。

（4）血内皮素（ET）降低：ET是目前所知作用最强的血管收缩剂。动物实验发现，血浆ET含量由负压治疗前的（150.35 +15.12）pg/ml 下降至（108.61 +10.78）pg/ml（P <0.001）。

二、治疗技术

采用肢体负压治疗机或 XBP－20A 型肢体正负压 4 功能治疗机。治疗时，患者取坐位或仰卧位，将患肢置入治疗舱内，一般自大腿或上臂中段以下置入。若为多个患肢，应分次进行，一次只治疗 1 个肢体。舱内治疗压力：上肢－13.3～－8.6kPa，一般用一 10.7kPa；下肢为－17.3～－10.7kPa，一般为－13.3kPa。每日治疗 1～2 次，每次 10～15 分钟，一般 10～20 次为一疗程。一组用以治疗血栓闭塞性脉管炎 66 个肢体、闭塞性动脉硬化症 91 个肢体及雷诺综合征 47 个肢体的报告，有效率分别为 96.97%、98.90% 和 100%。

三、临床应用

该方法适用于血栓闭塞性脉管炎、闭塞性动脉硬化症和雷诺综合征。凡肢体缺血性疾病，若不宜手术或患者不同意手术者，皆可应用肢体负压治疗，但以临床分期Ⅰ～Ⅱ期者为最好。有资料表明，Ⅰ期有效率为 100%，显效率为 52.75%；Ⅱ期有效率为 98.31%，显效率为 40.68%；Ⅲ期有效率则为 71.43%，显效率仅为 28.57%。Ⅲ期并发感染或肢体有急性炎症时，应控制感染后再用，以免感染扩散。并发急性静脉血栓形成或血栓性静脉炎者，不宜应用，因可致血栓脱落，有发生肺动脉栓塞的可能。

四、注意事项

机体对负压的耐受性，个体与性别间有较明显的差异，一般女性耐受性较差。在第 1 次行负压治疗时，治疗压力应从低值开始，根据患者反应，再酌情增加负压，以患者有轻度胀感为宜。若负压过大，肢体胀感明显时，应适当降低负压，以免皮肤出现出血点或瘀斑。以后治疗，可按首次调整后的压力进行。

对年龄过大、体质衰弱、并发有高血压或心脏病患者，宜采用卧位治疗。若行坐位治疗，在治疗过程中，应注意观察有无头昏、恶心、心慌、气短、出汗等症状，如有发生，应立即暂停治疗，待症状消失后改用卧位治疗。据实验观察，在局部负压下，负压区血容量增加，增加程度与所施负压的大小有关，负压越大，局部血容量增加越多。据 Montgomcr 下半体负压实验资料计算，肢体负压治疗，在常用压力－13.3kPa 下，下肢血流量的增加，在男性为全身血流量的 10%，女性为 8%，一般不会出现休克或休克早期的症状。但由于心血管功能差，上述患者在坐位治疗时，个别患者可出现晕厥，应注意观察。据一组坐位负压治疗动脉闭塞性病变 2 590 肢次的报告，出现晕厥症状者 2 肢次，发生率为 0.07%。

（张明光）

第六节 肢体正负压交替疗法

应用正压（高于大气压的压力）与负压（低于大气压的压力）交替作用于肢体进行治疗疾病的方法，称为肢体正负压交替疗法。早在 1933 年，Landis 对肢体血循环障碍者就曾应用正负压交替疗法，但由于治疗装置结构较为复杂，在当时难以推广应用。直到 20 世纪 70 年代后，由于电子科学技术的进步，应用报告才逐渐增多。

一、治疗作用

手工与器械按摩疗法为间断局部正压治疗，作用部位局限。肢体正负压交替疗法不但作用范围广泛，而且由于正负压交替作用，对肢体具有较按摩更强的作用。当正压和负压分别作用于肢体表面时，正压下促进肢体血液回流，负压时可促进血液进入肢体，从而使肢体血管床不断被压缩与扩张，促进了肢体的血液循环，使肢体血流量增加。肢体正负压交替治疗对肢体血液循环具有一定机械泵的作用。根据观察，治疗后血流量的增加，个体间可有不同，有的治疗后早期即出现大幅度增加，有的随治疗次数的增加而逐渐增加，还有的早期血流量降低，后期血流量才增加。但大多在治疗后，血流量即迅速增加，少数为缓慢增加。在停止治疗后，血流量的增加仍可维持 2 ~ 3 小时。

二、治疗技术

可采用 Vasculotor 装置、荷兰产 447 型真空压缩治疗机、正负压肢体治疗仪或 XBP－20A 型肢体正负压 4 功能治疗机等。治疗后血流量的增加与所施加的压力组合有明显关系。浅野达雄对 24 名正常人分别予以 －6.7kPa 与 ＋2.7 ~ ＋18.6kPa、－4.0kPa 与 ＋4.0 ~ ＋17.3kPa、0kPa 与 ＋4.0 ~ ＋17.3kPa 三种不同的正负压力组合进行实验观察，结果发现：在第 1 种情况下，正压在 2.7 ~ 9.3kPa 时，血流量无明显增加，在 10.6 ~ 18.6kPa 时，血流量明显增加；在第 2 种情况下，正压在 4.0 ~ 9.3kPa 时，血流量减少，在 10.6 ~ 17.3kPa 时，血流量增加；在第 3 种情况下，血流量降低，且随正压值的增大而降低明显。因而认为，－6.7 与 ＋13.3 ~ ＋17.3kPa 为最佳压力组合，能获得血流量的最大增加。国内宁莫凡等也进行了观察，分别予以不同的正负压力组合，在治疗过程中，持续监测阻抗血流图的变化，结果以 －6.7 与 ＋13.3kPa 的压力组合为最佳，与浅野达雄观测相似。因此，治疗压力组合一般宜用 －6.7 与 ＋13.3kPa。治疗时，可取坐位或仰卧位，一次仅可治疗 1 个肢体；多肢体病变者，可分次进行。将患肢置入治疗舱内，袖口气圈充气，调至适当所需压力，以使治疗舱与肢体间密闭，然后开始治疗。正、负压各自维持 10 ~ 15 秒，循环交替，每次治疗 30 ~ 60 分钟，每日 1 次，一般 10 ~ 20 次为一疗程。正负压力的升降均为渐进式，除负压时治疗肢体有轻度胀感外，正压时无任何不适，治疗中一般无不良反应。浅野达雄用以治疗血栓闭塞性脉管炎 22 例，均有一定效果。宁莫凡等报道治疗动脉闭塞性病变 43 例（64 个肢体），总有效率为 97%。

三、临床应用

1. 适应证与禁忌证　肢体正负压治疗，可用于治疗肢体动脉硬化性闭塞症、血栓闭塞性脉管炎、动脉栓塞、外伤性血管病变、雷诺综合征及原发性或继发性淋巴水肿等，也可用于治疗胶原性血管病、淤积性溃疡及预防术后下肢深静脉血栓形成与瘫痪肢体的康复等。禁忌用于肢体动脉瘤、急性细菌性感染、血栓性静脉炎、静脉血栓形成或静脉异物有脱落危险者。急性血管损伤或血管吻合术后近期也不宜应用，因可加重血管损伤，引起出血，甚至血管破裂。

2. 注意点　治疗压力，一般可按上述最佳压力组合进行治疗，若患者并发有高血压，可适当提高正负压绝对值 1.3 ~ 2.6kPa，若为低血压，应适当降低其绝对值，以取得最好的治疗效果；正负压循环交替时间，一般不应 <10 秒或 >15 秒。因循环交替过快，一般机器性能难以达到，且有效作用时间过短。循环交替过慢，血流量的增加受到一定影响。

（张明光）

第七节　高压氧疗法

环境压力超过 1 个标准大气压称为高压，在高压环境下，呼吸气体中氧的分压（即氧压）超过 1 个标准大气压者称为高压氧，通过呼吸高压氧以达到治疗目的方法称为高压氧治疗：而肢体某一部分用氧喷射不能成为高压氧。高压氧医学虽然发展至今已经有三四百年的历史，但是全面用在临床治疗还是从 20 世纪 60 年代中期开始，因此，高压氧医学的理论、临床应用及设施的制造仍在不断完善中，对于周围血管病的治疗作用也是有限。

一、治疗作用

（1）高压氧能增加对缺血组织的供氧，改善组织缺血缺氧状态。高压氧环境下氧分压升高，血液中溶解氧增多，毛细血管氧的弥散距离加大，能使组织的氧含量和储氧量增加，从而使组织水肿减轻，淤血好转，使局部的循环改善。Sehvaibman 曾给一组血栓闭塞性脉管炎患者行高压氧治疗后发现患者血流量增加，主要是由于在高压氧环境下全身血管收缩，而有病变的动脉因缺氧、代谢紊乱，血管反应性差，对高压氧反应不敏感，收缩不明显，故血液灌注量相对增多。

（2）高压氧可加速侧支循环建立，毛细血管再生，同样可以增加缺血组织的供血。

（3）高压氧能降低高凝状态，改善微循环；对于动脉硬化的患者来说，血液的高凝状态及微血栓的形成是病情发展的重要因素。高压氧能通过抑制氧自由基、糖皮质激素及生长激素的分泌而发挥作用，降低高脂血症，增加病变动脉的血供。

（4）高压氧可以抑制免疫抗体的产生，抑制变态反应的产生：这对于多发性动脉炎及雷诺病患者的治疗有很大的辅助作用。

（5）高压氧还能使纤溶酶活性增强，激活纤溶过程，加速血栓的溶解，国内外的一些报道均证明高压氧可以使凝血时间延长，血小板聚集率下降。

（6）高压氧能促进血管成纤维细胞的活动及分裂，促进胶原纤维的增生，加速受损静脉的修复，对于局部皮肤溃疡的愈合也有帮助。

二、治疗技术

（1）主要的治疗工具是高压氧舱，多采用单人或多人加压舱，治疗压力为 2～2.5 个标准大气压，采用面罩吸氧，每次吸纯氧 60 分钟，每日 1 次，每 10 次为一个疗程，连续 2～3 个疗程为宜。为防止高压氧不良反应，尤其是减压病的发生，治疗初始应逐渐增加压力，出舱时缓慢、阶段减压出舱。

（2）对于浅静脉炎和皮肤有溃疡或渗出者，如糖尿病足的患者，宜采用单人纯氧舱治疗，在舱内暴露患肢和创面，同时创面常规换药，对于溃疡的愈合疗效较好。

三、临床应用

该方法适用于慢性缺血性疾病如血栓闭塞性脉管炎和动脉硬化性闭塞症，同样适合于颈动脉粥样硬化所致的脑缺血症状，也可用于静脉淤积性溃疡、糖尿病足的溃疡治疗。禁忌用于恶性肿瘤：肺部严重感染、损伤、出血、气胸及肺大疱者；急性上呼吸道感染、鼻窦炎、中耳炎、咽鼓管不通畅者；血压过高者、孕妇、月经期妇女；有氧中毒史或对高压氧耐受性差者。

（张明光）

第三章

血管及淋巴管疾病技术操作规范

第一节　动脉疾病

（一）Fogarty 球囊导管取栓术

1. 适应证　急性主动脉骑跨栓塞、急性肢体主动脉栓塞。

2. 禁忌证　患肢已出现不可逆的组织坏死；腘动脉或肱动脉（静脉）远端支血栓栓塞，不宜手术取栓；心肺、肝肾功能不全，全身情况不能耐受手术者。

3. 操作方法及步骤　例 1：髂股动脉栓塞。

（1）麻醉：硬膜外麻醉、腰麻、局部麻醉。

（2）切口：患侧股上内侧纵行或“¬ ”状皮肤切口，切开深筋膜。

（3）80cm 长的 Fogarty 囊导管，管径 2 ~ 7F 数根（图 3 – 1）。远端装置一小乳胶橡皮囊并有一小孔与导管相通，可从导管末端注入少许液体使囊袋充盈。

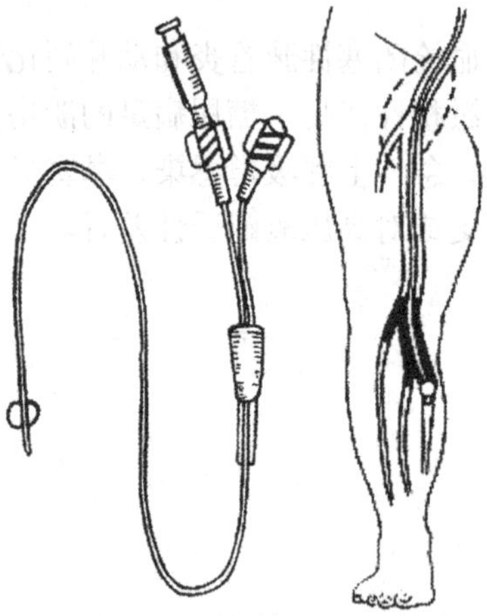

图 3 – 1　Fogarty 囊导管

（4）腹股沟切口显露股总、股浅、股深动脉，分别绕过橡皮带，先中等度收紧但不完全阻断血流。

（5）在股总动脉上做一长 1 ~ 1.5cm 的纵切口，将 F3 ~ F4 Fogarty 管插入股浅动脉或股深动脉，导管尽量插向远端，然后一手按管壁标明的容量注入生理盐水，另一手在体表按扪导管并逐渐拉出导管。栓子即能从动脉切开处取出。也可插入近端取除髂动脉栓子。取栓后近端动脉出现喷血，远端涌血良好提示血栓取尽。取栓次数以 3 ~ 5 次每端侧为宜，过多对血管内膜损伤较大。Fogarty 导管不可能进入每一个动脉分支，因此取栓后若在远侧动脉内注入 5 万 ~ 6 万 U 尿激酶，阻断 10min，效果可能更好。连续缝合关闭动脉切口，彻底止血，不放引流管。

（6）经腘动脉取栓术：经股动脉取栓后，应有血流自远端涌出，如流出不畅或经 X 线动脉造影怀疑远端有栓子残存时可经腘动脉取栓。膝关节内侧切口，显露腘动脉及其分叉，分别绕过橡皮带，切开腘动脉插入2~3F Fogarty管，插至远端后注入少许生理盐水并向上拉出，如有血栓可在切口处取出。

（7）经双侧股动脉腹主动脉分叉处血栓取出术：如栓子嵌塞在腹主动脉分叉处，则需经双侧股动脉取栓。双侧腹股沟切口，显露双侧股总动脉，游离5~6cm，每侧分别绕过两道橡皮带。先用无损伤阻断钳阻断右侧股动脉，收紧左侧股动脉的两根橡皮带，在两道之间切一1~1.5cm小口，向上插入5~6F Fogarty管，至分叉以上水平，导管囊内注水后慢慢拉出，取出白色血栓头，近端喷血良好（图3-2）。用同样方法取出对侧栓子。直至两侧股动脉搏动恢复。

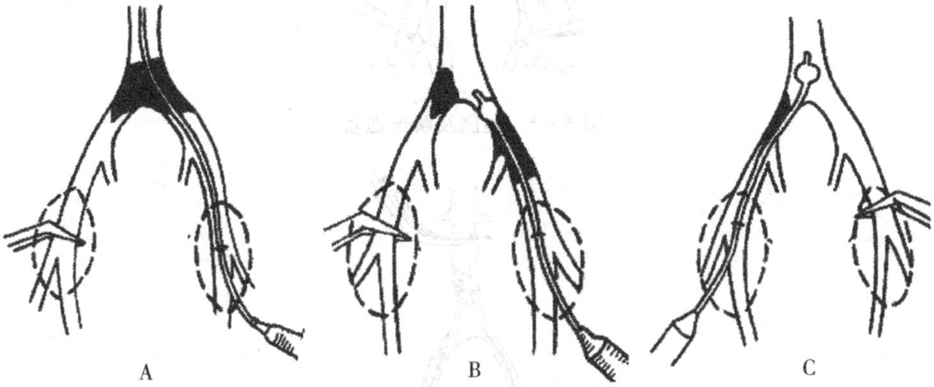

图3-2 A、B图指经双侧股动脉腹主动脉分叉处血栓取出术示意图；C图指用同样方法取出对侧栓子示意图

（8）修补动脉切口：通过逐一放开阻断钳，确定无残留栓子、新鲜血块后，肝素生理盐水冲洗切口部位动脉腔，按血管吻合技术要求修复股动脉切口。逐层缝合关闭切口。

4. 注意事项 Fogarty球囊导管取栓术术后做如下处理。

（1）全身应用抗生素预防感染。

（2）手术后第1天起继续抗凝治疗，给予肝素皮下注射，肝素用量以使用试管法测定的凝血时间维持在15~20min为宜。

（3）密切观察切口有无出血。如有渗血应妥善处理。

（4）观察肢体血供情况，必要时进行多普勒B超检查或动脉造影了解血管通畅情况。

（5）导管戳破动脉引起出血，因此插管不能用力过猛。

（6）充盈过大的囊拉出时会损伤动脉内膜，或使粥样斑块脱落再次形成栓子，因此管径选择要适当，囊不能充盈过大。

（7）导管在拖出时断裂而残留，或囊与导管分离，使囊壁残留在血管内，因此导管在使用前必须仔细检查，一般应一次性使用。

（二）腹主动脉及髂动脉内膜剥脱术

1. 适应证 用于动脉狭窄相对局限，即限于腹主动脉肾下段、腹主动脉分叉、髂总动脉、髂内动脉，而髂外动脉基本完好者。动脉壁有钙化者也可行此手术。

2. 禁忌证 长段的动脉粥样硬化性狭窄或闭塞；病变段腹主动脉有局限性扩张或瘤样改变者不宜行内膜剥脱术。

3. 操作方法及步骤

（1）麻醉：气管插管全身麻醉。平卧位。切口根据术前确定的动脉闭塞段部位选择进路。

（2）显露及解剖：游离腹主动脉及两侧髂总动脉、髂外动脉及髂内动脉，以超过病变范围2~3cm为准，同时游离出腹主动脉和相应平面的腰动脉并加以控制（图3-3）。

（3）切开动脉壁：分别用血管阻断钳控制腹主动脉及双侧髂内、外动脉后沿病变血管前壁切开进入血管腔内。切口应超过病变范围以便清楚显露拟留下的内膜。对维持男子性功能有重要作用的交感神经丛位于腹主动脉分叉部左侧，应加以保护。为此，避免血管做“人”字形切口（图3-4）。

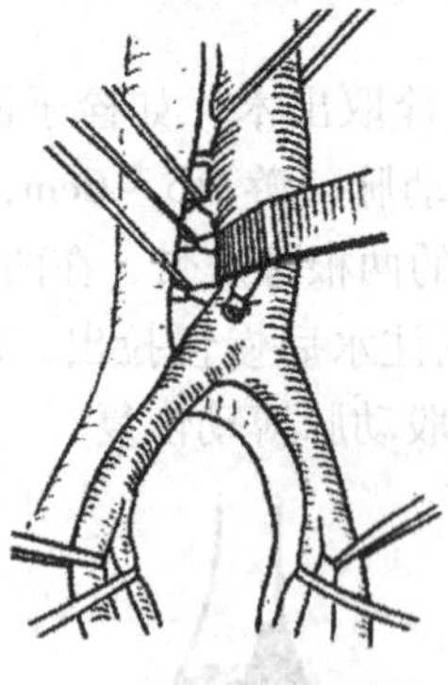

图3-3　显露及解剖血管

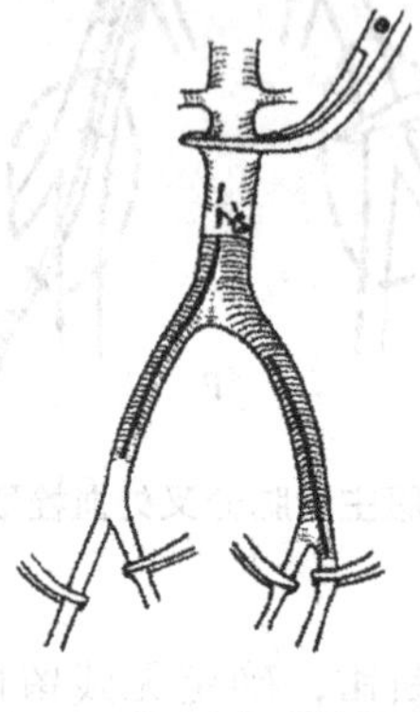

图3-4　切开动脉壁示意图

（4）剥离内膜：准确找到动脉内膜下间隙，用内膜剥离器或钝头弯组织剪剥离病变内膜。可自一端开始，或自中部开始剪断，继续向上下方剥离直到病变内膜终止处，此处内膜变薄，与中膜粘连紧密。先在上端将内膜切断，然后检查远端剥离是否足够，确认无疑后将其切断（图3-5）。

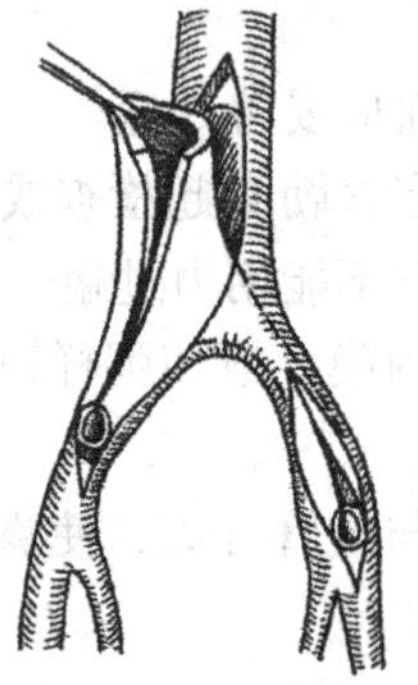

图3-5　剥离内膜示意图

（5）缝线固定内膜游离缘：用肝素盐水（肝素5 000U/100ml）冲洗血管腔，检查远端有无游离飘起的内膜，如有，将其仔细修剪干净。用6-0 prolene线将内膜边缘与血管壁做间断缝合固定，线结朝外（图3-6）。

（6）动脉缝合或补片修复：用4-0或5-0 prolene线连续缝合血管或缝合聚四氟乙烯（PTFE）补片。切口下端缝线拉紧结扎之前，分别瞬时开放远、近端血管阻断钳，以冲出可能残留的碎片或血凝块（图3-7）。结扎完毕后，先开放远端阻断钳，检查有无漏血，必要时间断补针。再开放近端阻断钳。用盐水纱垫压迫片刻以止住小的漏血。

（7）关闭切口：按层缝合切口，视渗血情况决定放置引流管或负压引流装置。

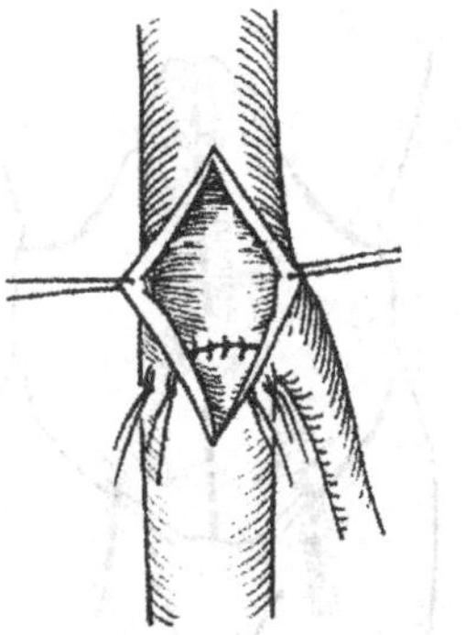

图 3－6　缝线固定内膜游离缘

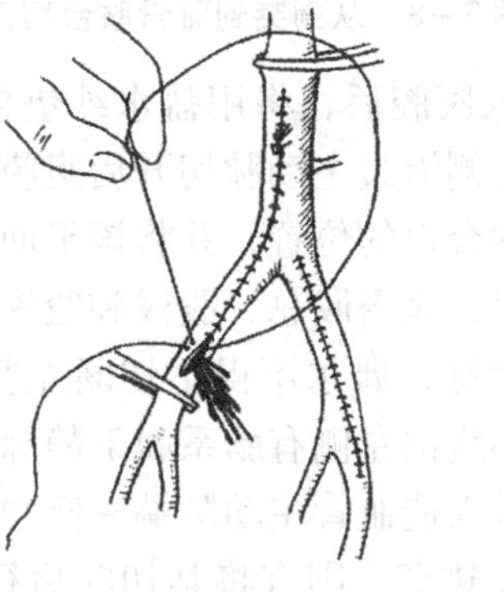

图 3－7　动脉缝合或补片修复示意图

4. 注意事项

（1）游离动脉段时，宜保留外膜。除阻断部位外，后壁不要游离。

（2）正确掌握内膜剥离层面，剥离后血管腔面光滑完整。

（3）远端内膜游离缘必须做固定缝合，应取双针缝线由内向外缝合，在动脉腔外打结，双针针距不可过宽。

（4）缝合动脉口前，应清除碎屑，暂时开放两侧阻断钳，排除血块与空气。直接缝合可能造成管腔狭窄的，应用人工血管或自体静脉补片修复。切口缝合后应检查血流通畅情况。

（5）患者多属老年，术后应严密监测生命体征，保持好心脏功能和适当的循环血容量。注意观察有无内出血。

（6）注意观察下肢血运情况，及时发现内膜剥离段动脉内血栓形成或内膜碎片或凝血块造成的下肢动脉栓塞，并予以相应处理。

（7）术后低分子肝素抗凝。

（三）腹主动脉－髂、股动脉旁路术

1. 适应证　远端腹主动脉（包括主动脉分叉）和一侧或两侧髂－股动脉严重狭窄或闭塞范围较广，内膜剥脱难以达到治疗目的者。

2. 禁忌证　有严重心肺、肝肾等脏器功能不全者；或存在局部或全身感染不宜经腹行大血管手术者。

3. 手术方法及步骤

（1）麻醉：气管插管全身麻醉。平卧位。

（2）切口：从剑突到耻骨联合的正中大切口，用于显露腹主动脉及髂动脉（图 3－8）。另加做双侧大腿上内侧纵切口，用于显露股动脉，上端超过腹股沟韧带 1cm，必要时还可向外上方延长；下端应超过股动脉分叉处。

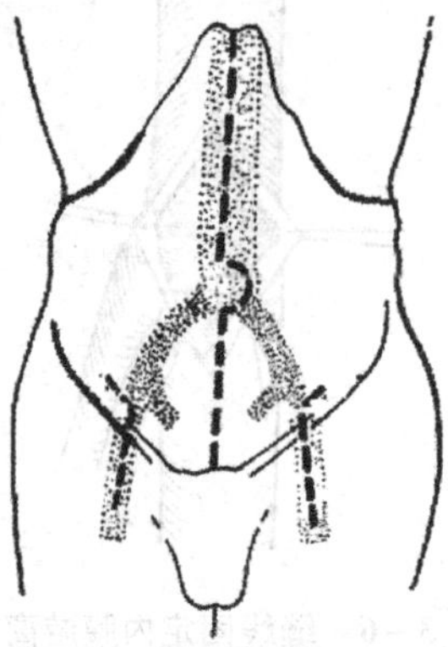

图 3－8　从剑突到耻骨联合切口示意图

（3）显露及探查腹主动脉：进入腹腔后，将用盐水纱垫包裹小肠拉向右侧，切断屈氏韧带，将十二指肠牵向右上方。在肠系膜根部左侧沿腹主动脉切开后腹膜，显露腹主动脉及其分叉部。检查腹主动脉硬化病变情况，选择适宜做近端吻合口的位置，并将该平面的腹主动脉游离直至可以阻断血流，以备吻合。在腹股沟部股动脉处做纵切口，显露股总、股浅和股深动静脉，并用塑胶带控制血流备用。病变位置很高，向上继续游离直到左肾静脉，偶尔不得不切断左肾静脉。紧贴汇入下腔静脉处切断左肾静脉，一般不会引起严重回流障碍。中线偏左侧有肠系膜下静脉向上行走，将其牵向左方。狭窄部近段腹主动脉相对正常，血管壁柔软，可做人造血管主动脉端－侧吻合者，不必做主动脉全周径游离。但如该段主动脉仍有明显增厚内膜造成管腔狭窄，则宜将其切断后行端端吻合术。为此需切断 1 或 2 对腰动脉，将 2～3cm 一段主动脉行全周径游离。

（4）人造血管预凝处理：无论采用编织的还是纺织的人造血管，都需做预凝处理，以封闭纤维间的孔隙不使漏血，并在腔内壁形成一层光滑的纤维蛋白衬里，减少血栓形成的机会。首先选好口径与腹主动脉相同或略细的人字形人造血管，将两个细臂末端夹闭，置于弯盘内。在全身肝素化之前从腹主动脉或下腔静脉抽出 100ml 血液，吸入洗疮器或注射器中血液缓缓注入人造血管进行预凝处理，然后放出血液并用肝素生理盐水反复冲洗，去除管腔中的凝血块后备用。

（5）建立隧道：拟架桥到股动脉者，需建立隧道。先将横跨髂动脉的输尿管从后方分开，术者手指紧贴髂总及髂外动脉前壁钝性向远端分离。另一手指从大腿根部紧贴股动脉前壁向上分离，直到两手指会师。用大弯钳自下而上穿过隧道，放一乳胶管引过隧道备用。

（6）按 100U/kg 剂量静脉注入肝素，再次检查人造血管腔内有无凝血块或纤维蛋白碎块，如有，可用钳取出并用肝素液冲净。

（7）近端吻合口：做端－侧吻合（端端吻合）者，分别用阻断钳控制拟吻合处的上下两端，下端的钳应呈斜行以便同时阻断腰动脉。在两钳间将腹主动脉前壁剪去一块使成一椭圆形孔。把人造血管粗臂端剪成斜面，用 3－0 或 4－0 双针 prolene 线吻合。缝合从斜面根部即远端开始，先缝一针打结（图 3－9）。然后从一侧做连续缝合直到斜面尖端即向心端（图 3－10）。再以同法缝另一侧，到尖端后两线打结。注意缝合腹主动脉时应从内膜进针，外膜出针，否则有造成内膜剥离的可能。

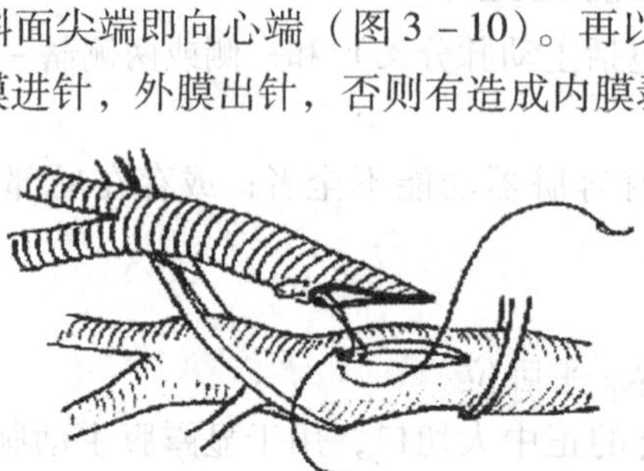

图 3－9　近端吻合从斜面根部开始缝合示意图

（8）远端吻合口：选择好吻合部位，以血管壁较少受累处。向股动脉架桥应尽量做到股动脉分叉处，使从切口能清楚看到股深动脉开口，必要时可加做该处内膜剥脱，或将切口延长到股深动脉开口以保证有足够血流量。吻合方法与近端端－侧吻合相同。只是斜面朝向相反，用5－0 prolene线（图3－11、图3－12）。吻合口最后一针打结之前，用血管钳紧靠分叉处夹住人造血管另一臂，间断松开近端吻合口下方的阻断钳，血流即从吻合处缺口喷涌，将可能存在的血凝块冲出（图3－13）。同样目的短暂松开远端阻断钳。确认无凝血块后，缝线打结完成吻合，同时移除上述阻断钳，恢复该肢体血流。同样方法完成对侧的远端吻合。

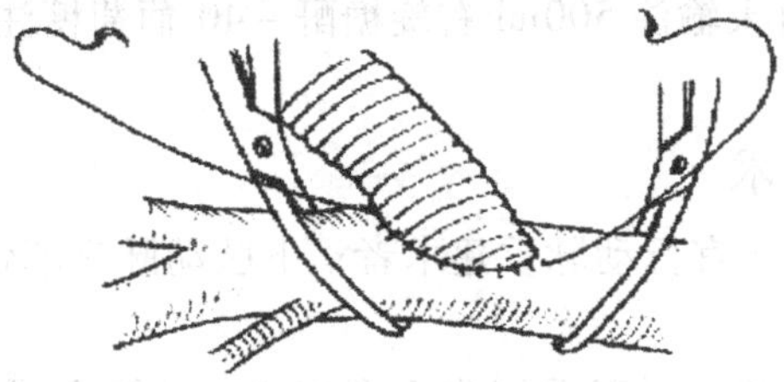

图3－10 连续缝合直到斜面尖端的示意图

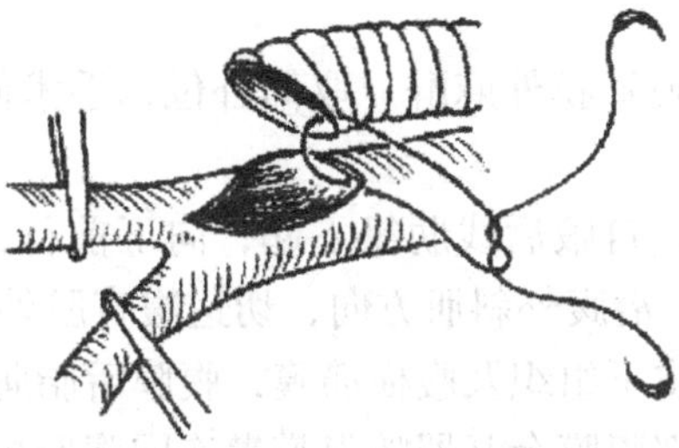

图3－11 远端吻合方法与近端端－侧吻合相同示意图

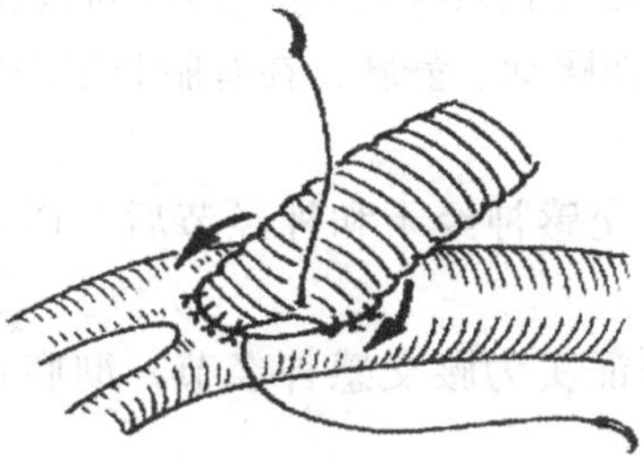

图3－12 远端吻合方法与近端端－侧吻合相同示意图

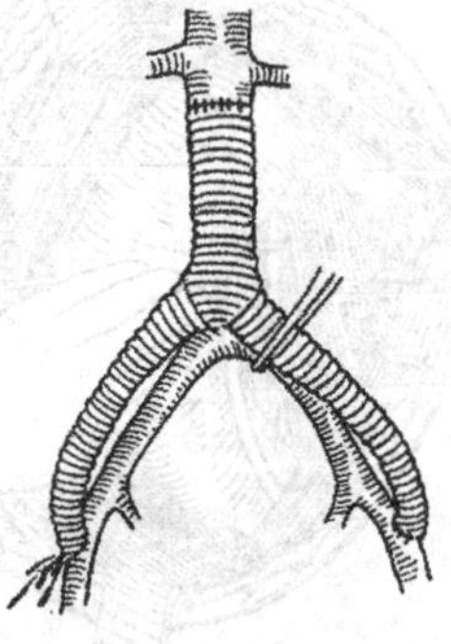

图3－13 吻合口最后一针打结之前，吻合处缺口放血示意图

（9）关闭切口：彻底止血后，缝合后腹膜切口，将人造血管全部覆盖。回纳肠管，正确放置引流管，逐层缝合切口。

4. 注意事项

(1) 人工血管长度适当，不应过长或过短，不应有扭曲成角。

(2) 缝合技术正确，全层缝合，无渗漏，无过度内翻，无内膜掀起。

(3) 完全吻合前排除动脉和人工血管腔内的气体及血块。

(4) 动脉阻断钳宜前后向钳夹，有益于减少夹碎动脉粥样斑块的可能性。

(5) 腹主动脉-髂动脉架桥术及腹主动脉-股动脉架桥术术后处理：①加强监护，维持好循环系统功能；②注意观察有无内出血和酸中毒并给予相应处理；③术前有高凝状态者，手术后可每天再给肝素 100U/kg，共 2d；④每天输注 500ml 右旋糖酐-40 葡萄糖注射液，共 7～10d；⑤术后不用促凝血药。

（四）腰交感神经节切除术

1. 适应证　下肢血栓闭塞不适宜行动脉重建术者；下肢动脉痉挛性疾患；经腰交感神经阻滞，临床症状一时性改善明显或消失者。

2. 禁忌证　上述疾病临床症状轻，可采用非手术疗法；经腰交感神经阻滞，症状无明显改善者；全身情况差，不能耐受手术。

3. 操作方法及步骤

(1) 麻醉和体位：全身麻醉或硬脊膜外麻醉。取仰卧位，手术侧腰部垫以沙袋，使身体倾斜与手术台面成 30°角。

(2) 切口：同侧腰背部纵切口，自腋后线肋缘下起，向下前行，止于髂前上棘平面的稍下方。或侧腹部斜切口，由腋中线肋下缘起，沿腹外斜肌方向，切达腹直肌外缘。

(3) 腹膜后分离：切开皮肤、皮下组织及腹横筋膜，腹膜后脂肪层钝性推开至中线。

(4) 显露腰交感神经节：以深部腹膜牵开器随腹膜囊连同腹腔内容物，用手指轻轻剥离推向内侧，找到腰方肌和腰大肌内缘，在腹膜外将输尿管随腹膜推开。沿腰大肌内缘，右侧手术时可找到下腔静脉，左侧者找到腹主动脉。右侧者在腰大肌内缘与下腔静脉的间隙内，左侧者在腰大肌内缘与腹主动脉的间隙内，做钝性剥离，小心不要损伤腰动、静脉，在有脂肪组织内找出交感神经干，沿交感干上、下找出交感神经节（图 3-14）。

(5) 切除腰交感神经节：游离腰交感神经干和神经节后，切除第 2、3、4 交感神经节及神经干，截端置钛夹（图 3-15）。

(6) 关闭切口：切除标本经病理证实为腰交感神经节，彻底止血后，分层缝合各层肌肉、筋膜、皮下脂肪和皮肤。

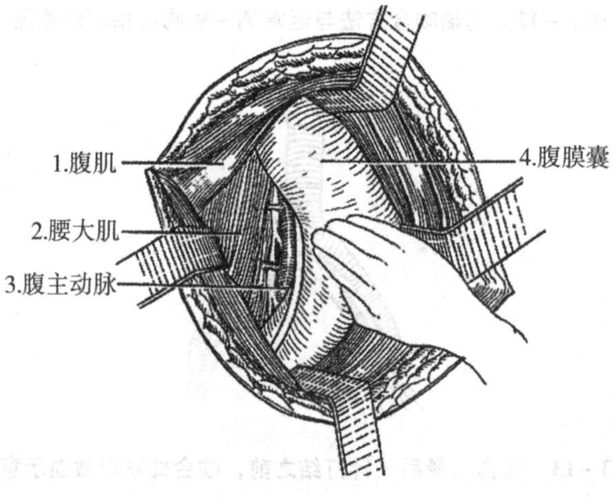

图 3-14　显露腰交感神经节示意图

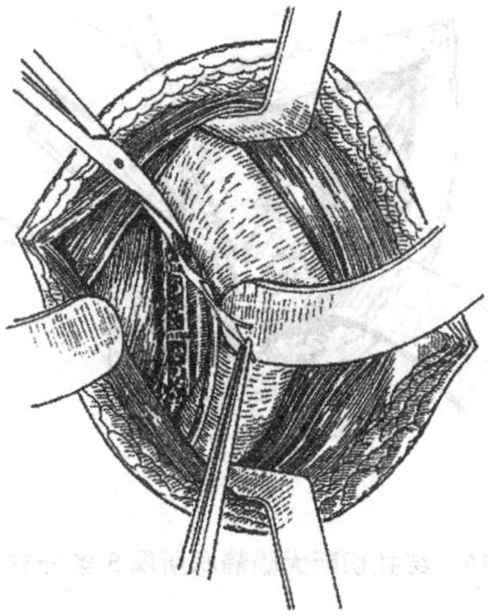

图 3－15　切除腰交感神经节及交感神经干范围示意图

4. 注意事项

（1）解剖时应避免撕裂腹膜，如发生应予修复。

（2）避免损伤腰静脉，如损伤应仔细止血。

（3）防止损伤输尿管，或误将生殖股神经作为腰交感神经。

（4）第 4 腰交感神经节可以不切除；第 1 腰交感神经节与性功能有关，不能切除。

（5）腰交感神经节及节间神经干数量可有变异，切除时要仔细辨认，以免残留。

（6）手术后应注意肠蠕动情况，如有蠕动差和腹胀时，应行胃肠减压。

（张明光）

第二节　静脉疾病

（一）大隐静脉高位结扎＋剥离术

1. 适应证　下肢浅静脉曲张明显，伴有小腿胀痛和肿胀，色素沉着，慢性复发性溃疡。大隐静脉及交通支瓣膜功能不全者。既往无深静脉血栓形成病史，且深静脉瓣膜功能良好者。

2. 禁忌证　年老体弱，有心肺、肝肾等重要器官的疾病，手术不能耐受力者。深静脉有阻塞者。并发有急性静脉炎或全身化脓性感染。

3. 操作方法及步骤

（1）麻醉、体位：腰麻或硬膜外麻醉，取仰卧位。

（2）切口：在患肢腹股沟韧带下股动脉搏动内侧一横指处作斜行切口或纵行切口，长约 4cm。

（3）分离大隐静脉：切开皮肤，皮下组织，在股动脉内侧切开浅筋膜，显露卵圆窝，找到大隐静脉，将其向上游离，并不强求将旋髂浅、腹壁浅、阴部外浅、股外侧和股内侧静脉等分支一一结扎、切断（图 3－16）。

（4）结扎大隐静脉：游离大隐静脉后，仔细辨认大隐静脉与股静脉的连接处，在距入口 0.5～1.0cm 处结扎大隐静脉。在结扎线的远端钳夹两把止血钳，在钳间切断静脉，在近端作缝扎。

（5）插入、推进大隐静脉剥离器：自切断的静脉远端向下插入硬式或软式静脉剥离器，沿静脉向下推进。如遇到阻力，表示可能已达静脉曲折部位或已达深静脉交通支的平面，在皮肤外触摸到剥离器金属头后，在相应处的皮肤处作一小切口，显露该处静脉，在剥离器头部的上、下两端结扎血管后切断（图 3－17）。

（6）抽出静脉：驱血后将剥离器自卵圆窝切口处顺行缓缓用力拉出，边抽边压迫止血，整条大隐静脉可随之而出。亦可将大隐静脉用相同方式自下部切口逆向拉出。

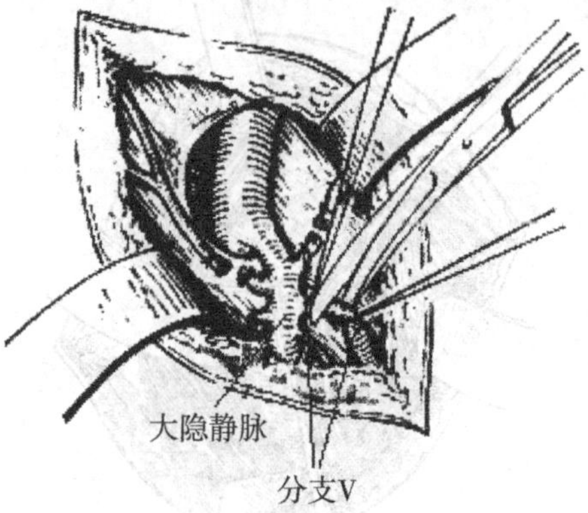

图 3－16　结扎切断大隐静脉所属 5 条分支示意图

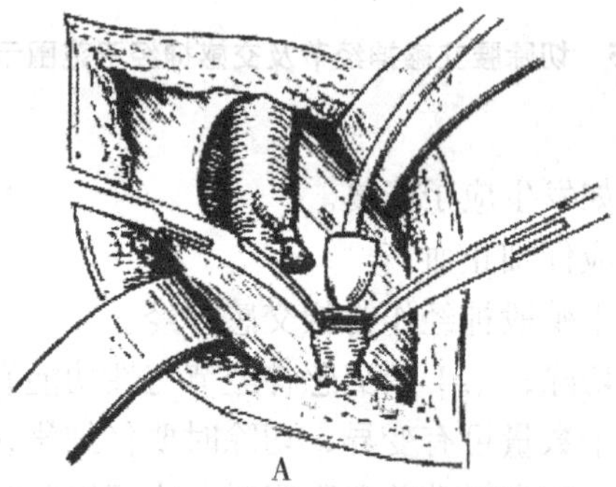

A.硬式大隐静脉剥离器插入静脉腔示意图

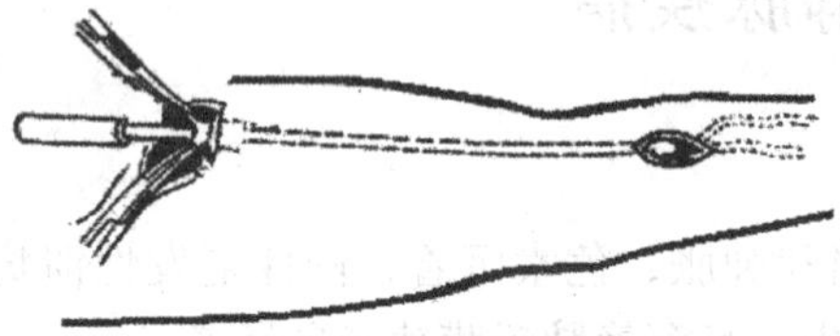

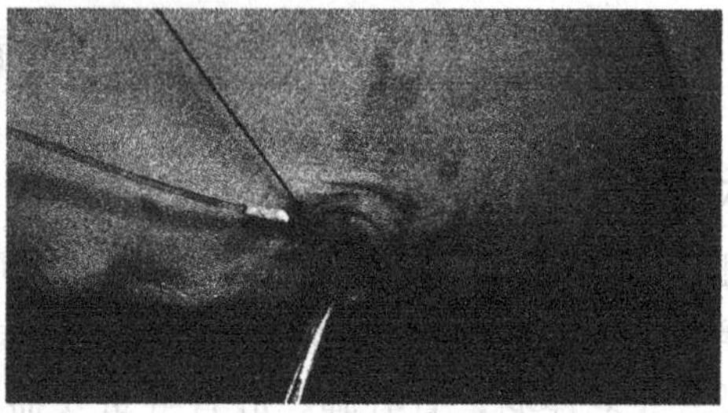

B.硬性剥离器插至腘窝以下静脉腔内示意图

C.塑料剥离器插入静脉腔内逆行抽剥大隐静脉示意图

图 3－17　大隐静脉高位结扎、抽剥示意图

（7）继续分段切除：以同样方法向下分段抽出曲张的静脉，直至踝部。曲张静脉的主干剥脱后，对仍然显现的粗大分支，采用多而小的切口一一分离、剥脱，或分段皮内缝扎或捆扎处理。

（8）切除瓣膜功能不全的交通支：在抽剥主干或分支过程中，如遇到阻力并见该处皮肤凹陷，常常提示该处有较粗的交通支，应另作小切口，将血管分离后，予以结扎、切断。

（9）缝合：缝合各切口，整个下肢用弹力绷带或弹力袜均匀用力包扎，以防剥脱部位出血。

4. 注意事项

（1）大隐静脉根部的解剖要清楚，以免误伤股静脉及隐神经。

（2）若曲张静脉迂曲明显，不能顺利插入剥离器时，不必勉强一次抽出，可多作小切口，在皮下分段分离、结扎、切除曲张静脉团。而后抽出剩余的大隐静脉干。

（3）如在内踝上有色素沉着、湿疹或溃疡，说明内踝交通支瓣膜功能不全，应在内踝处剥脱大隐静脉、结扎交通支。

（4）避免切口出血及皮下血肿形成。

（5）高位结扎时，残端不要保留过长，避免血栓形成。

（6）对于并发深静脉瓣膜功能不全的患者，还要做深静脉修复或重建手术。

（7）从足部开始，整个下肢用弹力绷带包扎。

（8）患肢抬高，并主动做足部跖屈、背伸活动，促进小腿静脉回流，减少深静脉血栓形成。

（9）术后当日可下床作短时间走动。

（二）下肢深静脉血栓形成取栓术

1. 适应证　病程限于7d之内，系统、正规的非手术治疗无效时，肢体肿胀严重而可能导致肢体坏死的原发性髂－股静脉血栓形成者。

2. 禁忌证　病程超过7d的深静脉血栓形成者；继发性髂－股静脉血栓形成及腓肠肌静脉丛血栓形成者；复发的深静脉血栓形成者；有重要器官功能障碍，不能耐受手术者；患肢或盆腔有感染性疾病的患者。

3. 操作方法及步骤

（1）麻醉方法为腰麻、硬膜外麻醉或全身麻醉。

（2）患者取仰卧位，患肢悬起。充分消毒整条腿、会阴和下腹部，铺无菌巾。

（3）在患肢腹股沟韧带下股动脉搏动内侧0.5cm处作纵切口。

（4）充分暴露股总、股浅和股深静脉。

（5）按肝素剂量为0.5～1mg/kg，静脉推注5min后，在股深、股浅静脉汇合处上方切开股静脉壁。

（6）首先吸除涌出切口部的血栓，然后将Fogarty球囊导管导入切口近端，球囊必须超过血栓，一般导入20～30cm即可，充盈水囊向外抽动带出血栓，反复2～3次，直至切口近端大量回血为止。注入肝素盐水后，用无创钳阻断股总静脉（图3－18）。

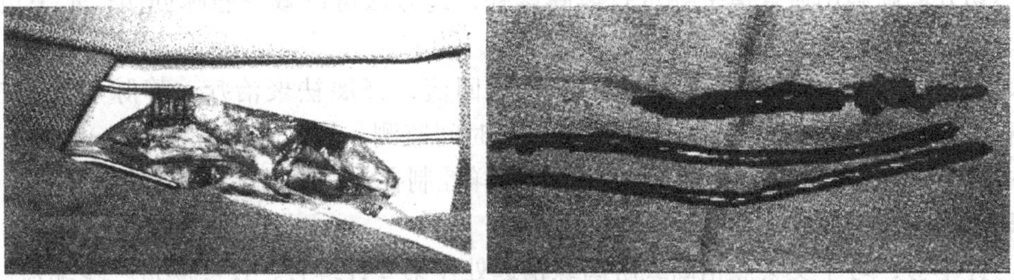

图3－18　静脉切开取栓术及取出血栓图

（7）远端可采取腓肠肌群挤压法，直至见到有纤细的血栓尾，再无血栓取出且有鲜血涌出。注入肝素盐水后，无创钳阻断股浅静脉。同法挤压大腿肌群，取出股深静脉血栓。鉴于术中出血可能较多，可采用血液回输装置。

（8）用肝素盐水冲洗切口，用5－0 prolene线连续外翻缝合切口，排气后打结。确定静脉通畅，切口无漏血。逐层关闭切口。

（9）术后要抬高患肢，用弹力绷带加压包扎。抗凝治疗。

（10）3d后经胫后静脉插管造影，如无血栓可拔除导管，包扎弹力绷带或穿弹力袜下床动。

（11）口服抗凝药6～12个月。

4. 注意事项

（1）左下肢深静脉血栓者，要注意左侧髂静脉是否有狭窄或闭塞，如有病变应开腹行髂静脉扩大成形术或人工血管置换术，部分病例可行介入扩张及支架术。

（2）术前安装下腔静脉滤器，避免致命性肺栓塞。

（三）下肢深静脉瓣膜修复术

1975年Kistner首先报道股浅静脉瓣膜修复术治疗原发性下肢深静脉瓣膜关闭不全获得成功。瓣膜修复分腔内修复、腔外修复、血管镜辅助腔外修复和静脉壁修复等多种方法。由于远期疗效欠佳，现开展有减少趋势。

瓣膜腔内修复手术：

1. 适应证　原发性下肢深静脉瓣膜功能不全，股浅静脉第一对瓣膜完整者；经顺行性造影显示深静脉通畅、扩大、呈直管状。逆造影显示有中度或重度逆流者；下肢深静脉血栓形成已完全再通，深静脉瓣膜功能不全，股浅静脉第一对瓣膜完整者。

2. 禁忌证　深静脉堵塞者；血液高凝状态，难以纠正者；全身状况差而不能耐受手术者。

3. 操作方法及步骤

（1）麻醉：腰麻、硬膜外麻醉或全身麻醉。

（2）患者取仰卧位，患肢充分消毒整条腿、会阴和下腹部，铺无菌巾。

（3）在患肢腹股沟韧带下肢动脉搏动内侧 0.5cm 处作纵切口。切开皮肤、皮下组织及深筋膜，充分暴露股总、股浅和股深静脉。分别套阻断带。

（4）按肝素剂量为 0.5～1mg/kg，静脉推注 5min 后，无创钳阻断股总、股深、股浅静脉。

（5）在股深、股浅静脉汇合处，股浅静脉最高一对瓣膜常位于其远端 1～1.5cm 处，测试证实反流后可行瓣膜修复。在两个瓣叶汇合处的空隙或一个瓣叶的杯状外形正中向近侧切开股浅静脉前壁。

（6）用肝素盐水冲洗瓣膜，使瓣叶漂浮。用 8－0 或 9－0 prolene 线在一个瓣叶的游离缘的一端上方 1mm 处由静脉壁外进针，再在此端游离缘上缝一针，邻近处出针于静脉壁外，抽紧缝线打结。目的在于缩短游离缘，恢复瓣膜处于弧形半挺直状态。同法缝合同一瓣叶游离缘的另一端和第二个瓣叶。

（7）用肝素盐水冲洗切口，用 5－0 无创伤血管缝线连续外翻缝合切口，排气后打结。

（8）确定静脉通畅，静脉壁切口无漏血。指压测试修复后的静脉瓣膜功能。满意后开放各静脉阻断处，恢复血流。严密止血后，切口可内放一引流管，逐层关闭切口。

（9）可不切开静脉利用血管镜引导进行瓣膜修补，此方法可以减少静脉创伤；术中更确切地观察瓣膜，避免盲目地切开静脉；还有利于术中观察疗效。

（10）术后抬高患肢，增加关节活动，利于静脉回流，开展祛聚治疗。静脉用肝素抗凝，0.5～1mg/kg，间隔 6 小时给药 1 次，白陶土部分凝血活酶时间监测，控制在正常值的 2～3 倍，在 3～7d 后改口服华法林抗凝，凝血因子时间和活动度监测，同样控制在正常值的 2～3 倍，至少服用 6 个月。

4. 注意事项

（1）如一针不够，可于交会点稍高或游离缘稍远处作第 2 针缝合，使瓣膜进一步缩短。

（2）切开静脉壁时，不要损伤静脉瓣叶和瓣叶附着处。

（3）修补后的瓣叶应处于半挺直状态，不能过松或过紧。

（4）关闭切口前要严格止血，术后切口血肿是导致静脉受压血栓形成的主要原因之一。

（5）术后严格的抗凝和祛聚治疗是预防血栓形成的关键。

（6）单纯修复股浅静脉第一对瓣膜即能取得满意的临床疗效，但仍有约 20% 的患者术后再次出现反流或溃疡复发。此时可修复股浅静脉第二对瓣膜、股浅静脉下段瓣膜甚至腘静脉瓣膜予以纠正。

（四）股浅静脉瓣膜戴戒术

股浅静脉瓣膜戴戒术又称股静脉瓣膜人造血管套袖术。

1. 适应证　与下肢深静脉瓣膜修复术适应证相同。

2. 禁忌证　与下肢深静脉瓣膜修复术禁忌证相同。

3. 操作方法及步骤

（1）患者取仰卧位，严格消毒整条腿、会阴和下腹部，铺无菌巾。

（2）在患肢腹股沟韧带下肢动脉搏动内侧 0.5cm 处做纵切口：切开皮肤、皮下和深筋膜，充分暴露股总、股浅和股深静脉。分别套阻断带。并验证该瓣膜功能不全。

（3）在股深、股浅静脉汇合处以选找到股浅静脉第一对瓣膜，丝线测量此部位股浅静脉周长。

（4）包裹材料采用深筋膜、PTFE 或 Dacron 人工血管片：包绕股浅静脉第一对瓣膜处静脉管腔，使静脉周长缩小30%（一般缩小1/3），消除反流（图3-19）。用无创缝线将包裹物与静脉壁固定。

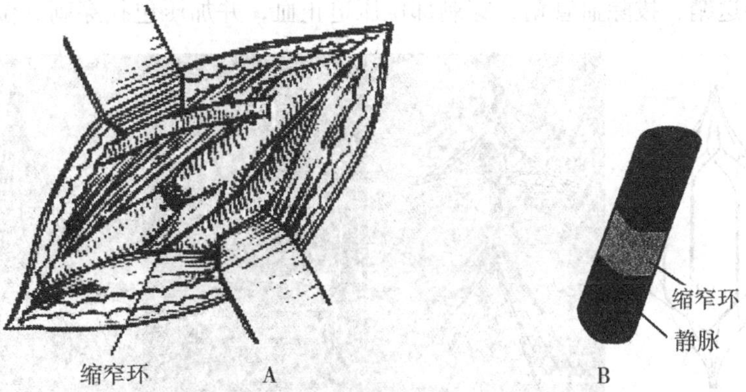

A.B股浅静脉瓣膜戴戒术

图3-19 股浅静脉瓣膜处戴戒术（缩窄环）示意图

（5）确定静脉通畅：指压测试修复后的静脉瓣膜功能。满意后逐层关闭切口。

（6）可在血管镜引导下进行：便于术中确切的观察疗效。

（7）术后抬高患肢，距小腿（踝）关节活动。抗凝和祛聚治疗。

4. 注意事项

（1）此术式只适用于静脉瓣膜损害轻微者，如瓣膜过度松弛、瓣叶菲薄或缺如，则疗效不佳。

（2）静脉缩窄过多，可以导致静脉狭窄，甚至血栓形成；静脉缩窄较少，则不能恢复瓣膜功能。

（3）包裹物如采用人工合成材料，材料要柔软，包裹静脉段不宜太长，以避免肢体屈曲时包裹物打折，压迫静脉。

（4）确切固定包裹物，避免其移位或扭曲。

（张明光）

第三节 血管介入治疗

（一）下腔静脉滤器（IVCF）置入术

1. 适应证 ①下肢深静脉血血栓形成并发肺动脉栓塞，且对抗凝治疗禁忌证者；②抗凝治疗过程中，肺动脉栓塞仍反复发作或加重者；③抗凝治疗过程中，出现严重并发症，并迫使抗凝治疗中断者；④肺动脉栓塞经手术或介入清除后，下肢深静脉仍残存血栓者；⑤髂股静脉或下腔静脉内有大量血栓者；⑥患者既往心肺功能较差者，发生下肢深静脉血栓形成，或伴有肺动脉栓塞的高危人群。

2. 禁忌证 ①下腔静脉直径大于35mm；②慢性下腔静脉血栓，下腔静脉重度狭窄者；③下腔静脉近心端闭塞（如Budd-Chiari综合征）。

3. 操作方法及步骤

（1）下腔静脉滤器（IVCF）置入和取出前应详细阅读产品说明书，因不同生产厂家和不同产品操作方法有所不同（图3-20）。

（2）目前常用的下腔静脉滤器（IVCF），分为临时性下腔静脉滤器，永久性下腔静脉滤器，可取出滤器3类。

（3）穿刺部位：股静脉或颈静脉，放置血管鞘。

（4）行下腔静脉造影，判断下腔静脉直径及有无下腔静脉血栓，定位肾静脉水平。将带有滤器的导送装置送入下腔静脉合适位置（图3-21），经股静脉途径者，鞘管头端应在肾静脉下方0.5cm以下，经颈静脉途径者，鞘管头端应在肾静脉以下6cm，以免滤器影响肾静脉。如肾静脉开口下方的下腔静脉内有血栓存在，必要时也可将滤器放置在肾静脉开口上方。

（5）后撤外鞘放置滤器：再次行下腔静脉造影，明确滤器位置及下腔静脉血流情况。

（6）撤除滤器导送鞘，拔除血管鞘，穿刺部位压迫止血，并加压包扎穿刺部位。

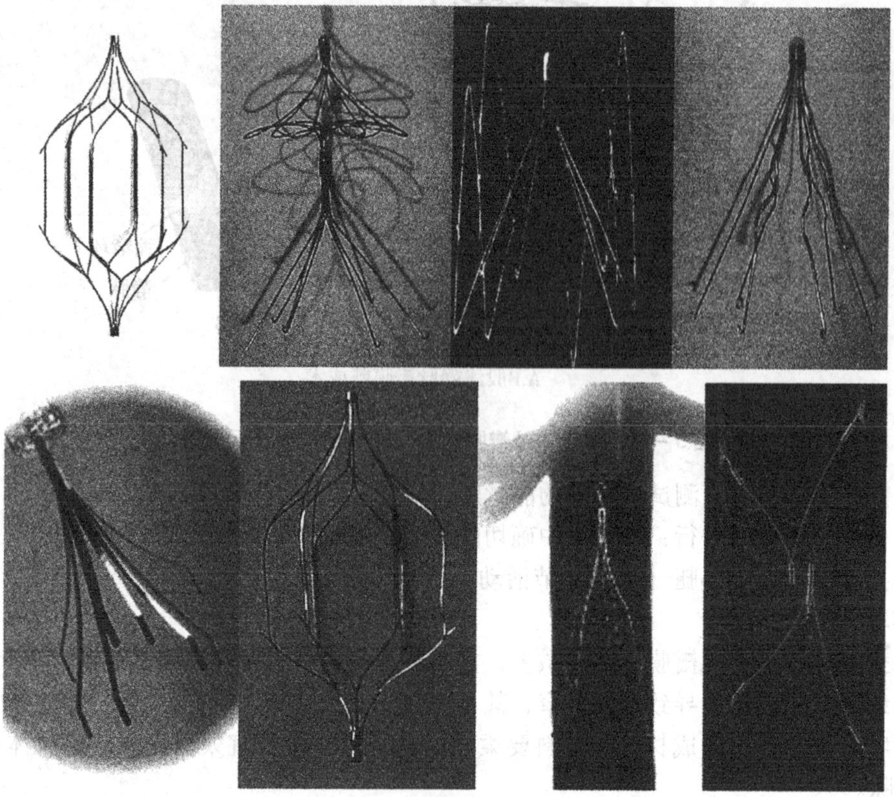

图 3－20　下腔静脉滤器实物图

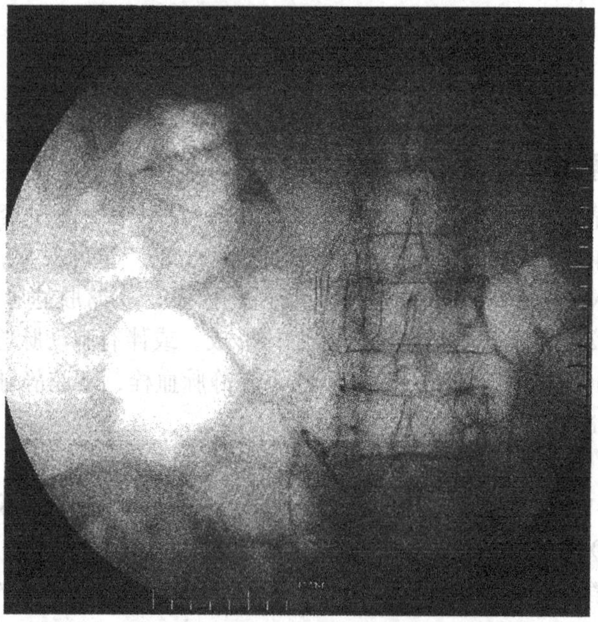

图 3－21　静脉滤器放置在静脉腔内的合适位置示意图

4. 注意事项

（1）患肢超声和（或）血管造影检查了解 DVT 的范围、程度和性质，必要时作增强 CT 和 CTA 检查，以明确肺动脉栓塞情况。

（2）凝血功能和肝肾功能测定：凝血因子时间（PT）和国际标准化比值（INR）、纤维蛋白原

(FIB)、活化部分凝血活酶时间(APTT)、凝血酶时间(TT)、D-二聚体检测(参考值:0~0.256mg/L)、肝功能、肾功能和血常规检查。

(3)在选择滤器时,应尽量选择临时性或可取出滤器,以降低由于滤器长期置入引起IVC阻塞的概率。

(4)尽量将下腔静脉滤器放置在肾静脉下方。

(5)下腔静脉滤器(IVCF)置入后,宜进行抗凝、溶栓、机械性血栓清除等综合性治疗。这一方面可缩短病程、提高治疗成功率,另一方面也可防止或减少IVC阻塞的发生。

(二)腹主动脉瘤支架型人工血管腔内隔绝术

1. 适应证 肾动脉下腹主动脉真性或假性动脉瘤,近端瘤颈长度≥15mm,瘤颈直径<28mm。对于直管型支架远端瘤颈长度≥10mm。

2. 禁忌证 ①近端瘤颈长度不足10mm和(或)瘤颈直径>28mm者,对于直管型者远端瘤颈不足15mm者;②近侧瘤颈角度过大者(>60°),但如同时瘤颈较长者则不为手术禁忌;③副肾动脉开口于瘤腔内,肾脏的1/3以上血供来源于该动脉;④肠系膜上动脉严重狭窄或闭塞,小肠血供主要来源于肠系膜下动脉者;⑤全身感染或双侧腹股沟区感染者;⑥凝血功能障碍者;⑦炎性腹主动脉瘤;⑧马方综合征;⑨双侧髂总或髂外动脉过度扭曲或严重狭窄,以致导送装置无法通过者。

3. 操作方法及步骤

(1)手术在数字减影X线机下进行,全身麻醉。

(2)患者取仰卧位,常规消毒铺巾。在一侧(多为右侧)腹股沟区做5cm长皮肤纵切口,分离出股动脉。穿刺另一侧(多为左侧)股动脉放置动脉鞘,经带刻度猪尾导管行腹主动脉造影,并将此造影导管留在肾动脉水平上方的腹主动脉内。现也有人利用两把血管缝合器技术,避免双腹股沟疝切开,直接穿刺置鞘管。

利用美国雅培公司两把血管缝合器(Perclose ProGlide,图3-22)进行完全血管穿刺技术操作要点:在局部麻醉或全身麻醉下进行。术前行双侧或单侧股总动脉穿刺,放置6F鞘管,然后采取同侧斜位进行造影。造影后若满足以下几点即可选择Perclose技术:①穿刺点要位于股总动脉前壁;②无夹层及血肿形成;③距离股总动脉分叉1cm以上;④周围没有明显的狭窄和钙化。将"0.035"的泥鳅导丝置入主动脉,拔除鞘管,18F以下的输送器预置1把ProGlide,18F以上的输送器可预置2把ProGlide。预置2把缝合器时,分别向对侧旋转30°左右,这样可使2根预置的缝线互相交叉。拔除缝合器前再次置入导丝,预置完成后放入10F或12F的鞘管预扩张穿刺点。腹主动脉瘤腔内修复完成后,保留导丝在动脉内,缓慢地将输送器拔出,手工压迫腹股沟止血。将术前预置的缝线收紧,并观察穿刺点。若缝合可靠无出血,即可将导丝撤出。若仍有出血,可继续收紧线结。出血未停止,选择以下几种措施:少量出血或渗血,行手工压迫并加压包扎;出血较多,可置入第3把甚至第4把ProGlide进行缝合;若仍无效,证明缝合失败,可置入球囊阻断髂动脉,然后腹股沟切开,中转外科切开缝合。

(3)仔细分析造影片,确定肾动脉开口位置,测量动脉瘤瘤体的最大直径、长度、两端瘤颈直径、长度及髂动脉的情况,选择合适的主动脉支架型人工血管。

(4)穿刺已切开显露侧(右侧)股动脉,引入超硬导丝,导丝头端应放置到降主动脉。沿超硬导丝引入支架型人工血管输送系统至肾动脉平面。经对侧(左侧)原先保留的猪尾导管手推造影剂,再次确认最下方的肾动脉开口位置。确定支架型人工血管需放置位置后,将对侧(左侧)的猪尾导管撤至髂动脉。在透视监视下,固定输送系统推送杆,缓慢撤外鞘释放支架。将推送杆和外鞘作为一体同时缓慢撤出,保留超硬导丝。进低压大球囊扩张支架主体近端,使之紧密贴附在腹主动脉内壁。经原保留在对侧(左侧)髂动脉的猪尾导管引入导丝,试探将导丝穿过支架移植物的短腿部分,进入其主体,有时此操作较困难。此时也可以经切开侧(右侧)的导丝引入Cobra或Shimmons-Ⅱ导管,使其进入短腿,将导丝再进入对侧(左侧)髂总动脉、髂外动脉和股动脉,直至体外。

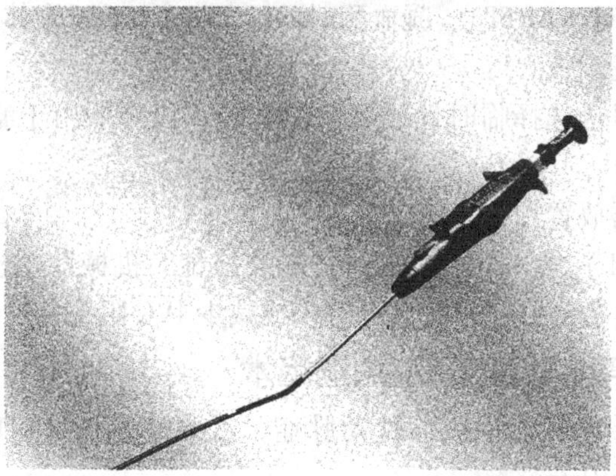

图 3-22　Perclose ProGlide 血管缝合器

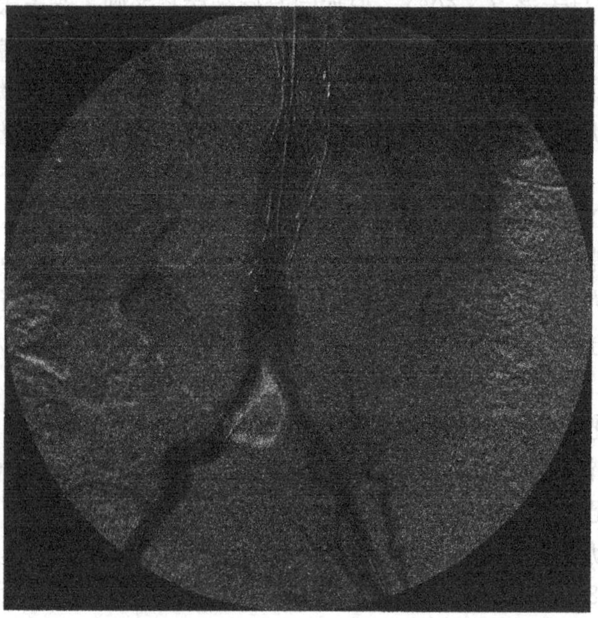

图 3-23　腹主动脉瘤支架放入后造影影像学表现

（5）纵行切开该侧（左侧）腹股沟区，显露股动脉。切开该侧股动脉。沿该侧导丝将需与短腿相接的支架型人工血管输送系统送入。使该移植物上的近心端金属标记恰在短腿部分金属标记的近心端。固定住推送杆，回撤外鞘，缓慢释放该支架移植物的髂动脉腿部，释放时应注意其与短支的连接部分有充分重叠（一般至少 2cm）。用直径 12mm 球囊扩张吻合段及支架远端（图 3-23）。

（6）最后再次造影观察隔绝效果。

4. 注意事项

（1）支架移植物放置前需准确了解近远侧瘤颈的直径、长度及成角角度，髂总和髂外动脉直径、钙化及扭曲程度，瘤体直径、长度及附壁血栓情况，瘤体累及髂内外动脉情况等。

（2）如瘤体已累及髂内动脉者则需在支架移植物放置前栓塞该侧髂内动脉，以防髂内动脉血液逆流充盈瘤囊。

（3）尽量避免封堵双侧髂内动脉，以免导致肠道和骨盆缺血。

（4）对存在内漏者需定期严密随访，一旦发现瘤体有增大者，应及时处理。

（三）夹层动脉瘤支架型人工血管腔内膜破口封堵术

1. 适应证　急、慢性Ⅲ型夹层动脉瘤和破口在降主动脉的Ⅰ型夹层动脉瘤。

2. 禁忌证　①假腔已将真腔完全压闭者；②主动脉壁间血肿如未破入主动脉腔内者；③已有肠坏

死者。

3. 操作方法及步骤

(1) 患者取平卧位，全身麻醉或硬膜外麻醉后，先行左侧肱动脉、腋动脉或桡动脉穿刺，置入5F带刻度猪尾导管经左锁骨下动脉至升主动脉，左前斜位为40°~60°造影，确认内膜破口位置、夹层撕裂范围、各内脏动脉发自于真腔或假腔、远侧有无内膜破口、双侧髂动脉情况及主动脉弓直径等。

(2) 根据造影情况选择一侧腹股沟行纵行切口，显露股动脉。

(3) 穿刺该侧股动脉引入普通猪尾导管至升主动脉：通过从上肢插入的刻度猪尾导管行主动脉造影，证实从股动脉引入的猪尾导管是否在真腔，一旦肯定其在真腔后，将超硬导丝引入升主动脉。肝素化后，纵行切开股动脉1cm，将适合口径的支架型人工血管装置借助超硬导丝的引导，送至主动脉弓降部。再通过上肢的刻度导管造影调节支架型人工血管需放置位置。定好位后，将收缩压降至80~90mmHg或更低，逐步后撤支架型人工血管装置的外鞘，此时可见支架型人工血管逐步张开，最后支撑在主动脉内。

(4) 再次通过上肢导管造影，评价支架型人工血管封堵情况，如封堵不佳，可考虑再放置一更大一号的支架型人工血管或短段支架型人工血管，如支架型人工血管仍贴附不好，可行球囊支架内扩张，使之更好地贴附，但行球囊扩张时需谨慎小心。

4. 注意事项

(1) 首先需确保超硬导丝在真腔。

(2) 支架型人工血管释放时必须将收缩压降至80~90mmHg或以下，减少支架型人工血管释放时移位可能。

(四) 颈动脉支架置入术

1. 适应证 ①有反复TIA或脑梗死病史，一侧或双侧颈总动脉或颈内动脉狭窄50%以上；②无症状的颈动脉狭窄超过70%；③无症状的颈动脉狭窄虽不足70%，但6个月内狭窄程度增加超过15%；④溃疡型颈动脉斑块；⑤动脉内膜剥脱术后再狭窄；⑥非动脉粥样硬化性狭窄，如肌纤维发育不良或处于稳定期的大动脉炎等；⑦自发性、创伤性及手术或PTA后形成的动脉夹层。

2. 禁忌证 ①严重的神经系统疾病；②大动脉炎活动期；③病变动脉严重迂曲；④无症状的颈动脉狭窄不足50%者。

3. 操作方法及步骤

(1) 局部麻醉后经股动脉穿刺置动脉鞘：沿超滑导丝分别送入猪尾导管和选择性造影导管，行主动脉弓和左、右颈动脉造影。明确颈总动脉或颈内动脉狭窄情况，包括狭窄部位、程度、范围、狭窄的形态学等，也需明确是否存在颅内段颈动脉病变等。

(2) 以超滑导丝引导造影导管至颈外动脉，交换以超硬导丝到颈外动脉。撤出造影导管，沿超硬导丝将长鞘或导引导管送至颈总动脉。

(3) 肝素化。

(4) 根据狭窄部位和狭窄程度将脑保护装置送至颈内动脉，并使其缓慢通过狭窄，在狭窄上方3~5cm处释放脑保护装置。

(5) 使用自膨式支架，除严重狭窄外一般不需行预扩张而直接送入支架释放系统。严重狭窄若需预扩张，原则上尽量使用小球囊（多使用3mm小球囊）。将自膨式支架送至狭窄段，再经造影证实位置无误后释放支架（图3-24）。支架置入后常规造影判断疗效，如残余狭窄超过20%者，可做后扩张。

(6) 最后撤除脑保护装置和各导管。

4. 注意事项

(1) 行颈动脉支架术最好使用脑保护装置。

(2) 如狭窄严重者，需采用预扩张。

(3) 后扩张球囊直径不应超过狭窄远端正常血管管径。

(4) 采用低压扩张，每次扩张时间不宜超过10~15s。

（5）后扩张时不宜过分追求形态学上的完美，以防反复的操作增加脑栓塞的概率。

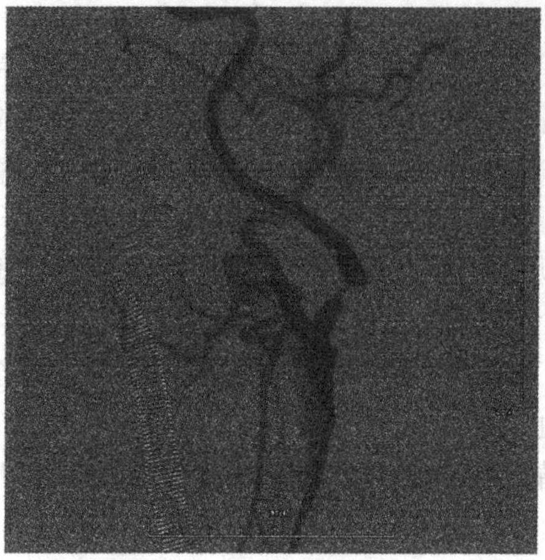

A.颈动脉支架置入前颈动脉狭窄影像学表现

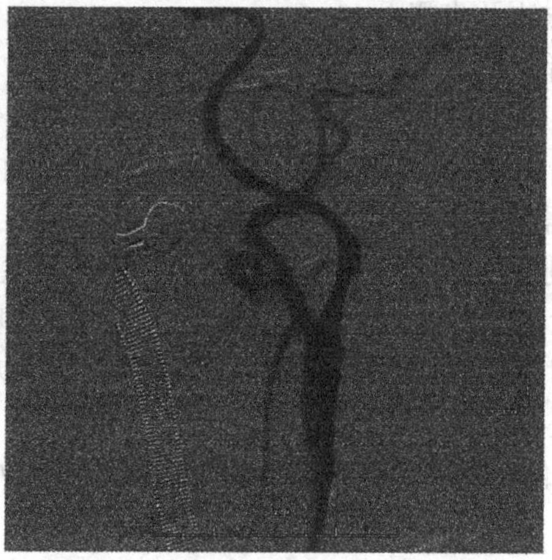

B.颈动脉狭窄段支架释放后影像学表现

图 3－24　DSA 示颈动脉狭窄段支架置入前后影像学表现

（6）支架术前应常规行全脑血管造影，以了解颅内血供是否异常。

（五）下肢动脉支架置入术

1. 适应证　①髂总、髂内动脉、股动脉、股浅动脉及腘动脉的短段狭窄（狭窄 >50%）或可开通的局限性闭塞；②存在下肢缺血症。

2. 禁忌证　①病变段在重要动脉分支处者；②腘动脉分支以下动脉病变；③弥漫性动脉狭窄段长度 >15cm。

3. 操作方法及步骤

（1）可采用同侧逆行（髂动脉病变）或同侧顺行（股、腘动脉病变）股动脉穿刺，也可采用对侧股动脉逆行（髂动脉、股动脉或腘动脉病变）穿刺入路，必要时也还可采用腋肱动脉穿刺入路法。

（2）造影后如决定放置支架，则行肝素化。

（3）以导丝跨过病变后，引入球囊导管扩张病变，如为高度狭窄者，可先以小球囊行预扩张。再交换以合适直径的球囊行充分扩张。

（4）交换以支架输送系统，将支架送到位后，固定支架推送杆，后撤外鞘释放支架。对于支架置入后残余狭窄 >20% 者，可再用球囊行后扩张。

（5）最后造影确定效果（图 3－25）。

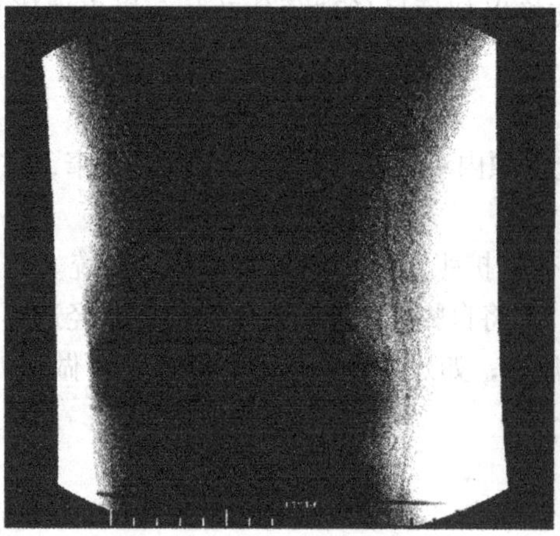

A.置入术前

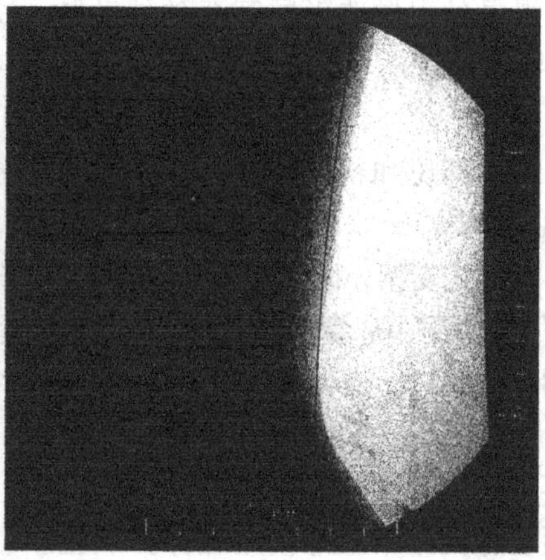

B.置入术后

图 3－25　下肢动脉支架置入术前后影像图

4. 注意事项

（1）目前尚无合适支架可以过关节放置。

（2）支架直径与目标血管内径匹配，过大可能引起血管内膜严重损伤，容易导致血栓形成。

（3）目标血管流入、流出道要保证通畅。

（六）下腔静脉支架置入术

1. 适应证 ①下腔静脉膜性、节段性狭窄或闭塞；②下腔静脉狭窄或闭塞行球囊扩张后出现再狭窄；③下腔静脉狭窄或闭塞球囊扩张后弹性回缩 >40%。

2. 禁忌证 ①并发下腔静脉新鲜血栓形成者；②未发育成熟的儿童布－加综合征。

3. 操作方法及步骤

（1）可选择股静脉和（或）颈静脉入路。

（2）分别经股静脉和右颈内静脉送入猪尾导管至下腔静脉闭塞段近心端和远心端，行闭塞端上下对端造影，可以清楚显示闭塞段的部位、范围及形态。

（3）如为完全闭塞，则首先置换 10～12F 股静脉鞘，并经此鞘将 J 形套管针的外套管沿导丝送至下腔静脉闭塞段的远心端。退出导丝，将金属针插入外套管并固定好。保留经颈静脉送至下腔静脉闭塞段近心端的猪尾导管，并作为自下而上进行穿通术的定位标志。在正侧位双向透视监视下，参照双向对端造影的影像调整套管针针尖的位置和角度，待确认无误后，向闭塞病变内缓慢推送套管针，同时每进针 5～10mm 即注入少量造影剂，观察针尖位置，并注意有无血管穿破征象。当套管针尖端到达下腔静脉弯曲部位后，再次调整针尖的方向和角度，使之与近心端的定位标志导管在正侧位均保持在同一轴线上。继续向右心房方向推送套管针，直至穿通闭塞段，造影证实外套管已进入右心房后，拔出金属针，进入交换导丝。将交换导丝送进上腔静脉后，撤除套管针外套管，交换以球囊导管到达病变处。

（4）以球囊充分扩张病变处，同时在体表标记出病变部位。

（5）交换以下腔静脉支架输送系统，将支架送至病变部位后，固定支架输送系统内管不动，逐步后撤外鞘，释放支架。

（6）如为下腔静脉狭窄或为隔膜带孔者，则更无须穿通病变，只要导丝穿过病变就可直接行球囊扩张和放置支架。

（7）撤除各导管和血管鞘，压迫穿刺点止血，加压包扎穿刺点。

4. 注意事项

（1）一般肝后段下腔静脉在侧位观多向前上方向走行进入右心房，其曲度通常为 135°～160°，应按血管走行方向调整穿刺针角度，穿通病变时最好能正、侧位交替造影观察，使穿刺针进针方向始终对准闭塞段近心端的定位导管。

（2）放置支架瞬间嘱患者闭住呼吸，因下腔静脉可随呼吸上下移动，影响支架定位。

（3）术中、术后均需肝素抗凝。

（张明光）

第四章

腔内血管外科技术应用基础

第一节　概论

随着其他医学领域的不断发展，人类的寿命越来越长，但吸烟、高血压、高血脂、糖尿病、肥胖人群普遍存在，周围血管疾病如动脉硬化闭塞症、动脉瘤等的发病率不断升高，需要手术治疗的患者趋于老龄化，其中很多不能耐受开放性手术。因而，微创的腔内血管外科治疗越来越受到患者的欢迎。

腔内血管外科作为现代医疗的重要进展之一，虽然历史较短，但发展迅速。1953 年，Seldinger 经皮动脉穿刺的微创技术革命，为血管系统疾病的诊治开辟了一片崭新的领域。自 20 世纪 60 年代，Dotter 在世界上首次为一位 83 岁下肢动脉硬化闭塞症的女性患者施行 PTA（经皮血管腔内成形术）以来，周围血管疾病的腔内治疗技术迅速发展。在过去的 10 ~ 20 年中，新的技术、新的导管鞘组、新的腔内治疗装置、新的介入材料层出不穷，尤其是 20 世纪 90 年代初，Parodi 首创腔内介入治疗腹主动脉瘤，成为腔内血管外科的里程碑。当前，腔内血管治疗越来越普遍受到界内人士的肯定，手术技术已趋成熟，是 21 世纪血管外科发展的主要方向，在很大范围内可以替代传统外科手术。本章着重介绍腔内血管外科技术的应用基础，以及在理念和技术上的新进展。

一、PTA 的基本原理

PTA 是采用导管技术在 X 线导向监视下，以加压的特殊气囊，压榨动脉内壁的粥样斑块，使内膜狭窄的粥样硬化壳被撑扩，甚至破裂。在加压扩张的过程中，动脉中层的弹力纤维、胶原纤维和平滑肌细胞都被过度伸展，使管腔扩张。PTA 技术最初主要用于扩张周围动脉的狭窄和短段闭塞，但随着高质量的小球囊、长球囊的出现，长段 CTO 病变同样可以行 PTA，也适用于肾动脉、冠状动脉、腹主动脉和血管移植物等。PTA 后出现血流限制性夹层或血管弹性回缩者，需行腔内支架植入。

二、支架的结构和种类

血管内支架是一种网状管性结构，多由镍钛合金金属材料制成，可以经皮穿刺置入血管，以抵抗血管内或血管外的塌陷因素，达到重建血管管腔，增加管腔直径，保持血流通畅的目的。自 1987 年支架第一次应用于临床以来，已研制了几十个品种。按支架的扩张方式，可分为球囊扩张式（Palmaz、Strecker、Omnilink Elite、Absolute Pro 等）和自膨式两大类（Giancturco、Wallstent、Cragg、Everflex、Life Stent 等），其材料都是不锈钢或镍钛合金。供临床使用的支架，需具备的基本条件：无论何种扩张方式的支架均应能充分扩张；不透 X 线，能在 X 线监视下精确定位并放置；有足够的径向抗压（抗塌陷）强度；良好的纵向可曲性和柔顺性。

三、基础设备和环境 – 杂交手术室

近几年来，随着“杂交”手术的应运而生，单一的腔内血管外科手术室逐渐被“杂交”手术室所

替代，即需具备一个可以同时做血管造影和常规血管外科手术的手术室，无须在血管造影室和手术室之间多次转移患者，而在同一手术室即可完成全部操作，从而避免患者的多次麻醉和转运可能带来的风险。

理想的“杂交”手术室应具备的条件：①手术室面积需根据心血管造影机的类型来确定，一般为≥$80m^2$；②符合有关标准的X线防护屏，包括墙壁、门窗等；③空气净化应符合外科手术要求，需按一级标准设计，包括$35\mu m/m^3$尘埃≯5个；④必要的心电监护和抢救设备，保证手术过程安全性。

装备条件：①心血管造影机及其辅助设备，为“杂交”手术提供影像学支持，既要符合造影的需求（能透X射线），又要满足血管外科手术的要求（长轴左右可螺旋）；②麻醉机\体外循环机，为患者顺利进行手术做好充分准备；③各种导丝、导管、球囊、支架、人造血管等作为手术的基本材料，需根据手术部位选择好合适的型号；图像传输及电视转播系统，是影像学技术和腔内介入的基本组成部分，可作为手术中外科医师的“眼睛”，引导准确定位，以及明确疗效以随时调整治疗策略。

人员要求：血管外科医师和介入科医师，以及影像学技师是手术中当然的主角。由于血管腔内治疗给医师们带来更多的挑战和更高的要求，他们不仅要充分具有血管疾病的生理、病理、解剖学知识和发病史，还需努力推动临床技术的发展来提高诊疗技术。血管外科医师必须熟练掌握腔内介入技术操作；介入和影像学技师需要具备广阔的临床经验，指导“杂交”手术安全有效地实施。所以，各科医师需紧密配合，建立相互信任、协作一致的医疗关系。其次，麻醉师保证患者术中的生命体征平稳，手术室护士的全力协助，都是“杂交”手术顺利进行的重要保障。

四、知情同意

任何介入手术之前，必须让患者充分了解手术的操作常规、风险、疗效及并发症，以免患者对手术过度乐观，而带来术后不必要的纠纷。介入术的发展迅猛，经常会有新设备、新技术等应用于临床，此时就要充分向病患告知可能发生的新情况，术后情况有不可预知性。知情同意也是警惕手术医师不可疏忽大意。

（吴权辉）

第二节　腔内血管外科一般材料与设备

一、血管穿刺套管和导丝

各种血管穿刺导管和与其配套的导丝在临床上广泛应用。较常见的为股－主动脉穿刺导管，其中包括穿刺针、扩张器、导丝和导管鞘。

压力泵为一带压力表的压力针筒，针筒可推进和旋转推进，开始时可用手指推进，压力逐渐增大后，可选用旋转推进，用于球囊扩张时。

二、金属支架

1964年，Dotter报道设计弹簧状的支架后，金属支架在临床广泛应用。目前分为自张式、球囊扩张式和带内膜的支架。评价支架的优劣包括放置的方法、支架的弯曲度、完全扩张后的张力、放射的显影性、制作的材料、是否易致血栓、在血管中的固定性和完全释放前能否被回收等。同时，简要介绍颈动脉保护伞等支架辅助材料。

1. 自膨式支架　支架依靠本身的张力扩张，当释放系统推出时，支架自动膨胀到所需的口径。只要口径合适，能立即在血管壁上固定。如果血管比预先估计的要大，支架的固定就很成问题。目前常用的是Wallstent、Everflex、Lifestent、Smart control等多款支架。由于材料的进步，镍钛合金的记忆金属合金已被用于支架的制作。由于记忆金属在体温下能保持恒定的形状，不易被压缩，具有良好的扩张强度，而且组织相容性较好，不刺激内膜的过度生长导致再次狭窄。Wallstent 新的设计使得支架在完全释放前能被重新回收，而 Everfles 则具有极佳的柔顺性。

2. 球扩式支架　常用的为 Palmaz 支架和 Strecker 支架。它在体内的最终管径取决于用多大的球囊扩张，而且这种设计可以使扩张的范围比预先估计的要大一些。但在血管口径变化的区域，如髂总和髂外动脉连接处，支架的应用受限，除非使用不同口径的支架二次扩张。Palmaz 支架一般置于球囊的外面，屡有报道支架脱落或安装不到位，特别是血管的转角处。所以，Palmaz 支架往往带一个鞘，在释放前不与血管壁接触。支架是首先从气囊的两端开始被扩张，这就必须使支架位于球囊中间。如果已经处于释放阶段，很难再次定位或移动球囊。因为在血管内的不完全释放支架中，很难再次把球囊导管置入、扩张（球囊不在支架正中，支架受力不匀）。另一种少见的情况是，球囊在扩张中破裂，此时只要已经固定，重新通过导丝置入球囊扩张即可。

3. 带膜支架　是在支架的内壁上衬以人造血管膜，可避免扩张后由于内膜破坏而导致凝血，以及支架置入后的内膜增生引起再次狭窄，常用于腹主动脉瘤的治疗。静脉狭窄用支架置入后易血凝，所以不太常用。最新的可用于下肢血管的带膜支架当属 Gore 的 Viabahn，是一种具有弹性的自膨式腔内覆膜支架，由膨体聚四氟乙烯（ePTFE）内衬，并沿其整个长度延伸的外部镍钛合金支架组成，还有带生物活性表面肝素涂层的类型，其覆膜支架表面通过共价键和生物活性肝素进行修饰。临床验证表明，Viabahn 在 SFA 的 12 个月通畅率明显高于单纯 PTA。

4. 颈动脉保护伞　颈动脉狭窄患者行支架植入术时，对于有动脉硬化斑块，又有脱落危险者，可以应用保护伞（如 Angioguard）。将保护伞放入狭窄的远端，并释放，保护伞的导丝就作为导引导丝，支架沿保护伞的导丝置入。

三、下腔静脉滤网

下腔静脉滤网用于制止下肢深静脉血栓所致的肺栓塞。首先广泛使用的滤网装置是 Mobin Uddin 伞。但是由于材料和设计的不足，Mobin Uddin 伞容易产生血栓和在下腔静脉中移动。目前，常用的滤网装置有以下多种（图 4－1）。

1. 不锈钢的 Greenfield 滤网装置和钛合金 Greenfield 滤网装置　前者已经成功使用了 20 年，是迄今为止使用最广泛的滤网。这个锥形的滤网从顶部到底部为 4.6cm，有 6 个支撑腿组成。顶部腿间隙为 2mm，基底部腿间隙为 6mm。大于 3mm 的血栓均被阻挡。当滤网 70% 的深度被填满时，49% 的横截面仍保持血流通畅。Greenfield 滤网装置并不因为抗凝药物的停止而出现通畅率下降。即使滤网装置因放置错误，固定于肾静脉以上，也未出现较大的并发症。Greenfield 滤网装置可以经皮股静脉插管放置，也可在直视下放置。最佳的放置位置为 $L_2 \sim L_3$ 平面，下腔静脉和上腔静脉也可以在某些情况下放置。

2. 鸟巢滤网　这种滤网是由四根不锈钢丝和两根长短不一交叉的撑脚组合而成。每根钢丝长为 25cm，粗为 0.18cm，缠绕在一根撑脚上，其中的一根撑脚为“Z”形。这个设计的原理是提供多层次的血栓阻挡机制。放置此装置时，先把第一个撑脚固定于静脉壁，然后释放出钢丝，最后把第二个钩放入静脉内。此项设计的优势在于：①能阻止更小一级的血栓；②不必考虑装置的倾斜；③能放置入 40mm 的静脉，并能制止侧支循环来源的血栓；④不必担心装置的移动。

3. Nitinol 滤网　Nitinol 滤网是镍钛合金所制成的装置，因为在较低的温度下有较好的柔韧性，可以折叠，当进入体内后恢复形状并呈僵直。此装置于 1989 年才研究成型。滤网是由 8 个相互叠加的环形成 28mm 罩，罩下的锥形是由 6 条放射状的脚所形成，每只脚末段有钩状物可以锚定静脉壁。

4. Vena tech 滤网　于 1986 年研究成功，由新型合金的 6 条支撑腿形成锥形的结构，支撑腿的远端连接有和静脉壁固定的锚钩。在法国最早应用，文献报道肺梗死的发生率为 2%；8% 在短期内发生下腔静脉阻塞，而长期阻塞率为 37%。

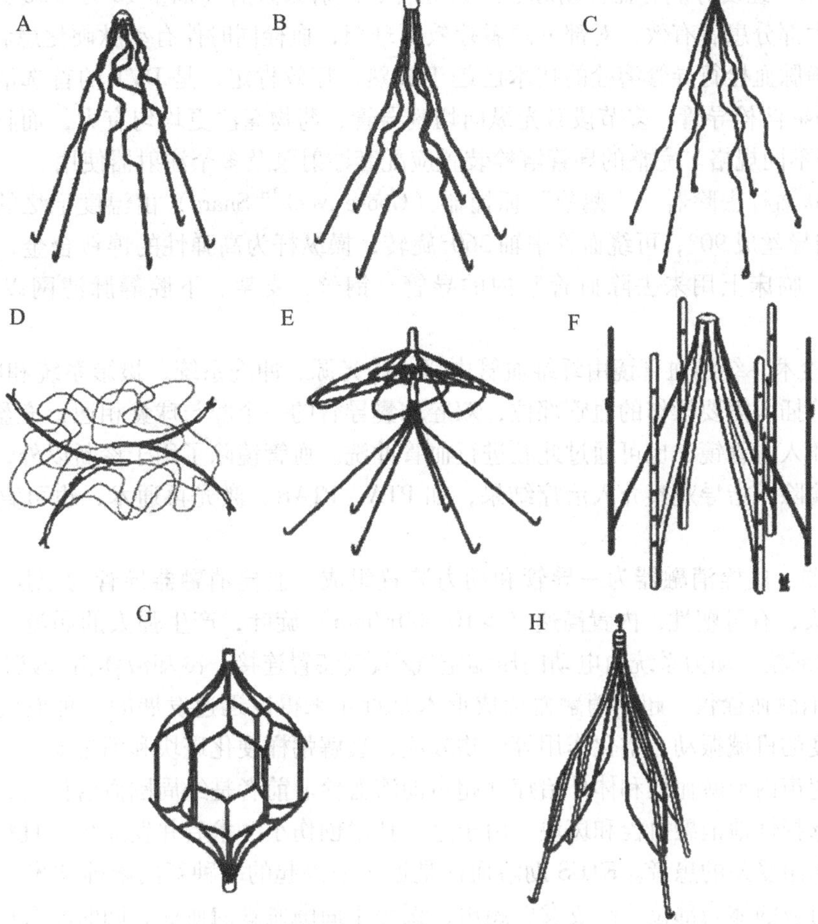

图4-1 各种滤器

四、腔内血栓消除装置

球囊导管对于急性、柔软的血栓较为有效，但是一旦遇到慢性机化的血栓，就无能为力。这就是不断有新的设计出现的原因。1963 年，Greenfield 设计出一种双腔的导管，能用吸引力将血栓吸出。以后的设计包括导管的头部改进，装入了能把血栓绞碎的钢刷，利用高速旋转力将血栓磨碎，并吸出。以下将介绍几种目前常用的装置。

1. 静水压冲洗和吸引　本装置由头端双开孔的双腔导管组成，其中一个开孔具有一定冲击力的水枪，不断冲碎血栓；另一开口接通负压吸引装置，将冲下的碎片不断吸取，从而去除血栓。

2. 激光熔栓术　这是将介入放射学和激光技术结合的一项新技术。用纤细的光导纤维插入动脉闭塞端，利用激光将血栓和病变的粥样硬化组织迅速汽化，在闭塞的动脉中打开一条通道，然后用 PTA 技术，将血管重新成形，并置入支架。

3. 经皮腔内血栓旋切术　本导管的设计为头端具有旋切钻头，末端为动力电机提供旋转的动力，钻头分低速和高速钻两种，经皮腔内血栓旋切头端还有收集血栓碎片的装置。行 PTRA 时，先将导引钢丝穿过狭窄段，并注入肝素 5 000～10 000U；然后将钻头接近血栓部位进行旋切，整个过程在透视和造影剂监视下进行。如果收集碎片的装置已满，可以取出清除。

4. 机械性除栓器械（Arrow，Trerotola PTD^{TM}）　本器械是由两部分组成：①导管部分是一个 5F 外径、65cm 长的自膨式网篮（外面是不透 X 线的聚氨酯外套管），网篮有一柔软可弯曲的尖端，并有一内腔用来造影；网篮完全扩张时直径为 9mm；②手柄部分可以 3 000r/min 的速度驱动网篮。取栓时，将网篮置于血栓处，碎栓网篮被释放出后，即完全自行膨开，紧贴血管壁。然后，按手柄开关，碎栓网篮可以 3 000r/min 高速转动，将血栓均匀击碎并抽吸出来。

5. 导管溶栓术 经皮穿刺有血栓动脉、插入导管、注射尿激酶（剂量10万~50万U）配合静水压冲洗、吸引，对大部分患者有效，对部分患者疗效不理想，血栓同时伴有动脉硬化患者可联合动脉腔内成形术。急性深静脉血栓行导管溶栓的技术已趋于成熟，疗效肯定，是DVT的首选治疗方法。最常用有效的是Uni* Fuse溶栓导管，多节段激光纵向切割导管，药物灌注更均匀有力，而且有导管有效溶栓长度10~50cm等不同规格。完整的导管溶栓装置应配套注射泵及多个注射器使用。

6. 机械性网状血栓去除器 “鹅颈”抓捕器（Goose NeckTH Snare）由温度记忆的镍钛合金环，从Teflon导管体上与导丝成90°，可绕血管中轴360°旋转，操纵杆为高弹性的镍钛合金，可达到最大的操纵性1∶1扭矩。临床上用来去除血管腔内的导管、钢丝、支架、下腔静脉滤网以及弹簧栓塞物等异物。

7. 血管镜取栓术 纤维血管镜由纤维血管内镜、冷光源、冲洗系统、摄影系统和电视监视器组成。先将双腔球囊导管插入需要操作的血管部位，双腔球囊导管的一个腔与球囊相通，充盈球囊可以阻断血流。另一腔用于插入血管镜，也可通过此腔进行血管冲洗。血管镜除了用于诊断以外，还可用于动脉内膜切除、栓子的摘除，指导观察介入治疗结果，如PTA、PTAR、激光再通术，也可直接用于血栓的溶栓治疗。

8. 血栓消融器 血栓消融器为一导管和动力装置组成。血栓消融器导管为双层，DurometenPebox导管有7cm的软头，有可塑性，内置高速（>10 000r/min）旋叶，产生强大的涡流，可以将血栓浸软溶解成<15μm的细粒。动力系统由电动的压缩空气/氧气装置连接。冷却液体由脚踏板控制。

9. 超声腔内消融血栓仪 超声消融血栓成形术是近年来得以迅速发展的一种血流重建新方法，主要通过低频高强度的机械振动、空化作用等生物效应，裂解粥样硬化斑块和消融血栓，恢复闭塞血管的血液循环，包括超声内消融血栓和体外治疗性超声助溶血栓。前者是经周围血管插管，由导管引导至血栓部位，由超声选择性地消融血栓和斑块。由于这一技术创伤小，术后并发症少，且疗效好，因此特别适用于高龄和手术耐受差的患者。ETUS助溶血栓是近年来兴起的一种新的溶栓技术，是将超声探头置于血栓形成处相对应的体表部位，经皮发射超声，聚焦于周围血管内血栓，同时联合应用溶栓药物，来促进药物的溶栓作用。这一技术方便易用，无损伤性。目前正日益受到溶栓研究者的关注。最新的超声腔内消融血栓仪为EKOS生产，操作更简便，血栓破损、远端栓塞等并发症明显减少。

下一节还将介绍其他一些介入新材料和新设备，比如冷冻球囊、切割球囊、药物洗脱球囊和支架、Debulking设备等。

（吴权辉）

第三节 腔内血管外科新技术、新材料和新设备

血管介入栓塞材料在血管瘤与血管畸形的章节内有介绍。在血管介入术中，狭窄闭塞性疾病的技术、材料和设备更新最快，本节主要介绍这方面的进展，另外介绍一款用于扩张性疾病的新型覆膜支架。

一、药物洗脱支架和球囊

介入治疗的发展经历了三个里程碑，即从单纯球囊扩张（PTCA）到裸金属支架（BMS），再到药物洗脱支架。德国BRAUN公司首先推出药物洗脱球囊，是球囊设计理念上的新突破。药物洗脱球囊和支架，最早是应用于冠状动脉，目前在股-腘动脉已有成功应用的报道。

药物洗脱支架（DES）的应用最为广泛，是将常规血管腔内治疗与新型药物相结合。已证实，DES在冠状动脉疾病应用中较裸金属支架（BMS）具更低的再狭窄率和靶血管重建（TLR）率。因此促使许多研究者将DES用于冠状动脉以外的领域，特别是膝动脉以下病变，此外，在再狭窄和TLR率上也取得了良好的中期和长期的疗效。自膨胀式DES开发应用于股腘动脉后，前期的结果也令人鼓舞。一项针对股动脉病变的Ⅱ期随机对照临床实验目前正在欧洲各中心进行，比较西罗莫司洗脱的镍钛合金支架

与普通的镍钛合金裸支架之间的临床有效性和安全性，入组患者平均股动脉病变长度为8.5cm。经过18个月的随访，两者关于再狭窄率方面没有显著性的差异（药物洗脱支架VS裸支架，再狭窄率20.7%：17.9%）。在其Ⅰ期临床实验中，支架的阻塞和狭窄部分由支架断裂引起，共占18%；在Ⅱ期中，支架的断裂率只有8%，不是血管再狭窄的主要原因。

使用金属植入支架还存在一些无法解决的困难，如支架断裂、需要长期的抗血小板治疗和支架再闭塞等。特别是，当支架闭塞后进行血管内再通治疗的成功率非常有限。目前认为，DES导致晚期血栓增加的原因之一，可能是药物支架表面的聚合物载体抑制了内皮细胞的修复和愈合过程。此外，支架植入术仍不能用于非常小的分支血管，如腘动脉以远的小腿三分支。于DES技术背景下，药物涂层球囊作为新的药物辅助血管成形系统来治疗PAD，核心优势是在腔内不遗留支架等异物。

DCB技术，是结合传统血管成形术和局部给药治疗，以抑制新生内膜增生。DCB启用先进的药物运输技术，将药物运输到病变部位并立即释放，药物直接进入血管壁。使用的药物必须具备特定的化学性质和作用机制，并有被血管壁迅速吸收的药代动力学，可施加一个持续的抗再狭窄效果。最经常使用的药物是紫杉醇，一种细胞毒性剂，将细胞有丝分裂周期停止在M期，而不进行进一步分裂。其特征在于它的疏水-亲脂性，可促进药物的细胞摄取和转化。在DES的应用上，紫杉醇对血管壁的细胞毒性作用，以及抗增殖效应已得到广泛证实。在单次球囊扩张30~45秒后，紫杉醇表现出较高的组织浓度，且未报道有任何不良反应。为实现高效、长期的对血管壁的抗增殖效应，在血管成形术时必须有足够药物剂量支撑。临床前期数据表明，起始有效剂量为3μg/mm^2。新的DCB使用剂量为2μg/mm^2，最佳剂量仍需进一步研究。紫杉醇的作用机制是通过细胞毒性作用导致细胞死亡后，长期抑制细胞生长。其他DCB药物则基于不同的原理。Olimus化合物是亲水性的，具有细胞抑制剂性能，抑制细胞生长在G_1/S期，由此暂时抑制细胞生长，一段时间后，细胞可以返回G_0期，并重新进入细胞周期，这理念符合DES技术，但剂量给药可能并不足够。最近的动物实验证实，佐他莫司涂层球囊应用在家族性高胆固醇血症猪的股浅动脉，与对照组相比明显减少新生内膜增生，药物治疗水平可维持到28天。但是，DCB确切的动脉壁的药代动力学仍不得而知。高质量的球囊涂层技术是保证DCB有效的药物转移和释放的基础，用最少的药物损失使药物输送到靶病变，快速和均匀地释放药物。各种涂层技术孰优孰劣目前还没有得到证明。体外研究表明，一个短时间（<3分钟）暴露于紫杉醇/碘普罗胺可成功抑制平滑肌细胞的增殖，体内动物实验也证实紫杉醇/碘普罗胺涂层球囊可抑制新生内膜增生和细胞增殖。疏水性药物载体是递送紫杉醇的关键。目前使用的比较有效的药物组合是，以碘普罗胺、尿素为载体，共同运输紫杉醇。碘普罗胺作为显影剂，尿素作为一种天然的惰性及生物降解聚合物，紫杉醇通常选用纳米粒子制剂。紫杉醇可以折叠/包被状态加载在球囊上，或可能在整个球囊导管表面，后者在球囊扩张时可提供更持久、均匀、高剂量的药物。新发布的DCB球囊，紫杉醇可直接涂布在尼龙球囊导管上而不使用任何聚合物或药物载体。然而，不同的DCB紫杉醇加载模式可能导致抗再狭窄的性能差异和临床疗效的不同。

直到目前，DCB与DES这两种技术没有得到很好的系统比较。但是，DCB技术可避免DES一定的局限性。支架的金属网和聚合物涂层可以在血管壁上产生连续的机械和化学刺激，触发炎症反应，导致新生内膜形成，晚期内皮化不完整可导致支架内血栓形成。DES在膝下动脉效果优异，但在股-腘动脉的疗效仍存在争议。SCIROCCO研究表明，在股浅动脉段使用非聚合紫杉醇自膨支架，取得可喜成果。在SCIROCCOⅡ中，比较了西罗莫司（雷帕霉素）洗脱支架与BMS在上述膝上股-腘动脉的疗效。6个月再狭窄率，DES组为0，而BMS组为7.7%，DES的优势一直可持续到18个月。24个月随访显示，再狭窄率DES为24.1%，BMS为25%。在Zilver PTX DES的研究中，比较DES与标准PTA在评价膝以上股-腘动脉中的疗效。DES组12个月具无事件生存率（90.4% vs 82.6%）和通畅率（83% vs 32.8%）优势。由于膝关节环状弯曲对腘动脉的不断挤压和髋关节对股浅动脉的不断压缩，股-腘动脉支架的柔顺性至关重要。在SIROCCOⅠ中，平均2.9支架发生断裂。SIROCCOⅡ结果略有改善，平均2.6。在Zilver PTX12个月随访未发现支架断裂，这可部分归因于支架设计的改进（柔性开槽管），而且529例中仅37例（6%）用于远端股浅动脉和腘动脉。由于支架首先要被精确地定位在相应的病变部位，DES 药物释放就可能会受到支架定位不准的限制，不能够有效释放在病变部位，相反，DCB 没有支架的限制，可以更均匀地将药物传递到球囊扩张的血管壁。此外，与 DES 相比，相同的或较低的药物浓度固定在 DCB 球囊表面，可以在靶病变达到更有效的剂量水平。DCB 血管成形术可适用于支架不适宜使用的解剖位置，比如在血管分叉、远端足部动脉等。此外，DCB 对以后的血管修复手术不产生任何影响。不过，DES 在预防急性弹性回缩和获取急性管腔最大化方面还是更为有效，对于急性球囊扩张后形成的影响血流动力学的夹层，DEC 也是唯一有价值的解决方案。

DCB 在改善内瘘通畅率方面也有新的应用。一项临床应用于抑制再狭窄的治疗是对透析用内瘘通道的修复。1 年 PTFE 人工透析移植物和（或）支架植入术血管重建的通畅率一直很差。各种改善透析管路通畅的技术，包括使用手术定位下药物洗脱膜，各种纯镍钛记忆合金支架、切割、冷冻球囊，以及自膨式覆膜支。大多数狭窄病变发生在静脉端。最近，DCB 的两个试验研究旨在减少静脉吻合部位的再狭窄。IN. PACT 植入 Amphirion 紫杉醇涂层球囊与传统球囊比较，DCB 组 6 个月通畅率优势明显（70% vs 25%，P<0.001）36。Patane 报道了类似的结果，使用相同球囊导管治疗失败的透析瘘，9 个月的通畅率高达 92%。这些最初的经验表明，DCB 可能成为改善透析内瘘通道通畅率的有效解决方案，有待进一步的大规模、多中心临床试验来验证。

二、冷冻球囊

冷冻球囊技术又称动脉腔内低温成形术。事实上，通过温度控制来干扰再狭窄发生的尝试，在心脏治疗中的效果并不理想。尽管如此，新型的球囊介导的低温治疗——冷冻球囊，已出现在临床上，治疗原理是通过低温诱导血管内皮细胞及血管平滑肌细胞凋亡而抑制血管再狭窄的发生。在低温作用下动脉 SMC 凋亡的发生率高于内皮细胞，由于内皮细胞的相对耐低温性，能够较好地保持动脉内壁的完整，减少内膜增生和血栓形成的发生率。而且低温并不损伤胶原纤维，只使管壁中的弹性纤维断裂、变性，因此术后管壁结构仍保持完好，弹性回缩能力则大为降低，可大大减低动脉损伤后再狭窄的发生率。但在已注册的系列研究中，多普勒超声随访 9 个月的血管再狭窄率约为 30%，效果不尽如人意。冷冻球囊在临床中已应用多年，但却没有相应的对照临床实验结果，而且费用也是一个值得考虑的问题。

三、切割球囊

切割球囊设计上是在球囊的表面有细小的凸凹，批准应用于不易扩张的动脉疾病。虽然该球囊曾在临床中应用，但临床效果并不确定，包括对支架内再狭窄的治疗。另外，因为潜在的鞘管和输送轴脱离的问题，Boston Scientific 已经召回了这一球囊。但近期有英国学者 Shane Gieowarsingh 报道，应用切割式球囊血管成形术治疗纤维钙化的颈动脉狭窄病变 111 例，技术成功率达 100%，术后 30 天内脑卒中合并死亡率为 0.9%，并发症率明显低于单用低压球囊者。认为利用切割式球囊导管可改善斑块的弹性和纤维变性的连续性，从而降低压力使球囊扩张，获得最大管腔直径。远期疗效有待进一步验证。

四、腔内近距离照射

应用铱-192 在首次血管介入成形术的同时进行局部放射治疗（12~14Gy），对于长段的 SFA 狭窄病变的再狭窄率有明显的降低效果。但这种疗效只在治疗早期比较明显，5 年的随访表明，与单纯 PTA 相比同样有 72.5% 的再狭窄发生率。同样的剂量用于支架植入的患者，也未能降低血管的再闭塞率，反而增加血栓形成的概率。另有文献报道，对于 PTA 术后再狭窄患者，接受铱-192 治疗，可以明确地降低 1 年的血管再狭窄率。另一项关于首次 PTA 同时进行外照射治疗 SFA 段病变的研究，其 1 年随访结果表明，14Gy 单次照射组比小剂量照射组和单纯 PTA 组，均明显延缓再狭窄的发生，但长期随访结果仍需要进一步的观察。目前还没有能够对 5~6mm 直径的 SFA 血管进行血管内照射的输送装置。

五、Debulking Strategies（非扩张性治疗策略）

在 SFA 病变中，动脉粥样硬化斑块去除术有着潜在的治疗优势。外周准分子激光成形术是其中一种，应用该仪器曾进行了251例SFA（间歇性跛行症状）患者的随机对照实验研究，比较PTA和PELA的治疗效果。1年的随访结果显示两者间无显著性差异。截至目前，没有任何迹象显示激光辅助的血管成形术在通畅率方面比传统的介入治疗效果更好。关于动脉粥样硬化斑块切除导管的应用显示，各代导管均未比PTA有更好的疗效，相关资料显示，SilverHawk device的应用缺乏对照实验，而且价格上比球囊和支架更高。同时，关于安全性问题，也存在着远端栓塞和穿孔的风险。

六、覆膜支架应用于闭塞性疾病

覆膜支架在血管穿孔和动脉瘤的治疗中效果显著。多个小型的临床实验验证了支架型人造血管Viabahnendoprosthesis在SFA病变中的应用效果，虽然有效性并不十分突出，但还是得到了FDA的认可。数据结果显示，1年的通畅率为62%。同时，Viabahn组的不良反应比PTA组的患者多了将近两倍（8.2% vs 4.0%）。理论上，聚四氟乙烯材料覆盖的镍钛合金支架避免了组织长入支架内，避免了支架的变形和支架内再狭窄。但是，人工血管支架两端的再狭窄仍无法避免，支架内血栓的可能性也相应增加。在一项收入了60条肢体的覆膜支架应用实验中，2例患者出现了严重的操作并发症，必须中转开放手术，这在PTA中相对少见。覆膜支架中，30天内的血栓栓塞性并发症发生率为10%，1年的通畅率为67%。最后的结论是Viabahn覆膜支架并不适合所有的动脉闭塞性病变。分析认为其缺点是，覆膜支架的径向支撑力太弱，而早期的血栓形成概率也高。更有临床指导意义的以比较Viabahn覆膜支架和镍钛合金裸支架的临床治疗效果的随机对照实验正在进行中，结果可待。

七、新型覆膜支架应用于动脉扩张性疾病

在所有胸主动脉瘤（TAA）患者中，大约25%的患者，其主动脉弓呈极其狭窄的倒U形。因此在治疗TAA的过程中，常会发生这样一个问题，当把覆膜支架安置在狭窄的主动脉弓时，它和主动脉弓底部会形成一个“鸟嘴形”的沟。由于目前现有的腔内覆膜支架大多不是太硬、就是径向支撑力太小，而无法完全贴合狭窄主动脉弓的内部曲面，因而出现了上述的“鸟嘴形”沟，这种沟的存在使得支架不能完全地封闭动脉瘤，导致I型内漏发生，甚至手术失败。新近COOK公司推出的具有Pro-Form技术的全新Zenith TX2支架，能够解决TAA介入治疗的支架贴壁性难题，而且具有更好的可控性，从而提升TAA患者腔内修复术的临床疗效。目前，该技术已获得CE Mark（欧洲标准认证）批准。德国Augusta医院、杜塞尔多夫天主教医院、杜塞尔多夫大学教授Ralf Kolvenloach是第一个使用TX2 Pro-Form进行TAA修复手术的血管外科医生，其认为借助TX2 Pro-Form，可以在最短的时间封闭胸主动脉瘤，同时拥有最大程度的可控性，新的支架释放系统能帮助其实现支架的精准放置及完美贴合血管壁。在此新型支架植入系统的帮助下，胸主动脉瘤修复术的安全性将达到一个新高度。另外，Zenith TX系列支架原有的两步释放技术，解决了覆膜支架释放过程中的“降落伞效应”，不需要术中严格降压，使释放过程更安全，也相应减少了肋间动脉缺血时间，降低术中和术后脊髓缺血甚至截瘫的发生率，其结果有待进一步大样本研究。

（吴权辉）

第四节　腔内血管外科基本技术

以髂动脉球囊扩张与支架植入术为例：

（1）穿刺点局部浸润麻醉。

（2）触及股动脉搏动，尖手术刀刺开皮肤2~3mm，穿刺股动脉，穿刺针斜向穿刺股动脉，可呈45°角，穿刺点勿超过腹股沟韧带，以防止腹腔及腹膜后出血。

（3）早期Seldinger技术倾向于采用穿透动脉壁，然后退穿刺针入动脉血管腔的方法，由于静脉位置的变异，出血及动静脉瘘等发生率较高，因而目前常用直接动脉腔内穿刺法。

（4）穿刺针尾有喷血，则从针尾插入导丝。根据出血的颜色、喷血汹涌程度判定是否穿刺入股动

脉，避免穿入静脉；注意，同侧髂动脉闭塞者可能没有动脉喷血，可行穿刺针套管内造影剂“冒烟”，根据血流方向来判断动、静脉。

(5) 皮肤扩张后沿导丝导入动脉穿刺鞘，固定鞘管。导管鞘型号选择依赖于支架输送器和球囊的要求，大部分髂动脉支架需要7F以上的导管鞘。

(6) 回抽动脉穿刺鞘显示回血，肝素盐水冲管；静脉肝素化，依据个体情况调整剂量，3 000 ~ 6 000U。

(7) 在C臂机或DSA机下，Pigtail造影管带J形超滑导丝进入髂动脉狭窄段，进入主动脉下段，退出导丝行髂动脉造影，定位狭窄部位、程度。

(8) 经主动脉导入对侧髂动脉的操作：将导丝经Cobra或Pigtail由主动脉导入对侧髂股动脉，注意导丝勿进入髂内动脉。

(9) 治疗前可行病变近远端动脉导管直接测压，判断髂动脉狭窄性病变的标准：静息状态下若跨狭窄压差 >5 ~ 10mmHg，或患侧动脉直接注射硝酸甘油100 ~ 200μg或罂粟碱10 ~ 20mg后，若跨狭窄压差 >10 ~ 20mmHg，则对判定狭窄有重要意义。

(10) 运用0.35in超滑导丝，或者超硬导丝，于确定部位导入合适的球囊行狭窄部位扩张，压力8 ~ 10atm，合适球囊型号以及扩张压力有助于避免动脉破裂。球囊扩张时间30秒，可重复扩张数次，压力泵内造影剂稀释。

(11) 沿超硬导丝输入支架输送系统，支架应比髂动脉正常口径大1 ~ 2mm，长度应超出狭窄段10mm；支架释放前需再次造影定位，因支架的硬度可能导致髂动脉的机械拉伸，主动脉分叉上移，若按原先定位释放支架，可能位置偏低。特别是对于髂总动脉起始段的病变，应避免此误操作。解决办法是在支架初步定位于病变段后，经鞘管再次造影定位，或直接行“Roadmap”技术，重新精确定位后再释放支架。

(12) 连续透视下释放支架，支架随着导鞘的退出而展开。不同支架如Palmaz、Wallstent、Cordis等释放要求有差异，释放瞬间表现不同。

(13) 再次造影确定支架释放后髂动脉形态，确定是否需球囊后扩。

(14) 撤出导丝导管以及鞘组，注意在透视下经导丝退出，以免支架变形或移位。

(15) 压迫15分钟后加压包扎穿刺口24小时，注意即刻出血及血肿形成。

(吴权辉)

第五节　腔内血管外科入路

成功施行动脉经皮穿刺操作，是诊断性血管造影或腔内介入治疗的必要前提。经股动脉穿刺是最为常用的入路，当然也要熟悉其他必要的途径。穿刺引发的并发症问题一直困扰着介入医生，现今出现的关闭器可防止腹股沟等部位的术后压迫，但并发症率并没有随之减少，相对昂贵的费用，也限制了它在国内的使用。

一、股血管入路

1. 逆行穿刺　自1953年Seldinger里程碑式的介入革新迄今，股总动脉逆行穿刺一直是介入技术入路的金标准。股总动脉的优势在于管径大、表浅、深部有股骨头支撑。管径大有利于鞘管置入，引起内膜损伤、血管痉挛、血流阻塞的机会小。血管表浅有利于血管穿刺。深部股骨头的支持有利于术后血管的压迫止血，避免血肿的形成。

股总动脉逆行穿刺相对安全，并发症率在1%左右，假性动脉瘤最为常见。这主要是由于穿刺点过低，位于股骨头下方，在股动脉分叉或是更低的位置。在肥胖的患者中，股骨头多为腹部脂肪所覆盖，触诊难以扪及，腹股沟横纹往往下移明显，因而按常规横纹中点定位的穿刺点容易偏低。因此，在肥胖患者中，建议使用X线透视股骨头定位穿刺点，进针位于股骨头中央，可保证术后穿刺点压迫的可靠性，减少假性动脉瘤并发症的发生。

对于髂动脉闭塞的患者，同侧的股动脉搏动不能扪及，增加了穿刺难度。X 线透视下穿刺是常用的可靠操作，一方面行股骨头定位穿刺，另一方面股动脉的钙化影可引导穿刺。具体股动脉定位方法有：①Rupp 法：透视下将股骨头置于荧屏中央，股骨头内侧皮质缘向外旁开 1cm 即为股总动脉穿刺点；②内 1/3 法：透视下将股骨头置于荧屏中央，将股骨头分成三等分，70% 以上的股动脉位于内侧 1/3 的区域内，可资定位；③髂耻连线中点或耻骨结节外侧二横指为股动脉体表投影；④如果对侧已做好穿刺置管的，可造影后路径下穿刺；⑤最为有效的方法是 B 超引导下穿刺，准确率高，可减少穿刺针盲目进入血管的次数，避免血管多次损伤。

如果 SFA 病变过于靠近股总动脉分叉，则同侧逆行穿刺置管会有困难或致腔内 PTA 与支架术操作距离过短而无法实施，选用 45 ~ 60cm 的 6 ~ 7F 长鞘翻过腹主动脉分叉，置于股总动脉，再进行腔内操作。此即为对侧股动脉翻山技术。此法同样适合于腘动脉及小腿动脉的腔内治疗。需要注意的是，翻山时尽量选用支撑力度较大的超硬导丝，有助于长鞘的翻越，长鞘通常选用比较柔软、损伤小的金属鞘。翻山前建议腹主动脉下段造影，评估双侧髂动脉情况。

在顺行开通长段闭塞病变时导丝尖端十分容易进入血管内膜下、侧支及滋养血管内，导致血管穿孔和破裂，因此在这种情况下往往需要从足部、小腿动脉（胫后动脉、足背动脉、胫前动脉、腓动脉、腘动脉等）逆行穿刺开通闭塞段血管。可在“Roadmap”的指引下或小切口切开后使用 Cordis 等公司的 21G 微创系统，穿刺足背动脉和胫后动脉后，用亲水涂层 0. 014PT 2 导丝和 Deep 小球囊或支撑导管，逆向开通闭塞段血管，可取得较好的效果。

2. 顺行穿刺　股总动脉顺行穿刺适用于腹股沟以远血管疾病。顺行穿刺比逆行穿刺难度大，特别是肥胖患者。两者虽然穿刺点位置相同，但是由于穿刺针所需的斜行通路，穿刺进针位置需在腹股沟横纹上方的下腹壁。肥胖患者通常需要助手将下腹壁脂肪推向上方，以利于穿刺。如果穿刺点过低，往往易进入股深动脉。位于股总动脉分叉 1cm 之内的穿刺点，导丝通常易滑入股深动脉，遇到这种情况，可先置入鞘组，缓慢撤退，尝试将导丝置入股浅动脉，必要时可在路径下操作，15mm J 形头导引导丝有助于此操作。

顺行穿刺另一风险是穿刺点高于腹股沟韧带，在透视下可发现穿刺点高于股骨头或髋臼平面，这会大大增加后腹膜血肿和假性动脉瘤的发生。穿刺点过高时，避免放置过大的鞘组。后腹膜血肿往往很隐蔽，可没有任何不适，易漏诊，需要术后密切观察。盆腔饱满感或心动过速，可能是唯一的症状和体征。血压起初几个小时一般可维持稳定，但往往会出现血压的突然下降，导致抢救时措手不及。对于穿刺点过高的病患，必须密切注意术后观察，术后 24 小时之内特别是穿刺当夜是最易出现突变的时段。

二、上肢血管入路

当髂动脉闭塞时，经肱、腋动脉入路行血管造影或介入治疗是不二选择。现今的穿刺鞘组管径越趋细小，上肢血管入路的并发症已经很少，经桡动脉穿刺的创伤更小。介入治疗的适应证也越来越广，在进行肾动脉及肠系膜上动脉等内脏血管的治疗时，上肢血管入路更为常用和有效。

1. 腋动脉入路　由于腋动脉管径比肱动脉、桡动脉大，过去很常用。上肢外展外旋时，腋动脉触诊明确。腋动脉入路的劣势在于，容易误伤臂丛，遗留一过性甚至永久性的神经后遗症。腋窝组织疏松，血管穿刺术后不易压迫，出血、血肿较常见，即使微小血肿可能也会对周围臂丛神经产生炎症刺激，导致神经失用症。由于目前穿刺鞘组已很小，肱动脉甚至桡动脉穿刺已不成问题，故腋动脉入路已很少用。

2. 肱动脉入路　肱动脉搏动在肘部非常明显，穿刺相对容易，术后压迫好。主要弊端是穿刺可能损伤正中神经，也可能由于局麻药物作用而致神经麻痹。神经损伤多为一过性，永久性者少见。虽然神经并发症少见，但对于疾病诊断，由于目前 CTA 已很普及，故肱动脉穿刺的血管造影应尽量避免。

3. 桡动脉入路　近年来，在心血管疾病的介入诊断与治疗中，桡动脉的入路已越来越常用。尺动脉的代偿供血，可以保证手部不因桡动脉的损伤而缺血。评估尺动脉就是经典的 Allen 试验，握拳后同时压迫桡、尺动脉，拳头打开后放松尺动脉，如果手掌10秒内充血完全，则提示尺动脉通畅，约94%的病患Allen试验（+）。6F以下鞘组置入桡动脉，并发症发生率比较低，70%的男性和45%的女性可置入7F鞘。5%的患者可能出现一过性的桡动脉闭塞，永久闭塞很少见，大多数的患者今后还可进行再次穿刺。在非心血管疾病的诊治中，很少用到桡动脉入路，因为此路径治疗下肢血管或内脏血管时，所需导管往往不够长，相应导管的扭矩力也较强。

三、远端下肢血管入路

1. 腘动脉入路　患者取俯卧位。股动脉已置管者可造影显示腘动脉，辅助穿刺。超声引导下腘动脉穿刺也较常用。腘窝入路时，腘动脉在腘静脉的深处，穿刺时应选择适当的角度避开腘静脉。腘动脉入路一般少用。一种情况是，股动脉顺行穿刺后，股动脉闭塞不能自上而下再通，可采用腘动脉入路，逆行再通反而可能成功。其他适应证有，髂股动脉联合病变，累及股动脉起始段者，腘动脉入路比对侧入路有优势，操作路径比较直，不需要“翻山”。不利之处是，较长时间俯卧位时患者不舒服。另外，由于腘窝的疏松结构，术后血管压迫不牢靠。

2. 小腿血管入路　小腿血管入路更为少见。有学者报道行足背、胫前或胫后动脉穿刺，用于顺行入路内膜下成形术远端无法突入真腔的情况，或者远端通畅血管长度有限，需要逆行辅助再通。远端小腿血管入路采用COOK公司的微穿刺鞘组，超声引导或顺行造影下穿刺。小腿血管顺逆联合穿刺行内膜下成形术，术后6个月的救肢率是满意的。

四、可选择性入路

1. 经腰穿刺　在高质量的可塑型导管和无损伤血管检查技术使用之前，经腰穿刺在周围血管疾病和肾动脉疾病中很常用。目前已很少用，但由于腹主动脉瘤腔内修复术后内漏问题的存在，经腰穿刺行反流血管栓塞技术有时不可或缺。

2. 经颈动脉入路　同样，在高质量的可塑型导管使用之前，颅内血管疾病的介入诊断与治疗都是由颈动脉或椎动脉入路完成的。虽然目前已很少用，但有些情况下，如髂血管扭曲、钙化或闭塞时，胸腹主动脉的支架植入术就必须通过颈动脉入路来完成。颈总动脉管径粗（8～10mm），位置相对表浅。选择此入路时，最好评估对侧血管颅内供血的代偿能力，并选择开放性入路，同时控制好颈内、颈外动脉，避免穿刺后夹层形成，并减少空气、斑块碎屑的脑血管栓塞。

五、股静脉穿刺

最常用的是股静脉穿刺入路。股静脉穿刺插管一般用于急诊粗径短导管快速输液抢救，是临床常用的深静脉置管方法之一。用于介入治疗，最常见是下腔静脉滤器植入术、布一加综合征、髂静脉受压综合征、下肢深静脉血栓形成导管溶栓术等。

可选用任一侧股静脉，但因右侧股静脉与下腔静脉连接处夹角小，更常选用，如为右利手者操作选右侧股静脉插管更顺手。

触诊股动脉最明显点，可采用双指法即食指与中指分开触诊股动脉，可确定股动脉位置及走行。股静脉位于股动脉内侧0.5～1cm，腹股沟韧带下方2～3cm处作为穿刺点。与皮肤呈30°～45°经选定穿刺点，针尖指向正中线上的肚脐进针。

腘静脉穿刺现已不常用，一般只用于静脉造影诊断，评估静脉瓣膜功能。

经皮腘静脉插管造影术经小隐静脉穿刺导管直接溶栓是新近开展的血管介入治疗技术。患肢外踝与跟腱连线中点做1cm小切口，暴露小隐静脉起始段，插入4F鞘。DSA下，先进入带0.035in交换导丝4F直头导管，选择性插管从小腿交通支进入深静脉，或沿小隐静脉直接进入腘静脉，继续上行插过血栓近心段头部，交换合适灌注段4F溶栓导管，至灌注段完全插入血栓近段内，换入溶栓导管芯（Unifuse，带芯侧裂隙灌注的溶栓导管）。5万～10万IU/h尿激酶持续注入直接溶栓。

（吴权辉）

第六节　腔内血管外科的术前准备和术后处理

一、术前准备

（1）碘过敏试验：应用离子碘如泛影葡胺作为造影剂者，必须按碘过敏试验的常规，取3%泛影葡胺1ml，经静脉缓慢注入，观察半小时内有无反应。若出现皮肤瘙痒、结膜充血、恶心、呕吐、胸闷、呼吸困难均为过敏试验阳性，应弃用该造影药。目前已广泛应用非离子碘造影剂［如优维显、碘海醇（欧乃派克）等］，可取消过敏试验，但对曾有对药物、食物、花粉过敏史的患者，均需在术前3天起连续服用皮质类固醇药物。为确保安全起见，建议应用非离子碘造影剂前，也常规行碘过敏试验。造影时确保有一静脉通路，以备急救之用。造影室内常规配备抢救车，特别是抗过敏药物及激素等。

（2）清洁穿刺部位皮肤。

（3）触摸动脉搏动点，如下肢的股动脉、腘动脉、足背动脉的搏动情况，以确定正确的穿刺部位，并可于诊疗后检查该动脉搏动有否改变。行闭塞段远端动脉盲穿时，建议行血管超声定位。

（4）做局部麻醉者，手术日清晨可进少量饮食；全身麻醉者，必须于手术前晚开始禁止饮食。

（5）血常规、血小板和出、凝血功能测定，并行肝、肾及心脏功能检查。

（6）对操作时间长的介入治疗，以及病情较重、老年、截瘫或需用大剂量造影剂者，均须放置导尿管。

（7）对高血压患者，术前数天务使血压恢复或接近正常；急诊者，在术中应用降压药物，常规肌内注射镇静药物，如地西泮或苯巴比妥钠等。

（8）配血型或备血：对于下肢动脉介入术，一般不需要；行胸腹主动脉腔内修复术时，常规备血。

此外，应对患者及患者家属说明诊治的大致方法，以及一些术后要注意的事项，履行知情同意。

二、术后处理

（1）注意出血、血肿：股动脉穿刺后应压迫10～15分钟，用掌心压迫实际动脉穿刺破口（逆行穿刺时，一般位于皮肤穿刺口上方1～2cm处），或可用手指压迫技术，用食指、中指压迫动脉实际穿刺点，以两指触及动脉有力搏动为佳，可既起到确切压迫效果，又不至于动脉受压过度，致远端短时间缺血。止血后再加压包扎，沙袋压迫6小时。嘱患者伸直穿刺侧下肢平卧24小时，观察有无迟发性伤口出血和皮下出血，尤其是应用肝素和溶栓后的患者更要密切观察。一旦再出血应立即压迫穿刺部位，待止血后再重新加压包扎。并应注意操作时有无穿破血管的可能，需定时测量血压、脉搏和观察呼吸的改变，术后一天监测PT/APTT/Fg。有条件者，行血管超声检查穿刺点，排除术后医源性假性动脉瘤及动静脉瘘可能。行导管溶栓者，术后更需密切监测，请参阅相关章节。

（2）观察肢体动脉的搏动情况：动脉内介入治疗可导致血栓形成或栓塞，定时检查肢体血管搏动，观察皮温、色泽，以便早期发现肢体的并发症。

（3）肾功能监测：注意患者术后尿量，因造影剂有利尿作用，术后一般尿量会增多；但造影剂也有肾脏毒性，尤其是在术前肾功能不良者，一旦发现肾功能损害，应利尿或行人工透析。

（4）观察有无迟发性变态反应：少数患者在术后数小时至数天可出现过敏反应，一般为轻、中度，可用药物治疗。

（5）观察原病变的治疗反应。

（6）术后常规给予抗凝或祛聚药物，抗生素使用视个人而定。

（吴权辉）

第五章

血管外科围手术期处理

第一节 术前准备

血管外科手术主要是直接涉及血管的手术。多数施行血管外科手术及腔内治疗的为高龄患者，其重要生命器官常罹患器质性病变。因此，必须对其特殊性手术前准备和手术后处理提出更高的要求，并对血管手术有关的并发症积极预防和治疗。

手术前除向患者及其家属解释手术必要性和可能发生的意外、安慰患者、消除疑虑等外，尚需着重注意的主要有以下几方面问题。

一、充分评估心血管功能情况

患血管疾病的患者往往伴有冠状动脉性心脏病、风湿性心脏病、心瓣膜病变、严重心律失常和高血压等心血管疾病，患者对手术耐受力差，手术危险性大、死亡率高。术前需详细了解患者心功能状态和心脏病的类型，对手术的耐受力做出正确估价。除了一般实验室和心电图检查外，对复杂的心脏病患者，应根据具体情况选做一些其他检查。超声心动图检查，尤其是多普勒超声检查对心脏病变的诊断、判断心功能储备情况具有重大价值。24h 连续心电图检查（Holter）对了解心律失常，尤其是频发室性早搏很有帮助。如有阻抗图等无创心功能测试设备，其检查结果可供术前参照。

不论何种类型的心脏病，一旦出现心力衰竭，除非是危症抢救手术，都必须在控制心力衰竭 3～4 周后，方可施行手术。心绞痛发作患者，手术危险性较大，必须区别对待，如果是危症手术，应在监测条件下做抢救手术。关于心肌梗死，除非为了抢救，最好在 6 个月内不施行择期手术，对于严重高血压及心律失常者，术前应适当控制病情。高危冠状动脉病变血运重建后，进行血管手术的最佳时机尚未完全确定，PCI 或支架治疗后近 1 个月进行手术为佳。

二、脑供血情况

颈动脉或涉及颈椎动脉疾病的患者，如动脉瘤、颈动脉体瘤、颈动脉狭窄或闭塞，以及主动脉夹层等，进行颈动脉手术或腔内治疗时，阻断颈总动脉特别是颈内动脉血流时间过长，可引起脑缺血性损害，发生失语、偏瘫、昏迷甚至死亡。如伴有基底动脉环（Willis）供血不足或伴有对侧颈动脉狭窄或阻塞，则脑组织耐受缺血的能力较差，术后更易发生昏迷、死亡等严重后果。因此，术前需了解颅脑血液供应和侧支循环情况，包括询问有无脑血管硬化病史或表现；检查两侧颈动脉搏动，有无震颤和杂音；应用颈总动脉压迫试验监测颅脑侧支循环；酌情选用脑电图、脑血流图、彩色多普勒超声、CT、MRA 和脑血管造影等检查，了解颈动脉和椎动脉供血情况；应用光电容积描记仪测定眶上动脉血流。对颈动脉狭窄伴有高血压患者，术前不应降压太低，一般血压控制在 21.2/2.0mmHg 左右为宜，控制降压过低会加重脑缺血。

三、肝、肾功能测定

术前测定肝、肾功能，以判断对手术的耐受力，并作为术后应用肝素或香豆素类衍化物全身抗凝或溶栓药物治疗的参考。对患胸、腹主动脉瘤的患者，因术中需阻断肝动脉及肾动脉，术前对肝、肾功能尤其是后者的全面了解，更是重要。随着腔内技术的飞速发展，术中造影剂的大量使用，术前肾功能的评估，对于造影剂的用量及术后造影剂肾病的预防，有着指导意义。

四、肺功能情况

术前常规胸部摄片，了解肺部情况。对60岁以上患者应常规行肺功能检查，有肺部病史者也应检查肺功能。行动不便或不能配合者可做动脉血气分析，检测呼吸系统的换气情况和酸碱平衡。手术前应重视改善患者肺功能、停止吸烟2周、药物控制支气管炎，以及适应性面罩加压呼吸锻炼等，以免术后发生肺炎、肺不张，甚至急性肺功能衰竭（ARDS）等并发症，其处理常比心脏的病变更为棘手。

五、控制感染

血管重建术后并发感染常导致严重后果，可危及肢体或生命，因此，术前必须严格控制局部和全身感染，以防术后发生手术区感染、败血症、吻合口破裂大出血、人造血管感染等严重并发症。下肢动脉粥样硬化闭塞症患者常常合并有下肢组织溃烂，创面分泌物的培养及药物敏感试验是有必要的，根据结果及时调整抗生素。对于需要植入人工血管或支架的患者，术前预防性应用抗生素，可有效减少移植物感染的概率。

六、控制血管病变活动期

某些血管病如多发性大动脉炎、白塞病、血栓闭塞性脉管炎等，术前检查应包括免疫及炎症反应，在进行动脉重建术前，应酌情采用免疫系统调节药物治疗，使血管的炎症反应趋于稳定后，再考虑血管重建术。否则，术后病变继续发展，血管重建部位易并发假性动脉瘤或阻塞。

七、凝血功能测定

术前需测定出血时间、凝血时间（试管法）、血小板计数、凝血因子时间、INR等，以了解凝血纤维蛋白原和国际标准化比例功能，作为术后应用抗凝或溶栓治疗的依据。对于下肢ASO患者需要腔内治疗的患者，术前使用阿司匹林或氯吡格雷（波立维）等药物抗血小板治疗，可提高动脉血管的一期通畅率。存在血栓形成的患者，术前充分的抗凝可有效较少继发血栓发生。

八、控制糖尿病，纠正水、电解质失衡

血管外科患者20%以上伴有糖尿病，术前控制空腹血糖在8～10mmol/L，但不能低于6mmol/L。手术的安全性和预防并发症的发生极为重要。纠正液体、电解质的失衡和酸中毒，尤其是钾离子紊乱，以减少手术的危险性。应予指出，对于急症抢救性手术，术前准备应根据各患者的具体情况，有选择地进行，以免贻误时机。

（张福涛）

第二节　术中处理

心血管手术时，如没有正确的术中处理，将造成术后处理困难，并直接影响手术治疗的最后结果。

一、监护

主要是对重要脏器功能（如心、肺、肾）的监护。内环境的改变将影响脏器功能，也应予监护。

1. 压力监测　压力监测包括动脉压、中心静脉压或肺动脉楔压（PAWP），后者正常值为16～24kPa，能更正确地反映左心室充盈压，中心静脉压最好经颈内静脉或锁骨下静脉穿刺插入导管至上腔静脉，如经大隐静脉插管应进入右房下部或胸腔段下腔静脉处，以减少或避免腹胀等腹内压增高因素所

造成中心静脉压增高的假象。

2. 心电图连续示波观察　心电图连续示波观察心率和心律监护对术中缺血期心肌保护也有指导意义。

3. 鼻咽部及直肠温度　鼻咽部温度反映了颅内温度，在某些降温手术时，温度控制于预计水平是极为重要的。近年来，在临床均重视保护心肌、脑、脊髓对术后心肌、脑、脊髓功能的影响。

4. 动脉血气分析　对一些重大手术或危重患者应常规做动脉血气分析。根据结果，调整潮气量、频率、吸入氧浓度，并可及时纠正酸碱失衡，以保持一个较为正常的内环境。

5. 脑电图描记　应用脑电图描记以监测脑功能状态。在阻断颈动脉血供或发生任何灌注压过低、缺氧、二氧化碳分压过高或过低等情况时，均可对脑组织带来不利影响，首先表现为脑电图的改变。该项措施通常在颈动脉手术过程中起到重要指导作用，及时处理异常情况，可防止继发性器质性改变。

6. 留置导尿管　是观察周围组织灌注是否足够和肾功能的最简便有效的方法之一。对尿液酸碱度进行测定，也可了解体内酸碱平衡情况。

7. 血清电解质及凝血功能测定　根据血清电解质及凝血功能测定结果，及时补充其不足，尤其是钾、钠、钙的补充十分重要。术中使用肝素患者如有创面渗血不止，可用ACT机监测凝血时间以指导使用鱼精蛋白。

8. 其他　对于主动脉夹层腔内修复的患者，术中需要进行控制性降压处理。在膝下动脉的腔内修复过程中，为防治小动脉发生痉挛，小剂量的血管扩张药物的使用是有必要的。

二、保护心肌

心肌功能良好是术后康复最重要的条件之一，手术过程中应十分重视保护心肌，维持充足的氧供和恒定的血压。尽量缩短主动脉的阻断时间和防止心肌缺氧相当重要。

（张福涛）

第三节　术后处理

一、各种临床指标的观察

手术结束后，患者可送到ICU或特别康复室中严密观察。在从手术室运送到ICU途中，应采用带氧的携带式小型呼吸机做辅助呼吸，以防止缺氧。使用正性药物滴注时，应防止滴速缓慢或导管扭曲而引起低血压。滴注硝普钠等降压药物时，可暂时停止或减慢滴率，避免血压下降过度。若没有ICU的单位，在施行血管重大手术或危重手术患者手术后可留手术室继续观察，待患者神志清醒、循环呼吸稳定、无明显出血现象时，才送回病房的术后治疗室，继续严密观察病情，以便及早发现异常并及时纠正。

1. 神志和意识　定时观察神志和意识对血管手术尤其是颈、胸、腹部大血管手术者极为重要。神志不清、烦躁者应考虑脑损害，可由脑缺氧、脑栓塞、血二氧化碳过高或过低或低排血量综合征引起的脑供血不足所致。涉及颈动脉手术，出现神志改变时，应查清是否有脑血栓栓塞情况，并及时处理。

2. 血压　术中安置动脉内测压管者，术后可酌情保留，观察平均压值及压力波形，后者在一定程度上可反映心排血量的多少。术后应保持血压稳定，如有低血压，应结合神志、尿量、末梢循环变化，予以相应处理。血压偏高而肢体冰冷、色紫等，如血容量足够，可应用血管扩张剂。在主动脉壁上有吻合口或切口的患者，应防止血压过高，以免造成主动脉出血。

3. 心率和心律　心率和心律应有心电图示波和记录仪监护，便于对异常节律做出正确的分析及处理。

4. 中心静脉压　中心静脉压主要受右心功能和血容量的影响，其值的高低反映这两个方面的动态平衡，正常值为0.49～0.98kPa（5～10cmH_2O）。一般而论，中心静脉压和血压降低提示血容量不足；

中心静脉压高、血压低则为心脏收缩功能不佳或心脏压塞。

5. 尿量　重大手术、病情危重或有低心排血量的患者，术后应留置导尿管，观察每小时尿量。每小时尿量要大于30ml，如连续2h尿量低于此值，应立即找出原因进行处理。预防和警惕术后肾功能衰竭极为重要，急性肾衰已是大血管术后死亡的首要原因。

6. 呼吸　观察呼吸频率、幅度、节律、有否呼吸困难和末梢发绀。氧饱和度的监测对了解肺功能很有价值。经常做胸部体检，判断有无呼吸道分泌物潴留、肺不张、支气管痉挛、捻发音及皮下气肿等。定期摄X线胸片检查，特别是气管切开或用呼吸机的患者，应了解有无肺充血、肺部感染、肺不张、气胸和积液，同时了解气管插管的位置是否合适，纵隔与心包诱发增宽等。定期测定动脉血气分析，应用呼吸机者每2～4h一次，以便及时调整呼吸机的压力（或容量）、频率及吸入氧的浓度。

7. 酸碱度和电解质　根据病情定期测定血气和碱储备情况，以指导对酸碱失衡的纠正。血清电解质的测定，特别是钾、钠、钙的测定甚为重要。血钾浓度改变可导致心律失常，甚至引起心搏骤停。血钙浓度太低，则影响心肌收缩力和血液凝固。

8. 其他　对于腔内介入治疗后患者，需要观察患肢的皮温、皮色改变，观察穿刺点外敷料是否渗血，观察下肢尤其是小腿段张力的改变，防止缺血再灌注引起下肢骨筋膜室综合征。穿刺点出血要及时予以压迫止血。

二、一般问题处理

一般问题的处理主要为下列几项。

1. 饮食　视手术和麻醉的种类及术后循环及肠功能恢复的程度而定。做全身麻醉的一般心血管手术患者，若神志清醒、循环良好，术后6h可少量饮水，次晨开始进半流质。低温麻醉或体外循环手术患者，术后8～12h可少量饮水，次晨进半流质。如有低排血量综合征或经腹手术者应禁食；如胃潴留、腹胀明显，应插胃管做胃肠减压。腔内介入通常采用局部麻醉，可正常饮食，建议多饮水以促使造影剂充分排出体外。

2. 体液及营养补充　对一些重大手术不能进食的患者，应按常规补液或营养支持。纠正贫血或低蛋白血症对患者恢复十分重要。

3. 呼吸道处理　定期协助患者做深呼吸和有效咳痰，排出呼吸道分泌物，使肺充分扩张；经常改变体位，避免某部分肺过分地处于下垂位置，而造成肺瘀血、分泌物潴留和肺不张。控制补液速度和量，以免因肺部水肿引起ARDS。对于肺并发症的处理，应引起足够重视，肺并发症是引起术后死亡的第二主要原因。

4. 体位和休息　患者清醒，血压正常者可处于半卧位，下肢可屈曲抬高。患者未醒或处于昏迷、低血压等状态时，应平卧，头转向一侧。颈部血管重建术者，头部置于正中位，下肢血管重建术者应防止下肢过度屈曲。动脉导管切断缝合术和主动脉手术后应卧床1～2周。四肢动脉术后，肢体可安置在水平位；静脉手术后，肢体抬高20°～30°以利静脉回流。移植人造血管跨过肢体的关节时，术后关节需制动2周左右，待移植人工血管初步形成外壁及假内膜后，方可开始关节活动。

除了上述规定需限制活动的患者和有低排血量综合征或充血性心力衰竭者以外，其他患者都应早期活动。腔内介入术后穿刺点通常采用压迫的方法，穿刺点所在肢体体位采用伸直位。

三、血管通畅度的观察

动脉或静脉重建术后，必须仔细观察肢体的血液循环状况，以了解血管的通畅度。动脉手术后，观察有无肢端麻木、疼痛、皮色苍白、皮温降低，动脉搏动减弱或消失等。静脉手术后观察有无肢体肿胀、发绀和浅静脉怒张等。一旦发生肢体血液循环不良，在排除血容量不足因素后，应严密观察，可经动脉内注射利多卡因、罂粟碱等血管扩张药物，也可采用交感神经节阻滞以解除血管痉挛因素。如血液循环仍无改善，应考虑有无继发血栓形成。可做多普勒超声血管测定或血管造影，以明确阻塞的原因和部位，必要时应急症手术探查。对于下肢动脉腔内治疗一旦再次发生肢体远端缺血症状，应予以重视。

四、预防感染

血管手术尤其是人工血管移植术、支架成形术或手术野位于腹股沟区，感染的菌种以金黄色葡萄球菌最多见，其次为大肠杆菌，术中及术后应选用青霉素类或头孢菌素类抗生素预防感染，可根据药敏选用抗生素。

五、抗凝剂的应用

大血管手术后，一般都不必用肝素或香豆素类衍生物做抗凝治疗。但对动、静脉血栓取栓术、动脉内膜剥除术或腔内治疗术后，以及小口径血管移植术后，均需应用抗凝治疗，以防术后继发血栓形成。使用的方法是在术后当天应用肝素或低分子量肝素，术后出血的发生率甚低。术后第1、2d，同时应用肝素和香豆素类衍化物如华法林，在术后第2或第3d，待香豆素类衍化物作用产生后，即停用肝素，单独用香豆素类衍化物长期维持。使用抗凝剂时，应定期监测凝血功能。

血管手术后，常可应用某些抗聚药物，包括：①低分子右旋糖酐：相对分子质量20 000～40 000，用法为500ml，每日1～2次，静脉滴注，共3～7d。低分子右旋糖酐有降低血液黏稠度、增加红细胞表面负电荷和抗血小板黏聚等作用；②抗血小板聚集药物：如拜阿司匹林，100mg，一天一次；氯吡格雷（波立维），75mg，一天一次等，有利于预防血小板聚集，预防血栓形成。

（张福涛）

第六章

颅外颈动脉疾病

第一节 颅外颈动脉狭窄症

颈动脉狭窄病因90%为动脉硬化闭塞症，其余10%包括纤维肌性发育不良、头臂型多发性大动脉炎、外部压迫、创伤性闭塞、炎性血管病、放射性血管炎及淀粉样变性等。颈动脉狭窄可以导致严重的脑缺血症状，甚至缺血性脑卒中，使患者生活严重受限，甚至日常生活均不能自理，致残和死亡率很高。如同时合并锁骨下动脉窃血综合征和（或）椎动脉病变，更将加重病情。因此，改善患者脑部血供对延长患者寿命及提高生活质量甚为重要。

一、病因和病理

颈动脉狭窄病因多为动脉硬化闭塞症，其次为头臂型多发性大动脉炎。其病理表现详见动脉硬化闭塞症和多发性大动脉炎等章节。

动脉硬化闭塞症性颈动脉狭窄，好发部位为颈总动脉分叉处，特别是颈动脉球，其次为颈总动脉起始段；斑块可分为纤维性斑块和复合性斑块两类。

头臂型多发性大动脉炎病变可以累及颈动脉全程，常呈节段性病变。病变可造成管腔狭窄以至完全闭塞，并可继发血栓形成。如合并锁骨下动脉窃血综合征和（或）椎动脉病变，更将加重病情。

颅外段颈动脉硬化病变引起脑缺血症状主要通过下述两种机制：斑块或血栓脱落形成栓子致颅内动脉栓塞；狭窄造成远端脑组织血流低灌注。近年来研究表明，颈动脉管腔狭窄引起缺血及低灌注导致脑卒中的发生率极低，绝大多数脑缺血病变为斑块成分脱落引起脑栓塞。

二、临床表现

动脉硬化闭塞症性颈动脉狭窄多见于中、老年人，头臂型多发性大动脉炎临床上青少年发病率较高，尤其以女性多见。

（一）症状

（1）脑部缺血症状：可有耳鸣、视物模糊、头晕、头痛、记忆力减退、嗜睡或失眠、多梦等。也可有短暂性脑缺血性发作如眩晕、黑朦，重者可有发作性昏厥甚至偏瘫、失语、昏迷，少数患者有视力下降、偏盲、复视甚至突发性失明。颈动脉狭窄以后可引起眼部的缺血表现，如角膜白斑、白内障、虹膜萎缩、视网膜萎缩或色素沉着、视乳头萎缩、静脉出血等。患者失明多因白内障引起。

（2）斑块或血栓脱落可导致短暂性脑缺血（TIA）和脑梗死。常见于动脉硬化闭塞性颈动脉狭窄和重症的头臂型多发性大动脉炎。临床症状持续时间在24小时以内。发作后能完全消退。

（3）多发性大动脉炎活动期可有全身不适、发热、易疲劳、食欲不振、体重下降、多汗、月经不调等症状。有时可有不典型表现如无原因发热或心包积液等。皮肤表现有感染性皮肤结节、结节性红斑、坏疽性脓皮病。有些患者可有结核、风湿热。亦有与Crohn病并发。轻者可无明显临床症状，严重时出现局部症状。

（二）体征

颈动脉搏动减弱或消失。听诊颈根部和颈动脉行径可以听到杂音。神经系统检查可以有阳性体征，有助于了解脑缺血的程度和部位。眼底检查可在眼底动脉分叉处见到微栓，多为胆固醇结晶。

三、辅助检查

1. 数字减影血管造影（DSA）　是主要的检查手段。可以详细了解病变的部位、范围及程度，以及侧支形成情况。动脉造影为手术和介入治疗提供最有价值的影像学依据。动脉造影时，常可发现病变动脉段闭塞或狭窄，侧支血管的影像，动脉硬化斑块的情况，以及对侧颈动脉、椎动脉和颅内 Willis 环的完整性、颅内动脉及交通建立的情况等。病变位于颈动脉分叉时，需要加照斜位像，以避免颈内、外动脉影像重叠。

头臂型大动脉炎造影时，锁骨下动脉、无名动脉、颈动脉造影的延期像有特别重要的诊断意义。在延期片上，仔细寻找通过侧支血管再通的颈总动脉或颈内动脉的影像，是争取动脉重建的最可靠的依据。此外，应注意发现锁骨下动脉窃血的征象。但 DSA 检查为有创检查，可能引起相应的并发症，如医源性血管损伤、造影剂肾毒性反应，以及脑血管意外等。

2. 彩超－多普勒双功仪（Duplex scanning）检查　为目前最佳颈动脉无创检查仪，可以准确地显示颈动脉的通畅情况，还能够显示有无继发血栓形成和血流速、血流方向、阻力指数和狭窄率等。诊断颈动脉的通畅程度的准确性在95%以上。彩超检查还可以判断动脉硬化斑块的性质，为治疗方案的制定和判断预后提供比较可靠的资料。同时也是疾病筛查和随访的有效手段。

3. 经颅多普勒（TCD）检查　可以了解颅内动脉的血流速度、血流方向和频谱，以判断颅内动脉有无狭窄，同时可以评价前、后交通建立的情况等。双功经颅彩色多普勒超声（TCCD）是常规 TCD 的改进，它将二维图像与彩色多普勒血流频谱有机结合起来，能提供直观的脑血管影像。应用超声增强剂进行双功能超声检查（ECCD），可检出常规 TCCD 无法探及的高度狭窄区细小的血流信号，从而增加了检出率。

4. 磁共振显像（MRA）和 CTA　是无创性的血管成像技术，能极清晰地显示颈动脉及其分支的三维形态、结构，并且能够重建头臂动脉和颅内动脉影像。可以确切地显示动脉的走行、通畅情况、斑块、有无夹层形成，以及颅内动脉的情况等。对于动脉内膜和管壁的早期病变参考价值较大，对诊断和确定治疗方案极有帮助。CTA 在诊断动脉管壁的钙化方面具有优势，但在诊断狭窄程度上欠准确。MRA 对狭窄程度有夸大的倾向。

5. 血管内超声　提供较传统超声更佳的影像，在评价斑块方面更为准确，但是费用昂贵，临床应用较少。

6. 眼底检查　包括常规眼底检查、荧光素血管检查、电子视网膜照相检查。颈动脉重度狭窄或闭塞者可致眼部缺血，眼底检查可发现视网膜缺血性变性或萎缩等病变。荧光素血管检查可见视网膜静脉扩张、动静脉短路、新生血管及缺血管区。有报道约 35% 的患者出现无症状性视力功能损害。因此有学者建议行常规眼底检查。

7. X 线平片检查　一些动脉硬化性病例有时可在 x 线平片上发现钙化斑块。

8. 其他　对于大动脉炎患者还需行红细胞沉降率、C 反应蛋白、组织因子、vWF 因子、血栓素、组织型纤溶酶原激活因子、ICAM－1、VCAM－1、PECAM－1、E－选择素、免疫球蛋白等检查，但需指出的是，目前尚无一项血清学指标能确切反映病变活动。对动脉硬化闭塞症的患者需行血液流变学、血脂、血糖等检查。

四、诊断

通过临床表现和辅助检查，多可诊断颈动脉狭窄，并可以初步完成病因学诊断。以往认为动脉造影是必不可少的确诊和制订治疗方案的依据，目前颈动脉 CTA 检查多可以替代动脉造影。明确的病因学诊断亦需病理诊断。

五、治疗

颈动脉狭窄的治疗目的在于改善脑供血，纠正或缓解脑缺血的症状；防止脑卒中的发生。治疗方法有保守治疗、手术治疗和介入治疗。

（一）保守治疗

对于颈动脉狭窄性病变，严格的抗血小板和他汀类药物治疗是目前公认的有效的治疗方法。可以延缓病变的进展，降低脑卒中的发生率。

对没有禁忌证的患者无论手术与否都应给予抗血小板药物治疗。目前常用的抗血小板聚集药物包括阿司匹林和氯吡格雷。与单用阿司匹林相比，阿司匹林联合氯吡格雷虽能更有效地抗血小板聚集，但有增加出血的风险，是否需要双抗治疗需要严格评估。推荐用法、用量：阿司匹林 50～325mg/d；氯吡格雷 75mg/d。

他汀类药物可起到降低血脂水平、恢复内皮功能和稳定斑块的作用。对无禁忌证患者应常规给予他汀类药物，注意同时进行肝功能的监测。

同时注意高血压、糖尿病、高脂血症、吸烟、酗酒、肥胖等危险因素的控制，每天应该进行中等强度的体育锻炼。

其他药物治疗包括：罂粟碱和尼莫地平等扩张血管治疗、前列腺素 E_1 和降纤酶类药物、能量合剂和高压氧舱的应用，以及针对病因的药物治疗等。

对于大动脉炎活动期患者，应用皮质激素或免疫抑制剂等药物控制病情发展。更重要的是保守治疗是手术和介入治疗颈动脉狭窄不可缺少的辅助手段，通过保守治疗，患者脑缺血的症状均可以得到不同程度的缓解，使其能够耐受手术的打击，提高手术或介入治疗的安全性，使重症患者获得进一步治疗的机会。少数患者临床症状基本消失，不需要手术治疗，但对这样的病例要严密随访。药物治疗也是术后巩固疗效，防止复发的主要方法。

（二）手术治疗

1. 手术指征

（1）绝对指征：①6 个月内 1 次或多次短暂性脑缺血发作，且颈动脉狭窄度≥70%；②6个月内 1 次或多次轻度非致残性卒中发作，症状或体征持续超过 24 小时且颈动脉狭窄度≥70%。

（2）相对指征：①无症状性颈动脉狭窄度≥70%；②有症状性狭窄度范同是 50%～69%；③无症状性颈动脉狭窄度<70%，但血管造影或其他检查提示狭窄病变处于不稳定状态。同时要求术者有症状患者围手术期总卒中发生率和死亡率<6%；无症状患者围手术期总卒中发生率和死亡率<3%；患者预期寿命>5 年。

2. 手术禁忌证　手术禁忌证包括：①颅内血管畸形；②急性、亚急性脑梗死；③全身情况差，无法耐受手术打击者；④颈动脉完全长段闭塞者不推荐手术；⑤颈内动脉颅外段完全闭塞者。

3. 手术时机选择　①急性脑梗死多建议在发病 6 周后手术较为安全，但是对于近期出现症状发作，影像学检查提示为不稳定斑块时，可推荐选择于 2 周内手术；②如为双侧病变，多建议两侧手术间隔至少 2 周，狭窄严重和（或）有症状侧优先手术。

4. 手术方法

（1）颈动脉内膜剥脱术（CEA）：手术适用于病因为动脉硬化闭塞症的患者，且病变范围为颈总动脉分叉部和（或）颈内动脉起始段，颈总动脉通畅、远端颈内动脉通畅者。

术前颈动脉压迫试验（Matas 试验）可以帮助判断颅内侧支循环建立充分与否，还可以反复施行以帮助颅内交通的建立。有学者认为此试验有导致斑块脱落的危险。在我们的临床经验中并无颈动脉压迫试验导致有症状的脑梗死或 TIA 发生；在患者能够耐受压迫试验 20～30 分钟后行颈动脉内膜剥脱术，术中、术后并无因脑缺血而导致有症状的神经系统并发症出现，但尚无大宗的远期随访来证实其优越性和安全性，也没有辅助检查的量化指标来验证其可靠性。在施行颈动脉压迫试验前应常规行颈动脉彩色超声检查，对颈总动脉近段无明显动脉硬化斑块者，酌情行颈动脉压迫试验，不建议常规应用。

仰卧位，肩下垫高，头偏向对侧。全身麻醉、颈丛阻滞或局部麻醉，头枕冰帽。有文献报道局部麻醉下行颈动脉内膜剥脱术，可以在术中持续监测患者神经系统的功能；可能会降低内转流管的使用率；在保持血压稳定的同时，减少抗高血压药物的应用；减少手术时间和缩短住院时间。其主要缺点是患者痛苦较大，并且尤其要考虑到患者情绪紧张的因素。目前临床上多采取全身麻醉。

多取胸锁乳突肌前缘斜切口；少有采用下颌骨下 2 横指环绕下颌角切口。游离、显露并控制颈总和颈内、外动脉，注意保护舌下、迷走神经和颈襻等。经静脉全身肝素化（肝素 0.5～1mg/kg）后，ACT 保持 200 秒以上。分别阻断上述动脉。沿颈总动脉做纵行切口，延至颈内动脉病变部位以远，完全暴露斑块。以剥离子于动脉中膜和内膜间，完整剥除血栓内膜。肝素盐水确切冲净碎屑，远端的内膜以 Prolene 线固定，6－0 Prolene 线连续外翻缝合动脉切口，注意确切排气。切口放置引流，关闭切口。

术中注意事项：

1）分离颈动脉时手法要轻柔，以免斑块脱落导致脑梗死。

2）阻断颈动脉前要确保全身肝素化，并适当提高血压。

3）术中酌情应用颈动脉内转流管，保证颅内供血。

术中颈动脉内转流管的应用可能会增加栓塞、术后颈动脉血栓形成和再狭窄的发生率，也有文献报道其远期神经系统并发症的发生率可能较高。因此不主张常规应用内转流管。术中测量颈内动脉反流压力，文献报道多建议反流压力小于 50mmHg 者应用内转流管；有报道反流压力低于 40mmHg 者建议应用内转流管；也有报道反流压力大于 30mmHg 者不应用内转流管手术的成功经验。

4）动脉远端内膜要确切固定，以避免其翻转或形成夹层。

5）如估计颈动脉切口缝合后会有明显狭窄，则需要补片成形。

术中补片的应用可以扩大局部颈动脉管径，明显降低局部再狭窄的发生率；但其会延长颈动脉阻断时间，有少数报道其增加了局部血栓形成甚至颅内缺血的风险。

6）颈动脉开放前要确切排气，先松颈外动脉阻断，再恢复颈内动脉血流。

7）颈动脉开放前应用皮质激素、甘露醇等脱水药物，开放后适当降低血压是预防或降低脑水肿的有效措施。术后应酌情应用甘露醇和控制血压。

8）切口引流必不可少，可以避免术后血肿压迫动脉或气管。

（2）外翻式颈动脉内膜切除术（EEA）：见图 6－1。

此术式在 1959 年由 DeBakey 等首先报道。

于颈动脉分叉处斜行切断颈内动脉，用剥离子将增厚的内膜与动脉外膜及中层分离，助手夹住增厚的内膜，术者用无损伤镊夹住动脉外、中膜向上翻起至内膜薄弱处，将增生的内膜切除，同样剥离颈总动脉及颈外动脉增厚的内膜，仔细修整切除边缘及剥离面，冲洗残留碎屑，6－0 Prolene 线连续缝合吻合原切口，依次开放颈总动脉、颈外动脉及其分支，最后开放颈内动脉排气。

EEA 的优点：内膜剥脱操作方便，因仅需环形吻合血管切口，故缩短了颈动脉阻断时间；吻合口位于颈动脉分叉膨大处，且为端－端吻合，不易产生狭窄；可同时处理迂曲延长的颈内动脉；有文献报道其具有较低的颅内微栓发生率。

EEA 的缺点：对于斑块狭窄范围较大，或斑块距切口较远者，采用 EFA 处理颈总动脉和颈外动脉狭窄斑块操作不便。亦有报道行 EEA 环行切断颈动脉分叉处，破坏了颈动脉体对血压的调节功能，可能引起术后高血压。

（3）锁骨下动脉－颈动脉转流术：适用于颈总动脉起始段闭塞，远端颅外段颈内动脉及以远动脉通畅者，血流经锁骨下动脉人工血管再灌注到颈动脉。

体位为仰卧位，头偏向对侧。选择全身麻醉，头部置冰帽。转流血管可采用自体大隐静脉或直径 8mm 的带支撑环人工血管。

手术取锁骨上横切口。于胸锁乳突肌锁骨头在锁骨的附着处切断之，向上翻起。分离脂肪组织，显露前斜角肌和膈神经。酌情切断前斜角肌，牵开膈神经，多不需要切断中斜角肌，显露并游离锁骨下动脉，套带控制。将颈内静脉向牵开，显露并控制颈总动脉。全身肝素化后，Satinsky 钳阻断颈总动脉，取转流血管与其行端－侧吻合，确切排气后将阻断钳移到转流血管上，松颈总动脉阻断。完全阻断锁骨下动脉，取转流血管另一端与其行端－侧吻合。切口放置引流。

术中酌情应用颈动脉内转流管来保证颅内动脉供血。阻断颈动脉前需要全身肝素化，并适当提高血压。手术过程中手法要仔细、轻柔，以避免颈动脉硬化斑块脱落造成脑梗死。术中要注意避免出血和损伤胸导管、膈神经或导致气胸。

同类手术还包括：左侧颈总动脉－锁骨下动脉侧－侧吻合术、颈总动脉－颈总动脉转流术、锁骨下动脉－对侧颈动脉转流术。

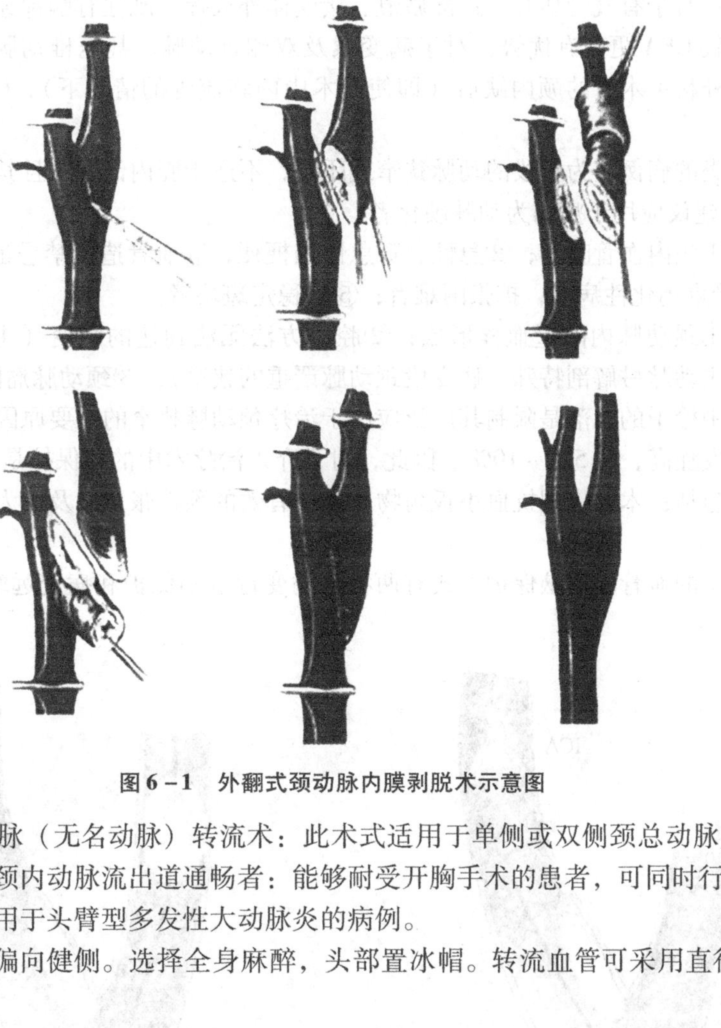

图 6－1　外翻式颈动脉内膜剥脱术示意图

（4）主动脉－颈动脉（无名动脉）转流术：此术式适用于单侧或双侧颈总动脉完全闭塞或长段重度狭窄的病变，且远端颈内动脉流出道通畅者：能够耐受开胸手术的患者，可同时行至单、双侧锁骨下动脉转流术。此术式多用于头臂型多发性大动脉炎的病例。

体位为仰卧位，头偏向健侧。选择全身麻醉，头部置冰帽。转流血管可采用直径 6mm、8mm 直型带支撑环人工血管。

手术取正中劈开胸骨的方法显露升主动脉，再根据情况向上延至颈部，或在颈部另做切口。人工血管走行于胸骨后前纵隔，牵开胸骨，切开心包，充分显露升主动脉。少有采用右侧第 4 肋间开胸的方法显露升主动脉，人工血管从第 1 肋间出胸，经皮下、锁骨前进入颈部。用 3－0 或 4－0 无创线将人工血管与升主动脉行端－侧吻合术，人工血管另一端与头臂动脉行端－侧吻合。术中升主动脉采用无创阻断钳侧壁钳夹部分阻断法。

如用口径较细的 6mm、8mm 直型人工血管，应选择正中劈开胸骨的方法，行人工血管与升主动脉吻合较易，且人工血管的走行更符合血流动力学的要求。如用口径较粗的“Y”形人工血管可以选择右侧第 4 肋间开胸的方法，以避免胸骨柄的压迫。直径 6～8mm 的人工血管均可与颈动脉相吻合，从临床症状改善情况比较，二者无明显差异，但是应用 6mm 直型人工血管，临床观察可以明显减少或避免术中、术后脑水肿的发生。对于有严重脑缺血的患者，只改善一侧颈动脉供血（用直径 6mm 人工血管）就足以改善脑缺血症状，并能较好地避免或减少脑水肿的发生。

（5）升主动脉双颈动脉转流术：双侧颈动脉病变可以行此术式。手术采用直径 16mm × 8mm 及 14mm × 7mm“Y”形人工血管。多采用右侧第 4 肋间开胸的方法显露升主动脉，人工血管从第 1 肋间出胸，经皮下、锁骨前进入颈部。手术方法和注意事项同上述。此种术式术后容易出现严重的脑水肿，而导致患者死亡。临床上发现双侧颈动脉病变的患者，多只行升主动脉－单侧颈动脉转流术，就可以取得满意的疗效。因此许多外科医师已经放弃了升主动脉－双颈动脉转流术术式。

（三）介入治疗

近年来国内外腔内治疗已广泛地应用于治疗颈动脉狭窄。其具有微创及可多次反复应用的特点。有不少学者将腔内列为首选的治疗方法。对于危重病例，一般状况差，无法耐受外科手术的打击，此时腔内治疗应作为首选；对于有气管切开、颈部瘢痕、接受体外放疗、既往有脑神经损伤史的症状性的颈动脉狭窄病例，CAS 较 CEA 更具有优势；对于病变累及双侧颈动脉、甚至椎动脉和（或）颅内动脉者，患者可能难以耐受外科手术时的颅内缺血（即使是术中内转流管的情况下），CAS 较 CEA 可能更具有优势。

头臂型大动脉炎的病例多为长段的动脉狭窄或闭塞，不适于腔内治疗；且其再狭窄率远较动脉硬化为高。因此 CAS 多建议应用于病因为动脉硬化者。

相对禁忌证：①颅内血管畸形；②急性、亚急性脑梗死；③血管造影禁忌证（严重的造影剂反应、慢性肾衰竭）；④严重钙化性病变，扩张困难者；⑤环稳定斑块者。

绝对禁忌证：①颈动脉内附壁血栓形成；②腔内方法无法到达的病变（主动脉弓分支严重扭曲、无合适导入动脉、主动脉弓解剖特殊、病变段颈动脉严重的狭窄）；③颈动脉瘤附近的病变。

腔内治疗过程中栓子的脱落是限制其广泛应用于治疗颈动脉狭窄的主要原因，无保护的腔内治疗围手术期神经系统并发症高，为 5% ~10%。因此，对于介入治疗术中的脑保护是十分必要的。

脑保护的措施包括：术前应用抗血小板药物，术中有效的预扩张，以及更为重要的术中血管腔内脑保护装置的应用。

目前临床上应用的血管腔内脑保护方式有两种：病变近端脑保护和病变远端脑保护（图 6－2，图 6－3）。

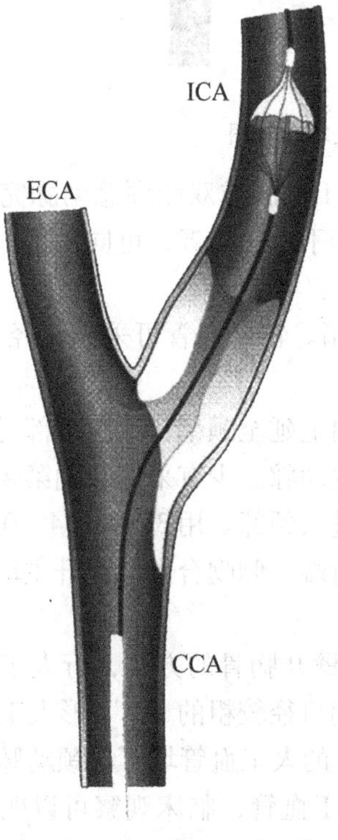

图 6－2　颈动脉腔内治疗脑保护装置：近端脑保护

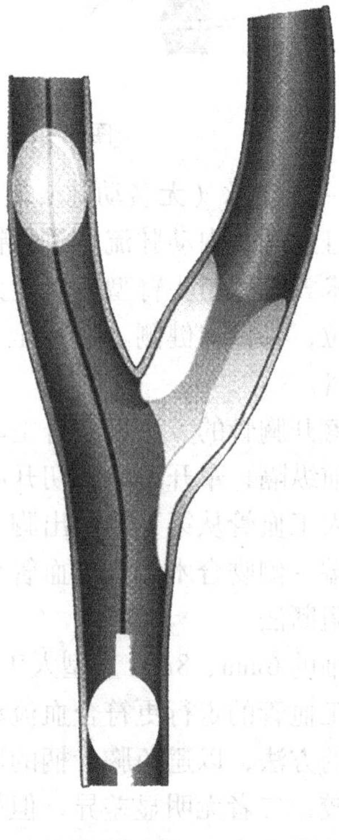

图 6－3　颈动脉腔内治疗脑保护装置：远端脑保护

1. 近端脑保护系统　是在颈总动脉（病变近端）以球囊阻断颈动脉正向血流，从而造成颈内动脉血流逆流，以防止颈动脉栓子进入颈内动脉。临床上以 MoMa 系统多用：将 MoMa 脑保护装置引入体内，将颈外动脉球囊置于颈外动脉起始段，并缓慢打起颈外动脉球囊，推注造影剂证实颈外动脉及其起始段的分支动脉（甲状颈干）已被完全阻断；缓慢打起颈总动脉球囊，推注造影剂证实颈总动脉血流已被阻断。此时，颈内动脉血流方向为逆向。此时从 MoMa 脑保护装置工作通道行颈动脉球囊扩张和支架置入术。操作完成后，充分抽吸潴留于颈总动脉阻断球囊以远动脉内的血液，以排除可能存在的碎屑。撤除颈外动脉阻断球囊及颈总动脉阻断球囊，造影后，撤出脑保护装置系统。

2. 远端脑保护系统　是基于导丝的一种滤器保护系统，远端为自膨镍钛伞臂支撑的伞形结构，外被带微孔的伞膜作为滤网。在行脑保护的同时能够保持颈动脉的正向血流灌注。交换导丝用于引导球囊扩张导管及支架释放。闭合的滤器是置于一释放鞘内，用于通过病灶。在病灶远端颈内动脉内后撤外鞘即可打开滤器。注意在选择滤器时应选用外径大于血管内径的滤器，保证滤器充分贴合于动脉壁，以确保滤过效果。手术完毕后沿导丝送入回收鞘管，将滤网和滤网内的栓子一起拉出体外。

在 PROFI 临床试验中，MRI－DWI 成像证实近端球囊阻断与应用滤器比较可有效减少新发脑缺血损伤（45.2% vs 87.1%），并且缺血灶数量及面积均小。但有限的经验发现，在局部麻醉下行腔内治疗，国人对于近端阻断球囊导致的颅内缺血耐受情况较差。

目前临床上应用的颈动脉支架多为激光切割的自膨式支架，具有良好的支撑力和顺应性。支架的设计多为开环式，以增加支架的顺应性；也有闭环式支架，多适用于病变局部钙化较重者。

介入治疗过程中，应给予足够的预扩张；放置支架后扩张酌情施行。每次扩张持续时间均尽量缩短，扩张间隔适当延长，以保障颅内的血供；行球囊扩张时应严密监测患者的心率、血压，如有降低应立刻停止扩张并迅速给予升压药物和阿托品。在进行腔内治疗时可酌情应用小剂量硝酸甘油或尼莫地平等血管扩张药物，以缓解手术操作造成的脑血管痉挛。

（四）CEA 与 CAS

CEA 与 CAS 孰优孰劣是目前争论的焦点。

术中应用脑保护装置的颈动脉腔内治疗可以作为颈动脉狭窄患者的一项有效治疗措施，但目前还没有确定的证据表明 CAS 比手术治疗更好地避免脑卒中的发生。

对于症状性颈动脉狭窄患者的指南推荐见表 6－1。

表 6－1　症状性颈动脉狭窄患者的指南推荐

指南	建议
2011 ACC/AHA	·对于无创影像学检查证实 ICA 管腔直径狭窄率超过 70%，或造影证实超过 50% 的症状性颈动脉狭窄患者，CAS 可作为除 CEA 外的另一治疗选择，预计围手术期卒中率或死亡率小于 6% [Ⅰ/B 类证据] ·对于症状性 ICA 重度狭窄（狭窄率≥70%）且手术困难的患者、有并发症使手术风险大大增加的患者，或有其他特殊情况如放射线诱发的狭窄、CEA 术后再狭窄的患者，可以考虑进行 CAS 术 [Ⅱb/B 类证据] ·能够证实围手术期死亡率和并发症发生率在 4%～6% 的术者（数据接近 CEA 及 CAS 相关临床试验结果），可以在上述特定情况下选择实施 CAS 术 [Ⅱa/B 类证据]
2011 修订后的 SVS	·对于大部分有干预适应证的颈动脉狭窄患者，从降低全因死亡率和围手术期死亡率考虑，CEA 优于 CAS [Ⅰ/B 类证据] ·对于狭窄率≥50% 的患者，在下列情况下 CAS 优于 CEA：气管切开、由于既往同侧手术史或体外放疗使局部组织瘢痕化或纤维化、既往脑神经损伤史，或者病变近及锁骨、远及 C_2 椎体 [Ⅱ/B 类证据] ·对于狭窄率≥50% 的患者，若伴有无法纠正的冠心病、充血性心衰或慢性阻塞性肺疾病，CAS 优于 CEA [Ⅱ/C 类证据]
ESC 2011	·对于 ICA 狭窄率在 70%～99% 有症状患者，基于预防再发卒中考虑，推荐行 CEA 手术 [Ⅰ/A 类证据] ·对于需要恢复血运的高外科手术风险的症状性颈动脉狭窄患者，CAS 可作为 CEA 的备选术式 [Ⅱa/B 类证据] ·对于需要恢复颈动脉血运的症状性颈动脉狭窄患者，在病源丰富且有资料证明死亡率或卒中率小于 6% 的中心，CAS 可作为 CEA 的备选术式 [Ⅱb/B 类证据]

表 6-2　无症状性颈动脉狭窄患者的指南推荐

指南	建议
2011 ACC/AHA	·对于经过严格筛选的无症状性颈动脉狭窄患者（造影证实狭窄率≥60%、多普勒超声证实≥70%），可以考虑行预防性 CAS 手术，但此情况下 CAS 手术是否优于单纯药物治疗尚未被证实［Ⅱb/B 类证据］
2011 修订后的 SVS	·直径狭窄率≥60% 的无症状患者，如果估计生存期为 3～5 年且围手术期卒中/死亡率可控制在≤3%，为了降低远期卒中的发生风险，应采用 CEA 术［Ⅰ/A 类证据］
	·对于直径狭窄率在 70%～99% 的无症状性颈动脉狭窄患者采用 CAS 作为首选治疗方式证据不足。对于经过筛选的无症状患者，当介入操作者有相当经验且其术后的综合卒中率和死亡率 <3% 时，CAS 与 CEA 相当［Ⅱ/B 类证据］
ESC 2011	·对于颈动脉狭窄率≥60% 的无症状患者，只要手术团队的围手术期卒中率和死亡率 <3%，且患者预期寿命超过 5 年，推荐行 CEA 手术［Ⅱa/A 类证据］
	·对于有指征恢复颈动脉血运的无症状患者，在病源丰富且有资料证明死亡率或卒中率小于 3% 的中心，CAS 可作为 CEA 的备选术式［Ⅱb/B 类证据］

近期，有症状的颈动脉狭窄患者术中应用脑保护行支架血管成形术与颈动脉内膜切除术比较的随机试验（steut - Pmtected angloplasty versus carotidendartectomy，SPACE）和症状性严重颈动脉狭窄患者内膜切除与血管成形临床试验（endarterectomy versus stenting inpatientswith symptomatic severe carotid stenosis，EVA - 3S）初步得出结论：对于有症状的高度颈动脉狭窄患者，在相同风险时，应更倾向于手术治疗。到目前为止的所有临床试验的一致结论：CEA 手术围手术期脑梗死发生率和死亡率低于 CAS。

对于无症状的颈动脉狭窄患者，ACC/AHA 指南提出 CAS 可以是一种治疗选择［Ⅱb/B］。而 SVS 指南则提出将 CAS 术用于无症状性颈动脉狭窄，证据不足。对无症状性颈动脉狭窄，ESC 指南对 CEA 给出的是Ⅱa 类推荐，而 CAS 为Ⅱb 类推荐，并且即使要做 CAS，也必须在规模较大的中心由有经验的医师或团队（要求卒中率和死亡率 <3%）进行。

大型多中心研究（CREST 和 SAPPHIRE）发现，对于无症状患者 CAS 与 CEA 结果相近。但 CAS 比 CEA 花费高得多。

另一些研究指出，单纯的最合理药物治疗（BMT）对于无症状的颈动脉狭窄患者已经足够。

新的指南中只有 ACC/AHA 指南给出推荐：对于症状性颈动脉狭窄患者，CAS “altemative to” CEA。ACC/AHA 指南可能被 CREST 试验结果误导。CREST 试验纳入 2 502 名患者平均随访 2.5 年，发现主要终点事件的 4 年发生率 CAS 与 CEA 无显著性差异（7.2% vs 6.8%，P = 0.51）。其主要终点事件包括卒中发生率、心肌梗死发生率和全因死亡率。分开来统计时，CAS 围手术期死亡率虽未及统计学显著性差异但是 CEA 的两倍多（9 CAS vs 4 CEA，P = 0.18），CAS 围手术期卒中率接近 CEA 组两倍且达到统计学差异（52 CAS vs 29 CEA，P = 0.01），特别是同侧卒中发生率 CAS 显著高于 CEA（37 CAS vs 17 CEA，P = 0.009）。但 CAS 术后心肌梗死发生率显著低于 CEA（14 CAS vs 28 CEA，P = 0.03）。CAS 的低心肌梗死发生率平衡了卒中发生率的差异，因此在总体主要终点事件的分析中得到与 CEA 相当的结果。

（五）术后颅内血管并发症

不是所有的脑梗死都发生在手术部位，CAS 和 CEA 都会导致后循环/对侧/多部位脑缺血，并以 CAS 多见，可能原因为导管引起主动脉弓斑块脱落；CEA 原因不明，主动脉弓、对侧颈动脉、后循环不稳定斑块及异位栓子可能是其原因。术后轻微脑梗死出现较早，尤其是术后当天，均可以在术后当天或第一天通过仔细的查体发现。术后严重脑梗死多于术后数天出现，尽管机制不明，但是给了我们相对的机会去预防这类并发症的发生，如严密的血压监控可能减少脑出血和脑梗死的风险，而应用抗血小板药物、他汀类降脂药物和良好的血糖控制，均能减少以上风险。

术后脑出血在 CEA 更常见，不能将出血原因简单归咎于术后应用双抗血小板药物。从出血发生的时间来看，其主要原因是高灌注综合征引起，因此术后密切监控血压对预防术后脑出血尤为重要。

（六）术后再狭窄

对于术后颈动脉再狭窄或闭塞的处理，CREST 临床试验（Carotid Revascularization End arterectomy versus Stenting Trial）将1 086例CAS与1 105倒CEA进行对比，术后2年，CAS支架再狭窄或闭塞发生率为6.0%，CEA再狭窄或闭塞发生率为6.3%，而术后4年再狭窄或闭塞发生率分别为6.7%和6.2%（病例脱落），并认为导致术后颈动脉再狭窄或闭塞的共同危险因素包括女性、糖尿病和高脂血症；而吸烟为CEA术后再狭窄或闭塞的单独危险因素。目前已发表的临床试验随访时间最长的为CAVATAS（Carotid and Vertebral ArteryTransluminal Angioplasty Study），共入组263例，其中CAS术后5年再狭窄或闭塞发生率为16.6%，CEA术后5年再狭窄或闭塞发生率为10.5%。

CEA再狭窄后可行二次外科手术或腔内治疗。

二次手术常见并发症为短暂脑神经麻痹（9.2%）、脑卒中甚至死亡（4.6%）。目前普遍观点认为二次外科手术难以避免因为操作困难导致脑神经损伤及出血，吻合口远端（近颅底）部位再狭窄病变，手术操作更加困难并导致高风险。

腔内治疗CEA术后再狭窄的优点包括；2年内的CEA再狭窄多为光滑的新生内膜增生腔内治疗时颅内动脉栓塞的发生率可能更低；避开二次外科手术解剖困难。有报道首次手术二次腔内治疗与初次腔内治疗术后并发症发生率相当。

CAS再狭窄以腔内治疗为主，包括球囊成形或切割球囊、支架，成功率颇高，但均为小宗病例报道，需要更多的研究来建立标准的治疗措施。对于钙化严重及次全闭病变不适于行二次腔内治疗者、支架内血栓形成等情况可考虑行外科手术治疗。

总之，颈动脉狭窄的病情复杂，并发症多，治疗风险大，治疗难度高。无论选用何种治疗方法都应仔细、慎重。新指南间的分歧或差异只能说明，症状性和非症状性颈动脉狭窄的最佳化治疗方式还是一个有争议的课题。指南间的不一致可能是在已有实验证据判读上存在偏倚导致的。需要更多的询证医学证据。

（张福涛）

第二节　颈动脉瘤

一、病因

颈动脉瘤病因大致与其他动脉瘤相同，最主要的原因是动脉硬化和创伤。其他病因包括各种类型的动脉炎性疾病、马方综合征、动脉中层囊性变性、动脉滋养血管的栓塞、梅毒或动脉感染等。医源性假性动脉瘤可见于血栓内膜剥离术以后，颈动脉壁薄弱导致颈动脉壁扩张；以及动脉移植术后的吻合口假性动脉瘤和动脉穿刺术后的假性动脉瘤。颈动脉瘤在周围动脉瘤内较为常见。病变部位包括颈总动脉、颈内动脉颅外段、颈外动脉及其分支的动脉瘤，其中颈外动脉瘤少见。颈动脉瘤发病部位的特殊性，可以导致严重的神经系统并发症，而危及生命，围手术期发生中枢并发症的风险较大，外科处理一定要慎重。

二、病理

颈动脉瘤病变一般发生在单侧。病变在颈总动脉及其分叉部的最多见，其次是颈内动脉，颈外动脉瘤少见。由于颈动脉壁薄弱所致的真性颈动脉瘤，一般呈椭圆形或圆球形，瘤体近、远心端动脉可迂曲，动脉瘤内常可有血栓存在。

三、临床表现

1. 症状　颈前部侧方膨胀性搏动性肿物，可以逐渐增大，一般为单个，椭圆形或圆球形多见。动脉瘤增大可产生压迫症状，压迫迷走神经及喉返神经可产生声音嘶哑，压迫交感神经可引起霍纳（Ho-

mer）综合征，压迫臂丛神经可引起同侧肢体麻木、疼痛、无力和感觉异常等，压迫气管产生呼吸困难，压迫食管产生吞咽困难。颈总及颈内动脉瘤可以影响颅内血供，出现发生头晕、头痛、眼花、复视、耳鸣，以及记忆力减退，甚至一过性体位性昏厥、失语和偏瘫等；瘤内血栓脱落或瘤内斑块脱落，可导致短暂性脑缺血（TIA）和脑梗死。偶有动脉瘤破裂引起出血和窒息而猝死。

2. 体征　沿颈部动脉走向可触及膨胀性、搏动性肿块，其范围自锁骨上胸锁乳突肌前缘向上至下颌角处。触诊时动脉瘤局部有时可触及震颤，尤其是当瘤体流出道有狭窄时更为明显。用力压迫颈总动脉起始部，暂时阻断血流，动脉搏动可减弱或消失，有时瘤体可缩小、变软，杂音和震颤也可减弱或消失。动脉瘤有时可闻及收缩期杂音，这是因为瘤内血流形成涡流所致，但如瘤内有血栓形成时，杂音可不明显。动脉瘤压迫气管时，气管可明显向健侧偏移；压迫咽喉部时，口腔检查可见局部有搏动性隆起肿块；压迫喉返神经时，声带检查可见一侧声带麻痹；压迫交感神经时，可产生同侧眼球下陷、眼睑下垂、眼裂狭窄、瞳孔缩小，同侧面部、颈部、上肢无汗、皮温升高等霍纳综合征的表现。瘤内血栓形成或动脉扭曲，可导致脑供血不全的体征，表现为视力低下、肢体肌力减退和共济失调等。

四、辅助检查

1. 彩色超声多普勒（Duplex scanning）　为目前最佳颈动脉无创检查仪，它不但可显示颈动脉瘤的解剖图像，还显示瘤内血栓及血流量、流速、血流方向等。诊断颈动脉的通畅程度的准确性在95%以上。

2. 经颅多普勒超声　可描记颈动脉、椎动脉和颅内动脉的波形，从而可分析有无动脉狭窄或闭塞：同时可以提示有无颅内前、后交通的开放。条件许可的情况下，压迫患侧的颈动脉，行此项检查，可以更确切地显示前、后交通开放的情况。在术中阻断颈动脉时，可以应用此项检查监测患侧颅内供血的情况。

3. CTA、磁共振动脉成像（MRA）　是一种无创性的断层扫描计算机成像技术，能够三维成像，较为清晰地显示颈动脉瘤及其动脉分支的形态、结构（图6－4）。

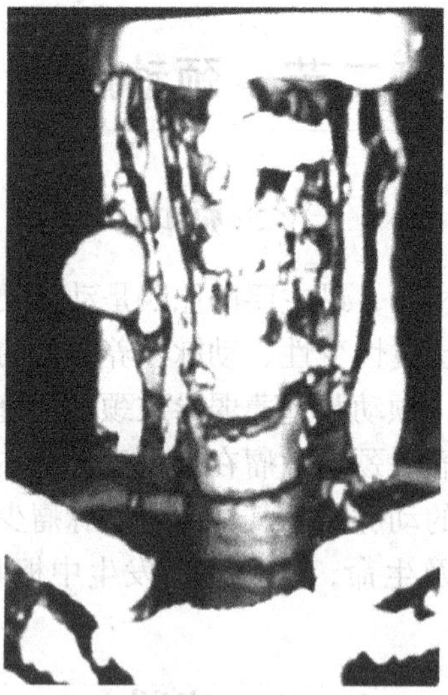

图6－4　螺旋CT三维血管成像

颈总动脉假性动脉瘤和颈动脉破口

可以帮助明确动脉瘤的性质、形态、直径、累及的范围、动脉通畅的情况、有无附壁血栓形成、动脉硬化斑块。目前，对于多数病例，CTA可以替代动脉造影作为确定手术方案的依据。如有必要，可以同时了解颅内动脉的情况。

4. 选择性颈动脉造影术（图6－5）　股动脉入路颈动脉选择性造影和颅内动脉造影可清楚显示动脉的轮廓，同样可以显示动脉瘤的性质、形态、直径、累及的范围、动脉通畅情况，但是对瘤体内血栓形成以及动脉硬化斑块的显示不如彩超和CTA检查。

升主动脉造影显影效果不佳，仅适用于选择性造影时颅内动脉栓塞风险高危者。

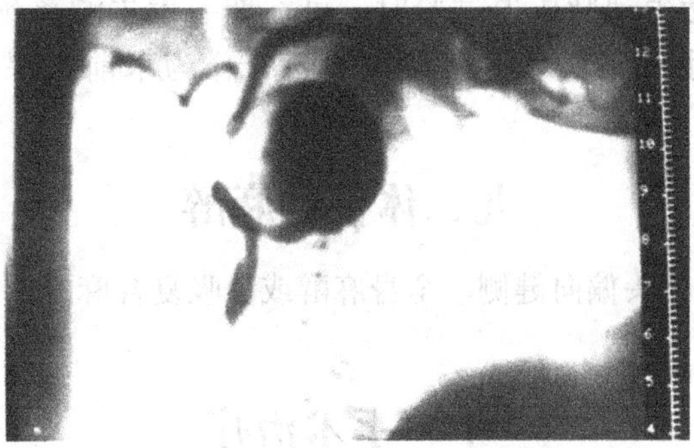

图6－5　选择性颈动脉造影

可见圆球形颈内动脉瘤

5. 免疫学检查　对于病因怀疑为炎性动脉瘤者，应行相关免疫学检查。

6. 头颅CT或MRI检查　明确有无脑梗死、颅内出血等。

五、诊断和鉴别诊断

颈动脉瘤诊断比较容易，颈部膨胀性、搏动性肿物为其主要特点。彩色超声检查、CTA、MRA和动脉造影可以明确诊断。

颈动脉体瘤位于颈动脉分叉部，动脉造影可见颈内、外动脉呈“杯口”样分离，肿物血运丰富，多为颈外动脉供血。颈部神经源性肿瘤包括神经鞘瘤和交感神经纤维瘤，肿物自深部将颈动脉分叉推向浅表，动脉造影也可显示颈内、外动脉分离，但肿物无明显血管染色。腮裂囊肿位于动脉浅部，多不影响动脉。颈动脉扩张症和颈动脉迂曲影像学检查可以明确诊断。海绵状血管瘤和动静脉瘘的动脉造影亦有特异的影像。扁桃体周围脓肿及淋巴结炎等有时也需要与颈动脉瘤相鉴别。

六、手术适应证

颈动脉瘤患者如不积极外科治疗，70%可因瘤内血栓形成、栓塞造成脑供血不足和脑梗死，致残、致命；动脉瘤破裂可以导致大量出血和窒息，而导致患者死亡。因此，一经诊断需要尽早行干预治疗。瘤体巨大，有颈部压迫症状；瘤内有血栓；有颅内缺血或短暂性脑缺血症状者，更应及早手术治疗。

七、手术禁忌证

绝对禁忌证：全身情况差不能手术者、同时伴发颅内出血性疾病者。对于近期有大面积脑梗死，术后颅内出血风险高危者，应谨慎评估手术治疗时机。

八、术前准备

（1）完善影像学检查，以决定治疗方案和判断预后。

（2）颈动脉压迫试验（Matas试验）：术前做此试验，目的在于了解和帮助脑侧支循环的建立，即前、后交通的开放。方法是每日多次压迫患侧颈总动脉根部，完全阻断颈总动脉，根据患者耐受的情况，压迫时间可逐日延长，直至压迫20～30分钟。对于颈总动脉瘤者；瘤体内血栓形成或动脉硬化重，血栓或斑块脱落风险高危者；炎性动脉瘤者；健侧颈内动脉或颅内动脉有狭窄或闭塞性病变者；患侧颈内动脉或颅内动脉狭窄严重者，不建议行颈动脉压迫试验。

由于颈动脉压迫试验有导致颅内缺血和栓塞的风险，以及出于对此方法有效性的怀疑，有学者对此方法持反对意见。我们的经验是，对于无禁忌的患者，颈动脉压迫试验是安全的；即使在行颈动脉压迫时，不能确保全程有效地完全压迫颈动脉，但此方法对于前、后交通的建立是确实有效的，经颅超声多普勒可以明确之。

（3）若瘤体巨大，无法做颈动脉压迫试验时，可一期手术先游离颈总动脉根部，套止血带，逐步分期直至完全缩扎颈总动脉，目的为建立侧支循环，作为术前脑保护的方法之一。目前已极少应用。

九、体位和麻醉

仰卧位，肩部垫枕略抬高，头偏向健侧。全身麻醉或静吸复合麻醉，术中注意头部降温脑保护，颈动脉阻断时应适当升高血压。

十、手术治疗

1. 颈动脉瘤切除和血管重建术　是手术治疗的首选方案。具体手术方法是根据瘤体部位，取环绕下颌角切口或胸锁乳突肌前切口，游离显露近、远端颈动脉及暴露瘤体，注意保护舌下神经、迷走神经和颈襻等。血管移植物首选大隐静脉，切取大隐静脉一段，分支逐一结扎，以肝素盐水轻轻加压注入大隐静脉内，使之适度扩张，置于肝素盐水内备用。经静脉全身肝素化（肝素 0.5 ~ 1mg/kg 体重），用小心耳钳部分钳夹近侧颈总动脉，不完全阻断患侧的颈动脉血流。以尖刀纵切动脉钳闭部长 8 ~ 10mm，行大隐静脉 - 颈总动脉端 - 侧吻合，吻合毕，用小无创钳钳夹移植静脉的另一端后，松开小心耳钳，移植静脉立即出现搏动。准备远侧吻合所需器械和缝线后，在靠近瘤体侧钳夹阻断颈内动脉近心端，然后以小心耳钳在尽量靠颅底处夹颈内动脉，将其切断，尽可能多地保留供吻合的颈内动脉段。用 6 - 0 Proline 线，取两点法，迅速完成大隐静脉 - 颈内动脉端 - 端吻合，恢复血运，证明通畅无漏血后，最后将动脉瘤和被累及的颈动脉一并切除，颈动脉断端以 5 - 0 Proline 无创缝线做连续缝合，完成手术。关于血管移植物，也可选用同侧甲状腺上动脉，若颈动脉蜿蜒屈曲时，常可行颈动脉对端吻合术（图 6 - 6 ~ 图 6 - 9）。6 ~ 8mm 的 PTFE 人造血管也可作为移植材料。

高位颈动脉瘤上极可达颅底，远心端颈内动脉由于瘤体的遮挡，极不容易显露。我们曾采用控制近心端颈内动脉后，直接破瘤而入，再在瘤腔内向远端插入 3F 或 4F 的 Fogarty 球囊导管，球囊充水后成功地控制出血，然后可重建颈内动脉，直至最后结束动脉吻合后撤除 Fogarty 导管。直接破瘤而入，利用 Fogarty 导管控制出血的方法，可用于处理难以控制出血的复杂动脉瘤。破瘤前应准备有效作快速输血的静脉通路，并准备充足的血源。

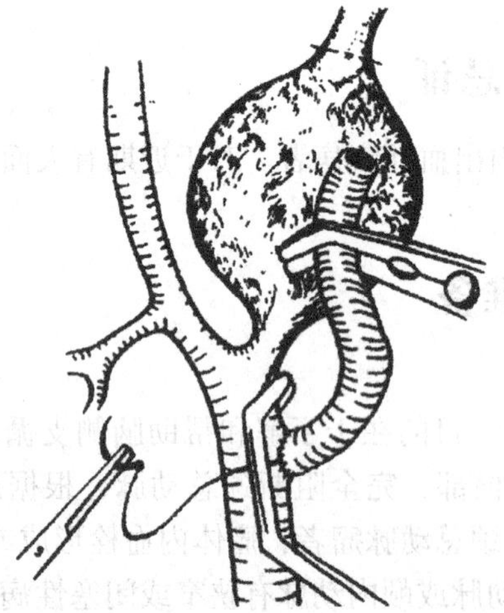

图 6 - 6　用小心耳钳部分钳夹近侧颈总动脉，行大隐静脉，颈总动脉端 - 侧吻合

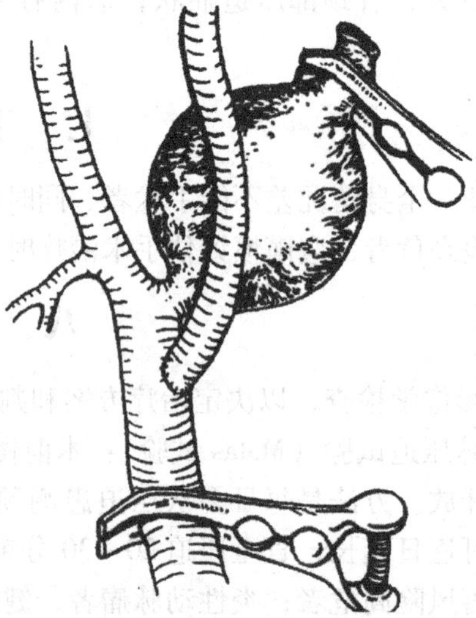

图 6 - 7　切断瘤体颈内动脉先完成大隐静脉 - 颈内动脉瘤端 - 端吻合，再切除瘤体

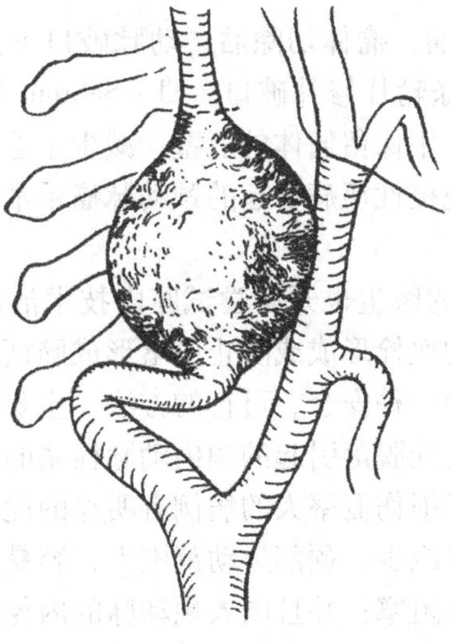

图6-8 颈内动脉近心端常屈曲，瘤体切除后，可行颈内动脉对端吻合

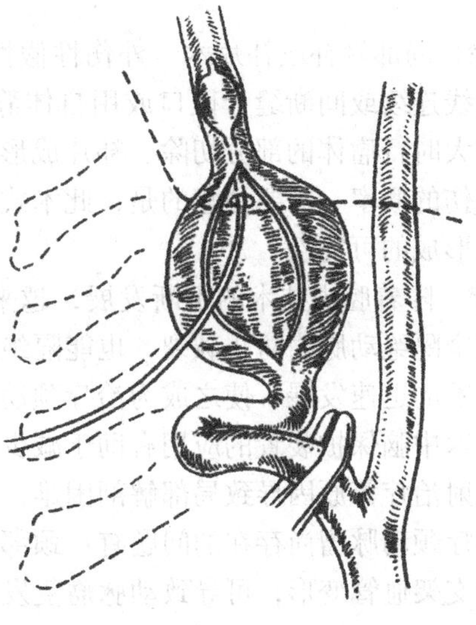

图6-9 高位颈动脉瘤，腔内用4F Fogarty导管控制出血

颈动脉瘤切除和血管重建时必然要阻断一侧脑血流，造成暂时性脑缺血的过程。因此手术过程中保护脑组织免受缺氧的损害，是减少术后并发症，确保手术成功的关键。术中的脑保护方法有以下几种：

（1）术中采用全身性低温麻醉和暂时性转流术。据Stone研究证明，全身降温28.3℃，可以减少脑部代谢率60%～75%，这样比常温下阻断时间可延长3～4倍，由于对全身的影响较大，可能引起凝血机制障碍和严重的心律失常。此方法已少有应用。全身麻醉下头部局部降温也能有效地延长阻断时间。

（2）近年来颈内动脉内转流管比较广泛地应用于颈动脉手术，术中将转流管一端插入颈总动脉，另一端越过动脉瘤瘤体插入颈动脉的远心端，建立一个暂时性的颈动脉血流通道，这样就可以比较从容地切除动脉瘤和尽量缩短脑缺血的时间。但其弊端是内转流管会影响局部手术操作；内转流管的阻断球囊有导致动脉内膜损伤的可能，而增加颅内动脉栓塞、局部血栓形成以及远期再狭窄的可能性。

（3）北京某医院首创应用了无低温、无转流的颈动脉重建手术的方法，只要经颈动脉压迫试验能耐受20～30分钟，颈内动脉造影见颈内动脉颅外段有1.5cm以上的正常部分可供血管吻合，加上熟练的血管吻合技巧，便可采用此法。颈动脉瘤切除术中我们常采取冰帽头部降温和在颈动脉阻断时常规适当提高患者的血压等措施，有效地防止了术后严重并发症的发生。无低温、无转流的颈动脉重建的方法简化了手术程序，平均手术时间2～3小时，平均颈动脉阻断时间约10分钟，术中出血少，本组病例无手术死亡者，术后无明显神经系统并发症出现。

2. 颈动脉结扎　20世纪70年代以前，由于技术、器械、血管代用品等多方面的限制，颈动脉结扎瘤体旷置术是治疗颈动脉瘤的主要方法，这种方法使得脑缺血损害带来的相应并发症发生概率大大增加。70年代以后，颈动脉瘤切除后的动脉重建和脑血流的恢复逐渐成为颈动脉瘤治疗的一个重要步骤，单纯颈总动脉或颈内动脉结扎不再应用。但是在一些特殊病例的治疗中可采用此术式，如感染性的颈动脉瘤，动脉瘤破裂大出血紧急情况下的抢救手术等。Ehrenfeld认为，当颈内动脉逆向压力大于70mmHg时，行颈动脉结扎是安全的。因此，如果考虑行颈动脉结扎术，术前颈动脉压迫试验和术中的颈内动脉逆向压力测定是必要的。另外，颈动脉结扎术的偏瘫常发生在术后数小时至数日，原因多为颈内动脉继发血栓形成，因而术后应常规肝素抗凝7～10日。颈外动脉可直接行瘤体切除，颈外动脉结扎，无需重建血管。

3. 动脉瘤缩缝术即动脉瘤内缝合术　也称为Matas手术，手术既想恢复颈动脉的解剖原形，又从生理上使大脑处于正常供血状态。此法不能完全切除瘤体，而且缝合后动脉管壁的不完整和狭窄是难免的，易引起继发血栓及缝合处的出血和渗血，故此法一般已不再采用。但对颈内动脉入颅端的棱形动脉瘤，若术者估计操作困难时，以此法为安全，因为在颅底重建血管操作困难，易造成出血和延长脑缺血的时间。

4. 瘤体切除，局部修补或补片术　外伤性假性动脉瘤，瘤体切除后，动脉破口不大时，可行局部修补，即用无创线连续或间断缝合破口或用自体静脉或涤纶片修补破口。El－Sabrout 和 Cooley 等主张在动脉瘤瘤体较大时行瘤体的部分切除、补片成形术，术中保留瘤体的后壁，减少了迷走神经、舌下神经、喉返神经损伤的概率。需要注意的是，此术式对于免疫性疾病引起的颈动脉瘤手术时应慎重，因会增加动脉瘤再次形成的可能性。

5. 介入治疗　随着腔内技术的不断发展，越来越多的医生也开始尝试腔内技术治疗颈动脉瘤，覆膜支架不但能完全隔绝动脉瘤防止破裂，也能隔绝可能的血栓形成或防止脱落形成脑梗死。

血管腔内技术的迅速发展，使之成为治疗颈动脉瘤的一种安全、可行的方法。主要包括应用覆膜支架隔绝动脉瘤；术中脑保护装置的应用有助于减少术中血栓脱落引起的颅内动脉栓塞的风险。尤其对于二次手术或者放射治疗等原因导致局部解剖困难，脑神经损伤概率大的病例有明显的优势。

介入技术治疗颈动脉瘤尚存在的问题有：颈部被盖组织少，颈部运动范围大，容易造成支架血管受外力的压迫，使支架血管变形，可导致动脉瘤复发或动脉阻塞；并且国人颈动脉的内径比较细，术后容易出现再狭窄或血栓形成。目前尚无大宗应用覆膜支架治疗颈动脉瘤的报道，无远期的随访结果，这些问题有待临床进一步的观察和研究。

十一、术后并发症的防治

（1）术后护理特别需注意有无因脑组织缺血缺氧所造成的脑损伤。全身麻醉清醒后，应注意患者神志和有无偏瘫发生等。

（2）术后常规应用肝素抗凝治疗 7～10 天，以防移植血管、颈内及颅内动脉血栓形成。术前已应用抗血小板药物者，可以酌情不应用抗凝治疗。

（3）脑缺氧常可致脑水肿，可采用甘露醇脱水治疗。床头抬高，可以有助于缓解脑水肿的发生。

（4）术后仔细观察切口有无出血，避免血肿压迫呼吸道造成窒息或压迫移植血管造成血栓形成等。

（5）颈动脉瘤多数系动脉硬化所致，术后限制进食高胆固醇类动物性食物并戒烟，降脂和抗血小板药物治疗是必要的。

十二、小结

颈动脉瘤切除和颈动脉血管重建术目前仍是治疗颈动脉瘤的主要方法，术前颈动脉压迫试验有助于了解及帮助颅内前、后交通的建立，提高手术的安全性。术中脑保护、头部降温、颈动脉阻断时，适当升高血压等措施减少了术后并发症的发生。对于复杂的颈动脉瘤可以应用无低温、无转流的颈动脉重建的方法以及 Fogarty 导管控制远心端出血的外科手术方法。覆膜支架植入术对于治疗颈动脉瘤安全、操作较简便，近期通畅率令人满意，但远期效果尚待观察。

（张福涛）

第三节　颈动脉体瘤

颈动脉体瘤是一种较罕见的疾病，又称化学感受器肿瘤。1743 年，Von Haller 首次描述颈动脉体瘤。1880 年，Reigners 首次尝试切除颈动脉体瘤，术后患者未能幸存。1886 年，Maydl 第一次成功切除颈动脉体瘤，但术后并发失语和偏瘫。在美国，Scudder 于 1903 年成功进行第 1 例颈动脉体瘤切除术，术中颈动脉得以保留且避免了重要神经损伤。迄今，文献报道的颈动脉体瘤仅约 1 000 例。

一、病因和发病率

颈动脉体瘤的发病年龄为 20～80 岁，好发年龄为 50 岁左右。由于颈动脉体瘤较为罕见，发病率难以准确统计。颈动脉体瘤可分为散发性和家族性两类，散发性的双侧发病率为 5%，而家族性的双侧发病率可达20%。1988年，Hallett报道1935—1985年在Mayo医疗中心治疗的153例颈动脉体瘤。尽管他们报道的例数超过其他任何医疗中心，但每年诊治仍不过三四例。关于发病率性别比例尚有争议，有文献报道男女发病率之比为3∶1。

家族性颈动脉体瘤男女发病率相等，这支持了家族性颈动脉体瘤是常染色体遗传性疾病的观点。研究表明，家族性颈动脉体瘤患者的常染色体11q23上的SDHD基因（琥珀酸泛醌氧化还原酶亚单位D基因）发生突变，SDHD基因编码了琥珀酸泛醌氧化还原酶的细胞色素b的小亚单位（cybS）。由于cybS是线粒体上的重要的电子呼吸链蛋白，而电子呼吸链又与氧的代谢密切相关，因此，SDHD基因可能是家族性颈动脉体瘤的遗传基因。

高原地区长期慢性低氧刺激使颈动脉体组织增生，是促使颈动脉体瘤发病的重要因素，但是从组织增生到肿瘤形成的过程仍不明确。平原地区散发病例的发病原因也尚未明了。有学者提出肿瘤发病机制假说：一系列复杂步骤引起癌基因激活和肿瘤抑制基因灭活，这两种机制对肿瘤发生起协同作用。近年来发现癌基因c－myc、bcl－2、c－erbB2、cerbB3和c－jun在颈动脉体瘤中异常表达，可能与颈动脉体瘤的发生有关。c－myc影响细胞分化增殖，它与神经嵴来源肿瘤等多种肿瘤有关。bcl－2的蛋白产物是线粒体内膜蛋白，它还在成神经细胞瘤和其他神经来源肿瘤细胞内表达。c－erbB2和cerbB3是与表皮生长因子受体（EGFR）有关的受体，在嗜铬细胞瘤等多种肿瘤内发现c－erbB2和cerbB3的倍增和过度表达。c－jun与细胞生长有关，它的过度表达被认为与肿瘤发生直接相关。

二、解剖与生理

颈动脉体是一个扁椭圆形小体，体积约5mm×3mm×2mm，位于颈动脉分叉后方，以纤细的Meyer韧带与颈动脉分叉处外膜相连。颈动脉体血供来源为颈外动脉至Meyer韧带内小动脉。颈动脉体来源于中胚层第三腮弓和外胚层神经嵴细胞。神经嵴细胞最终分化形成嗜铬细胞。光学显微镜观察发现，颈动脉体瘤组织学结构与正常颈动脉体相似。颈动脉体主要由上皮样细胞组成，细胞聚集成团，细胞团之间有丰富的毛细血管，因此，颈动脉体瘤血供极为丰富。上皮样细胞是Ⅰ型细胞，又称主细胞或球细胞，体积较大，数量较多，多聚集成团，细胞质内含有微小嗜酸性颗粒。聚集成团的上皮样细胞之间是间质细胞，即Ⅱ型细胞，细胞质内不含或只有少量颗粒。Ⅰ型细胞是化学感受器，可将化学刺激传入附着于表面神经末梢，再经舌咽神经传入纤维传导至延髓网状结构。借助细胞化学技术在Ⅰ型细胞内发现了肾上腺素、去甲肾上腺素和5－羟色胺。但是据报道仅有少数颈动脉体瘤发生高血压。因此，对于缺乏高血压症状的颈动脉体瘤患者，儿茶酚胺代谢产物的筛选检查没有意义。

副神经节瘤可分为嗜铬细胞瘤和非嗜铬细胞瘤，嗜铬细胞瘤能分泌儿茶酚胺。目前研究表明，Ⅰ型细胞内含有嗜铬颗粒，提示颈动脉体能够分泌儿茶酚胺。经统计最多有5%的颈动脉体瘤具有内分泌活性。鉴于很多颈动脉体瘤患者患有其他肿瘤，尤其是嗜铬细胞瘤。有人提出，颈动脉体瘤是神经嵴病变的一部分，神经嵴病变是多种病变并存的，例如Ⅰ型和Ⅱ型多内分泌瘤。Ⅰ型和Ⅱ型多内分泌瘤累及组织是由胚胎神经嵴细胞分化而来的，例如颈动脉体和甲状腺髓质。

颈动脉体血流量和耗氧量极大，血流量可达0.2L/（g·min），超过了甲状腺、脑和心脏血流量。颈动脉体对低氧血症刺激最敏感，高碳酸血症和酸中毒也可刺激颈动脉体。颈动脉体化学感受器兴奋时，可反射性引起呼吸运动加深加快，呼吸改变又反射性影响循环功能，因此使机体发生呼吸频率加快、潮气量增加、心率加快、心排血量增加、心脑血流量增加、腹腔内脏血流量减少等变化。

三、病理

肉眼观察颈动脉体瘤，边界清楚但没有真正的包膜，质地韧，呈红褐色。随着颈动脉体瘤逐渐增大，颈内动脉和颈外动脉之间被颈动脉体瘤撑开，使颈动脉分叉呈杯状增宽。颈动脉体瘤常用病理分级是Shamblin分级法：

Ⅰ级：颈动脉体瘤体积较小，与颈动脉粘连极少，手术切除无困难。

Ⅱ级：颈动脉体瘤体积较大，与颈动脉粘连较多。瘤体可被切除，但手术中需要临时的颈动脉腔内转流。

Ⅲ级：颈动脉体瘤体积巨大，瘤体将颈动脉完全包裹，手术可能需要颈动脉切除和血管移植。

光镜观察颈动脉体瘤，发现组织学结构与正常颈动脉体相似，也是由聚集成团的Ⅰ型细胞和填充其间的Ⅱ型细胞构成，滋养血管丰富。

多数颈动脉体瘤生长缓慢，表现出良性肿瘤特征，但据报道有2% ~50%的颈动脉体瘤属于恶性。颈动脉体瘤的良、恶性鉴别，不能依靠病理学检查，即在光镜下观察细胞核形态和有丝分裂来确定，而应根据其是否具有恶性肿瘤生物学特性，即局部淋巴结和远处脏器转移而定。多数学者认为颈动脉体瘤转移率约5%，发生转移部位除了局部淋巴结，还有肾、甲状腺、胰腺、小脑、肺、骨、臂丛神经和乳房等。

四、临床表现

颈部增粗或下颌角下无痛性肿块常常是颈动脉体瘤的首发症状。其他非特异性症状包括颈部疼痛、肿块压痛、声音嘶哑，以及耳鸣、晕眩、视物模糊等脑组织血供障碍表现。首次发现颈部肿块与手术治疗之间往往相隔数年。未经手术的颈动脉体瘤很少发生脑神经病变，网舌咽神经、迷走神经、副神经、舌下神经和颈交感神经受瘤体侵犯，而出现的症状有吞咽困难、声音嘶哑、伸舌偏向患侧等。患者很少出现单侧中枢神经症状和体征，但头晕很常见。由于约5%的颈动脉体瘤具有神经内分泌活性，一些患者主诉头晕、面色潮红、心悸、心动过速、心律不齐、头痛、出汗和畏光。神经内分泌活性有显著的麻醉效果。

颈动脉体瘤最典型体征是Fontaine征：下颌角下肿块附着于颈动脉分叉，可垂直于颈动脉方向移动，但不可沿颈动脉方向移动。颈动脉体瘤与颈动脉紧密相连，因此常可扪及瘤体搏动。颈动脉可能被瘤体压迫狭窄而闻及血管杂音，但是由于颈动脉常有粥样硬化性狭窄，所以颈动脉杂音是非特异性体征。因迷走神经和舌下神经受到侵犯而出现神经体征者较为罕见，出现Homer综合征者更为罕见。颈动脉体瘤触诊多无压痛，质地韧，组织紧密。有些颈动脉体瘤可向口腔内生长，口腔检查可发现瘤体向咽部膨出。家族性颈动脉体瘤双侧发病率高达20%，散发性颈动脉体瘤也达到5%，因此，健侧颈部也应仔细触诊。

五、诊断

颈动脉体瘤应与其他颈部肿块鉴别，如淋巴瘤、颈部淋巴结恶性肿瘤转移、颈动脉瘤、甲状腺病变、下颌下腺瘤和腮裂囊肿。尽管病史和体格检查对颈动脉体瘤诊断有很大帮助，但最终确诊仍需借助多普勒超声、颈动脉造影、CTA和MRA等影像学诊断技术。

彩色多普勒超声准确、无损伤，是颈动脉体瘤首选检查手段。超声可发现颈动脉分叉处肿块血供极其丰富，肿块使颈动脉分叉增宽呈杯状。颈动脉体瘤的丰富血供显示为彩色血流图像，因此，超声可以此与上述其他颈部肿块鉴别。此外，超声还能发现伴发的颈动脉狭窄。

颈动脉造影仍然是诊断颈动脉体瘤的“金标准”。造影可以发现颈动脉分叉增宽呈杯状，瘤体内有丰富的细小滋养血管。正常颈动脉体的血供来源于颈外动脉，而增大的颈动脉体瘤血供来源除了颈外动脉，还有颈内动脉、椎动脉和甲状颈干。额外的血供增加了手术显露和止血的困难，因此，术前通过造影明确血供的来源至关重要。双侧颈动脉造影发现伴发的动脉粥样硬化、侧支循环具有重要意义。

CTA和MRA都能用于颈动脉体瘤的诊断。MRA较CTA优越之处在于可以清晰地显示颈动脉体瘤和周同组织间的关系。MRA对含水组织极为敏感，能轻易地区分血供丰富的颈动脉体瘤和其他颅底软组织。

铟$^{-111}$闪烁法不仅能发现颈动脉体瘤，还能发现全身转移灶，因此可作为颈动脉体瘤切除术后的随访手段。颈动脉体瘤有生长激素抑制素受体，而Penetetreotide具有生长激素抑制素相似的特性，经静脉注射后与颈动脉体瘤及其转移灶受体结合。与Penetetreotide分子结合的铟$^{-111}$可以被单光子发射计算机断层显像发现，从而清晰地显示颈动脉体瘤及其转移灶。

六、治疗原则

颈动脉体瘤的恶变率在5%以上，即使不发生恶变，逐渐增大的瘤体包绕颈动脉及其分支，使手术难度和危险性大大增加。因此治疗原则为，一旦诊断明确应立即完整切除瘤体。早期颈动脉体瘤体积较小且无明显症状，尽早手术可减少术中脑神经和颈动脉损伤。令人遗憾的是，多数颈动脉体瘤被发现时已达 ShamblinⅡ级或Ⅲ级。颈动脉体瘤切除术中，灵活运用动脉造影和现代外科技术，使术后脑卒中发生率从30%降至5%。但是脑神经损伤发生率仍然高达20%～40%。由于脑神经损伤风险太大，而多数颈动脉体瘤体积小，生长缓慢，因此，有学者对颈动脉体瘤手术切除的合理性提出质疑。然而，当瘤体较小时，外科手术风险相对较小，因此，应尽早手术切除以减少脑神经损伤。双侧颈动脉体瘤切除术后，常出现血压反射功能衰竭综合征。患者可出现间歇性高血压和血压剧烈波动，伴随头痛、头晕、心动过速、出汗和面色潮红。患者处于安静状态时，又会出现低血压和慢心率。患者全身循环状态很大程度上与大脑刺激相关，还可出现严重的情绪波动。血压反射功能衰竭综合征的原因可能是切除颈动脉体瘤时损伤舌咽神经、舌下神经或舌咽神经颈动脉窦支，破坏颈动脉窦的神经通路，中断血压反射弓。因此，应尽量避免双侧颈动脉体瘤切除。放射性核素治疗仅对残余病灶和防止术后复发有一定疗效，不能单独用于治疗颈动脉体。术前放疗会增加手术难度。化疗对颈动脉体瘤无效。

七、手术方法

虽然颈动脉体瘤切除术不断发展和完善，但术后神经损伤发生率并未明显下降。因此，术前应仔细评估脑神经功能。对于可能有内分泌活性的颈动脉体瘤，或者临床表现未显示有内分泌活性的双侧颈动脉体瘤，都应进行儿茶酚胺筛选检查。

颈动脉体瘤切除术前是否要行动脉栓塞术尚有争议。一些学者认为动脉栓塞可以减少颈动脉体瘤血供，减少术中失血量，降低手术难度，从而使手术更安全。但是经皮动脉栓塞导致颈内动脉或脑动脉栓塞的风险不容忽视。

术中出血量较大，可考虑使用自体血回输装置减少库存血用量。有学者认为，术中脑电图监测可以尽早发现脑组织缺血，及时采取补救措施，增加了手术安全性。为避免脑神经损伤，除仔细解剖瘤体周围结构之外，还可使用双极电凝器避免热传导灼伤神经。

颈动脉体瘤位置较高时，远端颈内动脉和近颅底部位显露较困难。Dossa 应用简易临时下颌骨半脱位术成功地解决了这一难题。简易临时下颌骨半脱位术具有简单易行、省时、损伤小、并发症少等优点。但是下颌骨半脱位术必须在术前完成，因此，需要事先对下颌骨半脱位术的必要性做出准确评估。

颈动脉体瘤切除术一般选择气管插管全身麻醉。如需行下颌骨关节半脱位术，则应经鼻气管插管。患者仰卧位，头部向对侧倾斜45°，颈后垫薄枕。术中沿胸锁乳突肌前缘耳后做纵切口，可使手术视野清晰可辨。如果颈动脉体瘤巨大，做改良T形颈部切口更便于切除瘤体。切口做于耳前，将腮腺移开并保留面神经，这样便于显露远端颈内动脉。

针对 Shamblin 各级的颈动脉体瘤，应采用不同手术方法。ShamblinⅠ级瘤体体积小，与颈动脉粘连少，应行颈动脉体瘤切除术。切除颈动脉体瘤应从下端开始，逐渐向头端解剖。解剖较困难的2个部位是颈动脉分叉和颈动脉体瘤后侧，瘤体后侧常包绕喉上神经。当颈动脉体瘤位置甚高时，应在二腹肌后腹进入乳突沟处分离之。当解剖远端颈内动脉时，应分离二腹肌以便于显露切除茎突下颌韧带。术中应仔细辨认保护舌下神经和迷走神经。由于颈动脉体瘤血供主要源于颈外动脉，因此，阻断颈外动脉可以减少瘤体出血和体积，颈外动脉还可以作为“把手”转动瘤体，便于解剖。瘤体切除不可沿动脉中层而应沿动脉外膜、Gor－don－Taylor 白线处进行，否则可能引起术中出血或术后颈动脉破裂。但是颈动脉体瘤没有真正的包膜，白线常常难以辨认，因此，要完整剥离瘤体而不损伤动脉壁并非易事。需要指出的是，不能因避免损伤动脉壁而残留瘤体组织，否则术后极易复发。

ShamblinⅡ级瘤体体积较大，与颈动脉粘连较多，应行颈动脉体瘤切除、备颈动脉内转流术。术中使用转流管既可以减少出血，又可以避免脑组织缺血。ShamblinⅢ级瘤体体积巨大，瘤体将颈动脉分叉完全包裹或者恶变可能较大，应行颈动脉体瘤切除、备自体血管移植术。自体血管通常取大隐静脉。大隐静脉近端与颈总动脉做端－侧吻合时，建议部分阻断颈总动脉，可以缩短脑缺血时间。大隐静脉远端与颈内动脉做端－端吻合。最后切断并结扎颈总、颈外动脉，将瘤体连同动脉一并切除。较大颈动脉体瘤切除后，颈动脉缺损不大或颈内动脉迂曲延长时，可考虑行颈总、颈内动脉吻合术，但前提是动脉吻合后不应有张力。

颈动脉体瘤体积极其巨大时，即使下颌骨半脱位术也无法显露或重建远端颈内动脉，必须结扎颈内动脉。但是结扎颈内动脉可能导致脑卒中，脑卒中发生率为23%～50%，死亡率为14%～64%。如术前考虑到可能结扎颈内动脉，则应行全脑血管造影检查评估大脑侧支循环，造影时用球囊导管阻断颈动脉评估患者耐受程度。此外，也可术中直接穿刺颈内动脉测量动脉反流压，低于50mmHg时，结扎颈内动脉可能威胁生命。

多数患者在治疗性颈动脉体瘤切除术后恢复良好。在相同性别年龄段的对照研究中，术后患者生存率与未手术者相同。仅有不到2%的颈动脉体瘤发生转移，颈动脉体瘤完整切除后，复发率不到6%。颈动脉体瘤患者应定期随访，检查有无多中心病变或复发。接受血管移植的患者应定期行多普勒超声检查，了解移植血管是否发生狭窄。如怀疑颈动脉体瘤属家族性者，建议筛查患者亲属。

关于移植血管术采用何种材料，有经验表明，颈内动脉口径较细，为保证移植血管长期通畅，不宜采用人造血管。最理想的移植血管是自体颈外动脉，如瘤体不包绕颈外动脉而仅包绕颈内动脉，可将瘤体连同受累颈内动脉一并切除，颈外动脉切断后，其近端与颈内动脉残端吻合。由于只需做一个吻合口，颈内动脉阻断时间较短。然而符合这种条件的颈动脉体瘤很少，笔者所在医院21例中仅有2例（9.5%）。自体大隐静脉是最常用的移植血管，远期通畅率较高。自体颈外静脉可在同一切口内取材，但颈外静脉壁薄易发生瘤样扩张，故不宜采用。

由于术中常需阻断颈总动脉和颈内动脉，使同侧脑组织缺血，如颅内Willis环部分缺损，脑缺血无法从对侧代偿，就可能发生脑梗死。颈动脉血栓脱落是引起脑梗死的另一重要原因。笔者所在医院唯一采用术中内转流病例发生脑梗死很可能是转流管内血栓形成脱落所致。预防脑梗死的措施应包括：①术前压迫阻断患侧颈总动脉，促进Willis环开放，即Matas试验；②术中避免低血压，保证一定脑灌注压；③采用全身麻醉降低脑组织代谢率，提高缺氧耐受能力；④阻断颈总动脉前，静脉注射20～30mg肝素，预防血栓形成。

神经麻痹是颈动脉体瘤手术最常见并发症，笔者所在医院神经麻痹发生率达43.4%，受累神经有舌下神经，迷走神经主干，迷走神经分支如咽支、喉上神经，面神经下颌缘支及交感神经等。神经麻痹的原因包括术中牵拉切割、术后局部水肿或瘢痕粘连压迫等。舌下神经多横跨瘤体表面，剥离瘤体时如创面渗血较多，易损伤此神经，术后表现为伸舌偏斜、舌搅拌功能障碍等。迷走神经多位于瘤体后方，可被部分瘤体包绕，损伤后表现为声音嘶哑、心率增快等。咽支及喉上神经位于瘤体内侧，损伤后出现吞咽困难、呛咳、音调降低及发声费力。面神经下颌支沿下颌骨走行，偶可行走于下颌骨下方，瘤体较大直达颅底时，分离上极时可损伤此神经，表现为患侧鼻唇沟变浅、鼓腮漏气等。交感神经位于迷走神经内侧，损伤或压迫后出现Horner征。减少神经损伤的关键在于良好的手术显露，减少手术创面的渗血，熟悉颈部神经走向，术中注意识别和保护。

（张福涛）

第七章

胸部大血管疾病

第一节 主动脉夹层

主动脉夹层（aortic dissection）是主动脉疾病中潜在危险性高，甚至危及生命的一种严重病变。主动脉夹层指在主动脉中层发生撕裂后，使血液在撕裂形成的腔隙（假腔）中流动，原有的主动脉腔称为真腔。真假腔之间由内膜与部分中层分隔，并有一个或数个破口相通。该病常用的名称有主动脉夹层、主动脉夹层形成、主动脉夹层剥离和夹层动脉瘤等。近年来，国内外学者多认可并统一使用“主动脉夹层”这个概念。主动脉夹层有别于主动脉壁的自发破裂以及内膜撕裂。主动脉夹层很少累及主动脉全周。

一、流行病学

主动脉夹层年发病率为（5 ~30）/100 万，男性发病率高于女性。

我国主动脉夹层患者发病有如下特点。

（1）我国青壮年病例居多，这是因为青壮年高血压的人群比例较大，对疾病的知晓率和高血压的有效控制率很低。

（2）动脉瘤基础之上的夹层发生率高，马方综合征患者在主动脉根部瘤基础之上形成的 Stanford A 型夹层和并发 Stanford B 型夹层的比例较发达国家高，无症状的单纯主动脉根部瘤患者的确诊率很低，很多患者是在出现了症状或有了并发症后才就诊。

（3）国人主动脉夹层的病因多数为高血压和动脉中层发育异常，因此主动脉夹层患者的平均年龄较发达国家年轻 15 ~20 岁，这些患者如果能得到及时、有效的治疗，总体预期寿命较发达国家患者要长得多。

（4）由于我国医疗资源有限，主动脉夹层的诊断和治疗技术水平较发达国家低得多，急性主动脉夹层往往得不到及时、有效的治疗，多数有并发症的患者往往死于医院外或者是住院早期，临床上见到的慢性主动脉夹层或并发有巨大广泛动脉瘤形成的病例，明显高于西方发达国家。

二、病因

主动脉夹层的患者多数并发有高血压，其他致病因素包括马方综合征、主动脉瓣狭窄、主动脉缩窄、二瓣型主动脉瓣、Ehler - Danlos 综合征、吸食可卡因、妊娠、医源性等。

三、病理解剖

主动脉夹层患者的血液通过内膜撕裂口进入主动脉壁内，导致血管壁分层，形成由内膜片分隔的真假“双腔”主动脉。原发内膜撕裂口在升主动脉多位于主动脉窦管交界远端 1 ~2cm 处升主动脉前壁，在降主动脉多位于左锁骨下动脉开口远端。仅有少数主动脉夹层为单一破口（原发破口），夹层呈盲袋状，其中大量附壁血栓及少量流动血液随心动周期在破口出入。绝大多数主动脉夹层有一个或多个继发破口，血液自原发破口进入假腔经继发破口重入真腔，继发破口可位于主动脉弓、胸主动脉、肾动脉开口附近或髂动脉。主动脉夹层在急性期少有血栓，而在慢性期因假腔大血流速度慢可有大量附壁血栓。

主动脉夹层沿血管走向顺行及逆行剥离，可累及升弓部、主动脉全段。原发破口位于升主动脉逆行剥离累及主动脉窦者为90%～95%；累及主动脉瓣交界引起主动脉瓣关闭不全者为60%～70%；累及冠状动脉开口者为60%。顺行剥离仅累及升主动脉或部分主动脉弓的占10%～15%，大多数累及主动脉全长。原发破口位于左锁骨下动脉开口以远的主动脉夹层绝大多数为顺行剥离，累及胸主动脉及腹主动脉。

夹层在升主动脉位于右前侧；在弓部约2/3位于头侧，同时累及头臂血管，约1/3累及主动脉弓前壁；在降主动脉均位于左侧及前壁。所以，头臂血管、腹腔动脉、左肾动脉以及肠系膜上动脉受夹层累及。

肉眼观察，急性夹层的外膜菲薄呈紫蓝色，水肿，并有充血及出血，少数可从表面观察到搏动血流，80%以上有血液渗液甚至凝血块，渗出量不等。除发生在主动脉瘤基础上的急性夹层外，急性夹层的主动脉直径略粗或正常。慢性夹层的外膜增厚、瘢痕化，主动脉直径增粗，且与周围组织多有粘连，假腔较大，其内多有附壁血栓，真腔受压变细。

镜下观察，可见主动脉壁中层原有的基本病理改变。如长期高血压引起的中层弹力纤维变性，血管平滑肌退变、减少；马方综合征患者主动脉壁中层退变所表现的弹力纤维退变、黏液性变、平滑肌细胞排列紊乱等。此外在急性期，主动脉壁可见灶性出血及大量炎性细胞浸润，局灶性坏死。慢性期主动脉壁可见纤维瘢痕组织增生，夹层腔内血栓机化，新生血管内皮覆盖。

四、病理生理

主动脉夹层可引起主动脉破裂、主动脉瓣关闭不全以及重要脏器供血障碍三方面病理生理改变。

（一）主动脉破裂

主动脉破裂是主动脉夹层致死的首要原因。有报道约80%的急性夹层患者死于主动脉破裂，且多发生于起病的48h以内。慢性主动脉夹层有40%～50%死于主动脉破裂。

主动脉夹层破裂的部位多位于内膜原发破口处，即血流剪切力最大部位。升主动脉破裂时造成急性心脏压塞，常引起患者猝死。主动脉弓部夹层破裂时可引起纵隔血肿，胸主动脉夹层破裂则引起大量胸腔积血，腹主动脉破裂时造成腹膜后血肿。

（二）主动脉瓣关闭不全

主动脉夹层可累及主动脉瓣结构，引起主动脉瓣关闭不全。造成主动脉关闭不全的原因有两种：夹层累及主动脉瓣交界，使其原有位置剥离引起主动脉瓣脱垂；夹层逆行剥离，累及无冠状动脉窦及右冠状动脉窦形成盲袋并产生附壁血栓，压迫推挤瓣环及窦管交界，造成主动脉瓣关闭不全。严重者可引起急性左侧心力衰竭。

（三）重要脏器供血障碍

主动脉夹层可累及主动脉分支血管的开口造成相应脏器的供血障碍，如冠状动脉，头臂干、肋间动脉、肾动脉、腹腔动脉、肠系膜动脉、髂动脉等。严重者可引起脏器缺血坏死，造成脏器功能衰竭。

五、临床分期

目前多认可并临床采用的分期标准是：发病14d之内为急性期，14～60d为亚急性期，60d以后为慢性期。这种分期方法对临床上决定治疗方案和确定手术或介入治疗的时机有一定的指导作用。也有学者提出发病72h内夹层没有稳定，病情极易突然变化，并发症和死亡率极高，应定为急性期；72h至14d为亚急性期，此间多数患者病情趋于稳定，但组织水肿严重，少数急性期有并发症但还幸存的患者有可能在此期间死亡；将14d以后定为慢性期，此期间病情基本稳定，无论是手术治疗还是介入治疗，均是比较安全的时期。各种如何改进临床分期并指导临床治疗的分期方案尚无定论。

六、临床表现

急性主动脉夹层发病非常突然，临床表现为胸、背或腹部刀割样或撕裂样锐痛。剧烈疼痛者往往出现休克，吗啡类药物亦常难制止疼痛。病变起始于升主动脉时，症状类似心绞痛。当血流在高压下向中层剥离时，刀割样疼痛能自胸部传至腹部。夹层内膜剥离或管腔内较高血压作用，可造成主动脉瓣关闭不全，出现急性左侧心力衰竭；压迫头臂分支、冠状动脉及肾动脉和肋间动脉的开口则可造成脑缺氧、心绞痛或心肌梗死、无尿及下肢瘫痪。

七、辅助检查

临床上一旦疑诊主动脉夹层，就须尽快通过影像学检查确诊夹层的存在及获得下列重要的资料：夹层类型累及范围、破口位置、重要分支血管及主动脉瓣累及情况，是否有心包积液以及假腔是否血栓化，在此基础上决定采取的治疗措施。随着影像学技术的发展，诸多影像检查手段可用来诊断主动脉夹层，每一种技术在准确性、特异性、诊断速度、获取方便性、安全性以及价格方面都有自身的优点与不足，因此需要根据具体情况决定加以优选。

（1）X线胸片：诊断主动脉夹层为非特异性，主要表现为纵隔影或主动脉影增宽。结合病史和临床表现，对诊断有一定帮助，有研究表明突发胸痛呈撕裂样或刀割样，脉搏或者血压不对称以及X线胸片纵隔或主动脉影的增宽，三者结合起来可以诊断大约96%急性主动脉夹层，因此X线胸片可以作为主动脉夹层筛选、初步诊断的手段。

（2）CT：CT作为大多数医院拥有的设备，往往作为急性主动脉夹层的首选检查手段，敏感性为83%～94%，特异性为97%～100%，但对于升主动脉夹层的敏感性却<80%。主要不足是需要应用造影剂，难以评估升主动脉分支血管累及和正确辨认内膜撕裂口，以及不能提供主动脉瓣是否存在反流的信息。近年来，随着螺旋CT多排CT和电子束CT的应用，不仅诊断主动脉夹层敏感性和特异性有很大提高，而获得的三维图像重建能够较全面显示内膜片和真假腔的形态学特点，有助于评价动脉分支血管受累的情况及其真假腔。因此CT快速、简便、无创、准确率高等优点可以作为主动脉夹层的诊断首选和治疗后的随访评价的检查技术。

（3）MRI：MRI成为诊断主动脉夹层成熟而有效的无创性技术。Nienber等系列研究，其敏感性和特异性均为98%，目前被认为诊断主动脉夹层的金标准。MRI利用大视野、多体位、多平面、无须对比增强成像，可以准确提供夹层主动脉形态结构变化、破口的位置、受累血管分支和血流动态等方面资料，主要应用于慢性夹层或病情稳定的患者以及随访中并发症的评估。虽然MRI技术的发展进一步缩短了检查时间，但对于不能耐受较长时间检查的急性期病例，检查速度仍然限制了MRI的使用；MRI还不适用于安置起搏器等带有金属物体的患者；另外效价比也是其不足之处。

（4）TTE：经胸超声心动图诊断夹层的敏感性与特异性主要取决于夹层的位置，对近端夹层诊断率较高，但对降主动脉探查明显受限，而且诊断效果容易受肺气肿、肋间隙狭窄、肥胖、机械通气等方面影响。

（5）TEE：经食管超声心动图已经得到广泛使用，其简便、安全、快速的特点可用于诊断大部分的主动脉夹层，敏感性为98%～99%，特异性为77%～97%。可以显示内膜撕裂口、假腔内血栓、异常血流、冠状动脉与主动脉弓分支是否受累及、有无心包积液、主动脉瓣反流等特征，一定程度上可用于真假腔的鉴别。TEE主要不足是具有一定的假阳性率，诊断依赖于检查者的经验，在随访中难以客观地进行评估。

（6）IVUS：血管内超声实时显示主动脉及血管的形态结构变化，对内膜片和内膜撕裂口的显示，假腔扩张的程度，夹层累及的范围以及分支血管与真假腔的关系等方面具有优良价值。由于主动脉夹层腔内治疗的开展，IVUS对支架的精确定位及放置起着重要辅助作用。

（7）主动脉造影：主动脉造影属于有创性，具有潜在危险性，且准备和操作费时的检查，随着无创影像诊断技术的发展，已很少作为主动脉夹层的初始检查。然而主动脉造影与DSA是应用于带膜血管内支架置入治疗的重要技术。

综上所述的影像学检查方法，尚无某一种技术能够高效益地提供所有的诊断信息，因此在选择检查方法时要兼顾诊断作用与实用性的统一，以满足各种治疗方法的需要。

八、诊断及鉴别诊断

根据主动脉夹层的解剖学形态结构，临床上有 Debakey 分型和 Stanford 分型等分型方法。

（一）Debakey 分型

根据原发内破口起源与夹层累及范围分类：Ⅰ型内破口位于升主动脉，而夹层范围广泛；Ⅱ型内破口位于升主动脉，夹层范围局限于升主动脉；Ⅲ型内破口位于降部上段（左锁骨下动脉远端），夹层范围局限者为Ⅲa，广泛者为Ⅲb。

（二）Stanford 分型

凡是累及升主动脉的夹层均为 A 型，其余为 B 型。根据主动脉根部病变情况，可将 Stanford A 型主动脉夹层分为 A_1、A_2 型和 A_3 型。

（三）Crawford 分型

主要为远端慢性主动脉夹层的分型，共分 4 型。

Ⅰ型：夹层累及全部胸降主动脉及部分腹主动脉。

Ⅱ型：夹层累及全部胸降主动脉及全部腹主动脉。

Ⅲ型：夹层累及远端胸降主动脉及全部腹主动脉。

Ⅳ型：夹层累及膈肌以下全部腹主动脉。

（四）不典型夹层

不典型夹层包括：①无内膜破口与真腔不相交通的主动脉壁间血肿；②无血肿的内膜撕裂，形成膨出的局限性夹层；③穿壁粥样硬化性溃疡，溃疡通常侵入外膜形成局限性的血肿；④医源性或创伤后夹层。

（五）主动脉夹层的鉴别诊断

急性主动脉夹层发病时多存在剧烈胸痛，须与急性冠状动脉综合征相鉴别。心电图及心肌酶学检查可有助于鉴别诊断，必要时可考虑进一步行冠状动脉 CT 或根据病情选择冠状动脉造影检查。

依据病理形态，扩张性主动脉疾病可分为 3 大类：第 1 类是主动脉瘤，指各个部位的真性动脉瘤；第 2 类是假性动脉瘤，指感染、外伤、手术、溃疡破裂等导致的主动脉周围血肿；第 3 类是主动脉夹层，包括 Stanford A 型夹层和 Stanford B 型夹层。因此主动脉夹层尤其是慢性夹层须与其他扩张性主动脉疾病相鉴别。

九、治疗

（一）治疗原则

急性主动脉夹层的治疗目的应以挽救生命为原则，控制临床症状并积极预防和治疗并发症，尽最大可能消灭主动脉夹层，处理好主动脉根部和弓部，努力减少再次手术的可能性。慢性期夹层的治疗应针对形成的动脉瘤、主动脉瓣关闭不全和重要脏器缺血。

（二）内科治疗

主动脉夹层的内科治疗是基础，目的是降低血压，减少对主动脉壁的压力；其次是减少左心室搏动性张力。因此需要联合应用降压、扩血管和抑制心肌收缩的药物。血压升高的患者可静脉应用降压药联合静脉应用 β 受体阻滞药，直到口服药物开始平稳起效。血压正常的患者可静脉应用 β 受体阻滞药或口服 β 受体阻滞药治疗。

对症治疗包括镇静镇痛，镇咳，控制左侧心力衰竭等。

一般支持治疗包括卧床，保持大便通畅，纠正水、电解质失衡及调整营养。

治疗中须对患者进行持续监护，包括神志、四肢动脉压和脉搏、中心静脉压、尿量、心电图及胸腹部体征。

（三）外科治疗

适用于近端夹层（除了伴有严重并发症不耐手术的患者），以及远端夹层并发夹层主动脉明显扩张，或并发主动脉破裂、心脏压塞、重要系统受累缺血、夹层主动脉迅速扩张或有局部隆起等并发症，目的是应用人工血管部分或完全置换被切除的主动脉（包含内破口部分），阻断真假腔之间的血流交通。随着麻醉体外和外科技术的进展，外科治疗夹层效果有了很大的提高。

对患者进行分型后选择不同方案的外科治疗。

1. Stanford A 型主动脉夹层　Stanford A 型夹层的病变范围广泛，牵扯多脏器的供血。一旦确诊，原则上应按急诊手术治疗，尤其是对有并发症的患者应行紧急手术。在我国受地域、技术和经济条件的制约，手术时机均偏晚，应努力尽早手术，减少术前死亡率。手术方式应根据不同病理类型来确定，主动脉窦部正常型主动脉夹层不需要替换主动脉窦部，手术比较简单，预后比较好；主动脉窦部轻度受累型手术比较复杂，须进行主动脉窦部成形、保留自身主动脉瓣的根部替换或冠状动脉开口的移植，围术期风险比较大，但术后生活质量较主动脉窦部重度受累型高；主动脉窦部重度受累型手术比较简单，行主动脉根部替换术，术后需要终生抗凝血，易出现凝血方面的并发症，A_2 型和 A_3 型夹层易出现急性左侧心力衰竭和冠状动脉受累导致的急性心肌供血障碍等并发症，更应急诊手术治疗。

（1）主动脉夹层近端的处理方法

1）主动脉窦部正常型：在主动脉窦管交界上方约 1.0cm 处横行切断，直接与相应直径的人工血管吻合（必要时行主动脉瓣交界悬吊成形），远端在深低温停循环下开放吻合，手术方式根据主动脉弓部情况选择。

2）主动脉窦部轻度受累型：此型的处理难度最大，技术操作复杂。根据病变程度的不同，手术方式应根据主动脉窦、主动脉瓣和冠状动脉受累情况以及外科医生的经验个性化地选择。如果窦部病变较轻，主动脉瓣少量反流可以行窦部成形 + 主动脉瓣交界悬吊术。如果窦部病变偏重，主动脉瓣有少到中量反流，外科医生有丰富的手术经验，可以行部分主动脉窦部替换 + 主动脉瓣成形术或保留主动脉瓣的根部替换术（David 手术）。如果主动脉瓣有中到大量反流，医生的经验有限，手术应采用 Bentall 手术。可能因冠状动脉受累行冠状动脉旁路移植术。并发马方综合征的急性 A_2 型夹层病例行 David 手术的指征尚存在很多争议。有学者认为马方综合征的病例应行 Bentall 手术。有的学者认为马方综合征行 David 手术后的早、中期病死率和再手术率与 Bentall 手术比较无显著性差异，且可以得到与其他方法近似的近期效果，还可以减少二次手术的可能，避免抗凝血和机械瓣相关的并发症的发生。

3）主动脉窦部重度受累型：此型病理改变较为严重，无法行主动脉瓣成形，行传统的带瓣人工管道的主动脉根部替换术（Bentall 手术）。

（2）主动脉弓部的处理方法

1）主动脉弓部病变复杂型主动脉夹层：可能包括：①原发内膜破口在弓部或其远端，夹层逆行剥离至升主动脉或近端主动脉弓部；②弓部或其远端有动脉瘤形成（直径 >5.0cm）；③头臂动脉有夹层剥离；④病因为马方综合征。

此型主动脉夹层病变复杂，如果单纯行升主动脉或部分弓部的人工血管替换术，假腔闭合率低，有可能出现夹层剥离导致的脑供血障碍，或再次手术的可能。对于此类患者常规采用全主动脉弓部替换术 + 象鼻术的术式。全主动脉弓部替换术可以完全切除病变的升主动脉和主动脉弓部，二次手术的可能性降低，但是手术操作复杂、手术时间较长，手术的并发症发生率和病死率较高。马方综合征患者在主动脉根部替换术后再出现夹层和瘤样扩张的可能远远高于其他疾病，是主动脉夹层二次手术的主要危险因素。所以应争取在首次手术时行全主动脉弓部替换术，这样可以降低再手术率，也可以降低二次手术的难度，减少因再次正中开胸导致的并发症。象鼻术可以避免远端吻合的针孔漏血，提高远端假腔闭合率，降低再手术率。

2）主动脉弓部病变非复杂型主动脉夹层：可考虑行升主动脉及部分主动脉弓部替换，升主动脉 + 部分主动脉弓部替换术操作相对简单，手术时间短，术后并发症发生率和病死率相对较低，体外循环下鼻咽温度降到 18 ~ 20℃时，全身停循环 + 选择性脑灌注，人工血管在开放下与无名动脉近端的主动脉相吻合。手术的要点：尽量切除病变和被钳夹损伤的主动脉壁。也有学者主张选择全主动脉弓部替换术 + 象鼻术的术式。

2. Stanford B 型主动脉夹层　Stanford B 型主动脉夹层在治疗上争议比较大。在急性期，多主张非手术治疗。随着主动脉夹层介入治疗的广泛开展和外科手术技术的提高，无论介入治疗还是手术治疗均取得了良好效果，但是在急性期主动脉夹层还不稳定，介入治疗和手术治疗的并发症发生率均很高，建议对没有并发症的病例应尽量在 3d 以后进行介入或手术治疗。积极的干预治疗可以预防动脉瘤的形成，减轻或者预防主动脉夹层造成的脏器缺血，尤其是肾性高血压、肾萎缩和肾衰竭。

（1）无论是在急性期还是在慢性期，只有夹层内膜撕裂未累及到左锁骨下动脉及远端主动脉弓部以及胸降主动脉和腹主动脉扩张不明显的病例才适合介入行腔内带膜支架主动脉腔内修复术治疗。详见介入治疗部分。

（2）Stanford B 型主动脉夹层根据分型也可能须选择手术治疗：我国的 B 型夹层患者青壮年居多，预期寿命长，诊断明确后应积极治疗。早期手术可以避免降主动脉的广泛扩张，缩小手术的范围。脊髓的缺血损伤和术后截瘫是降主动脉手术后的灾难性并发症。文献报道在高危病例中神经系统并发症发生率高达 30% ~40%。深低温停循环（DHCA）被认为是可以有效降低神经系统和内脏缺血损伤的方法。在深低温停循环下行降主动脉的手术不仅可以避免游离主动脉的近心端和在正常主动脉上阻断，还可以在无血的视野中辨认和切除主动脉的真假腔间的内膜，适用于主动脉近端无法阻断，或广泛的胸降主动脉、胸腹主动脉病变，或术后有可能发生脊髓缺血损伤的病例。虽然深低温停循环可以降低术后各器官缺血损伤的可能，但是需要延长体外循环时间，术后肺部和凝血相关的并发症发生率明显升高。夹层内膜撕裂累及左锁骨下动脉及远端主动脉弓部以及胸降主动脉和腹主动脉扩张明显的病例需在深低温停循环下手术治疗。

1）夹层累及降主动脉近端，主动脉无扩张或仅有降主动脉近端扩张，中、远段直径接近正常的 B 型夹层：体外技术可采用常温阻断 + 血泵法血液回收股动脉或股静脉输入技术，也可采用股动脉 - 股静脉转流（股 - 股转流），股 - 股转流和左心转流可以降低循环血的温度。必要时采用深低温停循环，经股动静脉建立体外循环，股静脉插入二阶梯静脉引流管，使其尖端达右心房水平，鼻咽温降至 18 ~ 20℃时，停循环下完成降主动脉近心端的吻合，之后在人工血管上插动脉管恢复循环并开始复温，再进行远心端的吻合。手术方式可选择部分胸主动脉替换术或部分胸主动脉替换术 + 远端支架象鼻术。

2）夹层累及全胸降主动脉，整个胸降主动脉均扩张，腹主动脉直径接近正常的 B 型夹层：体外技术可采用常温阻断 + 血泵法血液回收股动脉或股静脉输入技术，也可采用股 - 股转流。必要时采用深低温停循环。手术方式可选择部分胸主动脉替换术 + 主动脉成形术，全胸降主动脉替换术。

3）夹层累及全胸降主动脉、腹主动脉，胸降主动脉和腹主动脉均扩张的 B 型夹层：胸腹联合切口，行全胸降主动脉及腹主动脉人工血管替换术。经左侧胸腔和腹膜外游离胸腹主动脉全程，深低温停循环，鼻咽温度降至 18℃时全身停循环，在左锁骨下动脉附近切断降主动脉与四分支人工血管主干端 - 端吻合，后将备用的动脉灌注管与分支人工血管连接恢复上半身循环。将右肾动脉、腹腔干动脉和肠系膜上动脉的开口修剪为 - 血管片与人工血管主干的远心端吻合。保留肋间动脉开口附近的主动脉瘤壁，将其成形为一直径为 1 ~2cm 的直桶形组织与其中一 8mm 直径的分支人工血管吻合，恢复脊髓的血供。再分别将左侧肾动脉、左右髂动脉和肠系膜下动脉与人工血管分支吻合。常温阻断下行全胸降主动脉及腹主动脉人工血管替换术，安全时限短，技术要求较高。

（四）介入治疗

近年来，国际上针对主动脉夹层的复杂临床治疗问题，陆续将一系列介入治疗技术引进到主动脉夹层的治疗领域，希望借助介入治疗的创伤小、恢复快等特点能给主动脉夹层在治疗方面的棘手问题带来新的希望。主动脉夹层的介入治疗最初采用的技术主要为经皮主动脉内膜开窗术（fenestration of intimal flap. FIF）及裸支架置入术（endo - vascular stent，ES）；受腹主动脉瘤和胸主动脉瘤等扩张性疾病腔内治疗的影响，经股动脉带膜血管内支架置入术（transfemoral stent - graft implantation，TSGI）又被应用于主动脉夹层的治疗中。

1991 年 Parodi 等开始开展应用支架治疗腹主动脉瘤，1994 年 Dake 等将这一技术应用于胸降主动脉瘤。此后进一步开展了支架治疗主动脉夹层的临床应用，自从 1999 年 Nienaber 等及 Dake 等报道应用支架治疗夹层以来，随着支架的改进与技术的完善，这一微创技术得到更广泛使用，近中期结果令人满意，取得了较好的临床效果，成为部分夹层患者替代手术治疗的选择。其原理是封闭内膜撕裂口，阻断真假腔之间血流的交通，从而使假腔血栓化，压缩假腔，扩张真腔。带膜支架主动脉腔内修复术是治疗有并发症的 B 型夹层非常有效的手段，对于术前状况很差的夹层病例，介入治疗可以得到比单纯非手术治疗和外科手术更好的中期随访结果。

关于主动脉夹层介入治疗的名称有血管腔内修复治疗、腔内支架治疗、腔内支架人工血管治疗、主动脉腔内修复术、腔内隔绝术、带膜血管内支架置入治疗等。如能统一使用“带膜支架主动脉腔内修复术”，将更有利于开展临床及科研工作。

介入治疗的时机和适应证的掌握是很重要的。发病早期进行介入治疗的严重并发症发生率很高，主要是夹层逆行剥离所引起的主动脉急性破裂。夹层逆行剥离可能发生在介入手术当时，也可能发生在介入手术之后。

1. 介入治疗的适应证

（1）Stanford B 型夹层，主动脉破裂或接近破裂，置入支架急诊抢救。

（2）急性发作期胸主动脉最大直径 >4cm 或者慢性期胸主动脉最大直径 >5cm。

（3）Stanford B 型夹层并发重要脏器缺血，顽固性高血压药物不能控制及持续性疼痛药物无法缓解等。

（4）Stanford A 型夹层中的逆行性夹层破口位于降主动脉的一部分患者。

（5）主动脉穿通性溃疡。

2. 介入治疗的相对禁忌证

（1）髂 - 股动脉严重狭窄或扭曲不适合于导载系统的进入。

（2）并发心脏压塞、升主动脉和主动脉弓分支血管受累、严重的主动脉瓣反流。

（3）锚定区严重粥样硬化病变或者锚定区直径 >4cm。

（4）主动脉弓与降主动脉的夹层呈锐角。

关于 B 型夹层介入治疗近端锚定区的问题，主动脉原发内膜破口的位置和大小以及与左锁骨下动脉开口的距离是决定治疗效果的关键因素，内膜破口位于小弯侧的相对较小，但封闭比较困难，容易形成内漏，治疗效果较差；内膜破口位于大弯侧的往往较大，假腔扩展速度快，容易形成动脉瘤，但是介入治疗时内膜破口容易被封闭，治疗效果相对较好。如果破口与左锁骨下动脉的距离过近 <1.5cm，使近端锚定区太小，带膜支架主动脉腔内修复术后出现椎动脉缺血的可能性增加，严重的可能威胁生命，需要进行附加的转流手术，增加了手术风险、难度和医疗费用，近端内漏的发生率也会随之增高。

十、并发症

近年来，随着对主动脉夹层在认识上的不断深入，外科技术的提高和临床经验的积累，神经系统保护技术的应用，主动脉夹层术后并发症的发生率不断降低。

（一）出血

大出血是主动脉外科常见而且最危险的并发症，在早年也是手术死亡的最主要原因，因此，出血的防治是主动脉手术，特别是主动脉夹层手术成功的关键。应注意以下几点：选择适宜的体外循环方法及脑保护方法，以便有良好的术野及充足的操作时间；手术操作轻柔精确，吻合口平顺，对位准确，避免夹层动脉壁撕裂、扭曲造成出血；出血时不应依赖人造止血材料填塞止血，因为动脉出血填塞效果不佳，且易感染或在局部形成假性动脉瘤。近端吻合口出血时，可用残余瘤壁包裹并与右心房分流，止血效果满意。出血量较小时，分流逐渐闭合，不致影响循环状态。

（二）神经系统并发症

神经系统并发症包括昏迷、苏醒延迟、定向力障碍、抽搐、偏瘫、双下肢肌力障碍等。发生上述情况与以下因素有关：①术前原因：夹层累及头臂血管，高龄患者伴有颈动脉或脑血管病变；②术中因素：气栓、血栓和动脉硬化斑块脱落引起栓塞，神经系统保护措施不当，术中灌注压过低过高；③术后原因：术后血压因各种原因过高过低，头臂血管吻合口狭窄或血栓形成，夹层术后剥离累及头臂血管或加重头臂血管病变。在诸多因素中，神经系统保护措施不当和气栓造成神经系统并发症者最为常见。高龄和血压不稳是重要的危险因素。因此，选择适当的神经系统保护措施十分重要，如条件允许，尽量采用选择性脑灌注技术。术中注意排气和清除血栓，远端吻合时采用开放吻合技术，防止阻断段以远血栓或斑块脱落。围术期注意控制血压，避免较大范围波动。胸主动脉人造血管替换时要注意重建肋间动脉供血。神经系统并发症治疗目前主要为脱水，提高胶体渗透压，维持血压平稳，应用神经细胞营养药物。如果患者情况允许，可行高压氧治疗。

（三）急性肾衰竭

急性肾衰竭主要原因为：围术期血压过低造成肾供血障碍；术中肾缺血时间过长；体外循环时间过长、血红蛋白尿对肾脏的影响；以及术前长期高血压，夹层累及肾动脉造成的肾功能不全。预防措施主要有选择适当的基本方法，在行升弓部手术或“象鼻子”手术时，在右锁骨下动脉和股动脉插动脉灌注管；必要时上下半身分别灌注；胸主动脉人造血管替换术时采用血泵法全血回收动脉输入技术或股动脉-股静脉转流以缩短肾缺血时间；围术期防止血压过低；尽量缩短体外循环时间；术后应用利尿药，碱化尿液，使游离血红蛋白尽快排出等。急性肾衰竭预后较差，处理原则是维持良好血流动力学状况；纠正水、电解质失衡，特别是高钾血症；采用血液滤过或血液透析；因夹层累及双肾动脉造成肾供血障碍，导致急性肾衰竭者，如果患者一般情况允许。可行“自体”肾移植，将肾动静脉与未被夹层累及的髂内动静脉吻合。

（四）急性呼吸衰竭

急性呼吸衰竭多为Ⅱ型急性呼吸衰竭，深低温停循环和体外时间过长是引起肺损伤的最常见原因。此外输入大量库血引起肺毛细血管微栓；左心引流不畅造成肺循环压力增高导致的肺水肿；左侧开胸、肝素化后，手术过程中翻动肺组织，造成机械损伤等，都是引起急性呼吸衰竭的重要因素。术前伴有慢性阻塞性肺疾病也是诱因。针对以上原因，采用相应的处理是预防急性呼吸衰竭的关键。主动脉夹层术后急性呼吸衰竭的处理原则与一般急性呼吸衰竭的处理原则相同。

（五）远期并发症

1. 吻合口假性动脉瘤形成　多由感染与局部血肿有关。临床表现不明显，偶有压迫症状，多在术后复查 CT、MRI 时发现。术中注意无菌操作及术后合理应用抗生素，可减少感染的发生。吻合口出血时尽量避免使用人造止血材料充填压迫止血，以减少局部血肿的产生。假性动脉瘤应采用手术治疗，行破口修补或人造血管替换术。有学者报道采用经皮腔内带膜支架治疗吻合口假性动脉瘤，效果较好。

2. 吻合口狭窄　多发生于头臂血管吻合口，由吻合技术不当、血栓形成以及头臂血管夹层内血栓压迫造成。如症状明显，应考虑手术治疗。

（六）其他

包括喉返神经损伤、乳糜胸、心包积液、胸腔积液和肺不张等。

Stanford A 型夹层手术治疗并发症发生率为 14.5%。急诊手术并发症发生率 21.7%。Stanford B 型主动脉夹层介入治疗并发症发生率为 2.9%，外科手术并发症发生率为 18.8%，神经系统并发症发生率为 10.9%，其中脊髓并发症发生率为 7.8%，永久截瘫发生率为 1.6%。

十一、预后

急性主动脉夹层发生后，若不进行治疗 48h 死亡率为 36% ~72%，1 周内死亡率达到 62% ~91%，即使在院内治疗平均死亡率也高达27%，夹层若累及重要血管分支引起脏器缺血，死亡率会更高。

早期主动脉夹层的外科治疗效果并不理想，并发症多，死亡率高。随着CT、MRI等检查在临床普遍应用，诊断水平不断提高。外科技术在近来也有很大的进展。特别是神经系统保护技术和新型人造外科手术材料，如人造血管、缝线等在临床上的应用使手术死亡率不断降低。

大组资料表明，急性Stanford A型主动脉夹层的早期手术死亡率为10%～20%，慢性Stanford A型主动脉夹层早期手术死亡率为10%～15%，主动脉窦部正常的A型夹层近期病死率和并发症发生率低，长期预后较好，术后无须服用抗凝血药物。主动脉窦部受累的A型夹层的治疗较复杂，操作难度大，对外科医生的技术要求高，绝大多数病例可以保留自身主动脉瓣，术后无须服用抗凝血药，无抗凝血相关并发症的发生，患者的生活质量明显提高。如果病例选择不合理，有因主动脉根部和瓣膜的病变而二次手术的可能。Bentall手术需长期抗凝血，生存质量相对较差，但可以避免针对近端主动脉病变的二次手术。

Stanford B型主动脉夹层内科非手术治疗无并发症的B型夹层的早期病死率为10%，发病后第1年的病死率为20%，长期随访中因主动脉扩张形成动脉瘤需要外科手术的比例达20%。急性Stanford B型主动脉夹层的手术死亡率为20%～35%，慢性Stanford B型主动脉夹层的手术死亡率为15%。死亡原因：Stanford A型主动脉夹层主要是神经系统并发症、急性肾衰竭和出血。而Stan－ford B型主动脉夹层为出血、急性肾衰竭和夹层破裂。主动脉夹层外科治疗的远期效果受诸多因素影响，难以评价，如手术时患者的状况能够耐受何种手术，就诊医院的综合技术能力，术后药物治疗的效果，术后复查的诊断水平，患者的经济条件等。

（刁燕春）

第二节　主动脉炎性疾病

一、概述

主动脉炎性疾病是多种原因引起的主动脉壁炎性病变，如巨细胞动脉炎、大动脉炎（takayasu arte-ritis，TA）、主动脉感染等，其中以大动脉炎最为常见。本文将主要对大动脉炎进行阐述。大动脉炎是主动脉及其主要分支慢性非特异性血管炎性疾病，可引起不同部位的狭窄或闭塞，少数病例因动脉壁中层遭破坏而引起动脉瘤样扩张。大动脉炎在全世界均有发病，但主要见于年轻的东方女性。女性与男性之比为8∶1，典型的起病年龄为15～30岁。病因迄今尚不明确，可能与感染（链球菌、结核菌、病毒等），遗传和自身免疫损伤等因素有关。

二、病理及分型

大动脉炎早期血管壁为淋巴细胞、浆细胞浸润，偶见多形核中性粒细胞及多核巨细胞。病理变化以动脉中膜受累为主，后期可引起血管内外膜纤维性增生，形成全层性动脉炎。全层动脉广泛不规则性增厚，弥漫性纤维结缔组织增生致管腔狭窄，呈节段性，伴有狭窄后扩张，外形表现为串珠样。少数患者因炎症破坏动脉壁中层，弹力纤维及平滑肌纤维坏死，而致动脉扩张、假性动脉瘤或夹层动脉瘤。组织学检查可见心肌和大血管中有非特异性炎细胞浸润和纤维化。另外，由于动脉管腔狭窄可出现相应组织器官的缺血性改变，继而产生广泛性的侧支循环。病变多见于主动脉弓及其分支，其次为降主动脉、腹主动脉和肾动脉，肺动脉、冠状动脉也可受累。

大动脉炎的分类方法较多，根据临床发生部位不同，中华医学会风湿病学分会2011年大动脉炎诊断及治疗指南中分为4种类型。

Ⅰ型：头臂动脉型，即主动脉弓综合征，主要引起颈动脉和椎动脉等头臂血管狭窄和闭塞，约占50%。

Ⅱ型：胸－腹主动脉型，又称主－肾动脉型，即中主动脉综合征，主要侵犯降主动脉，又以发生位置不同，分为：①膈上型中主动脉综合征，主要发生于胸主动脉；②膈下型中主动脉综合征，主要侵犯腹主动脉及其分支。

Ⅲ型：广泛型，病变范围广泛，多个部位动脉受累，波及两型以上。

Ⅳ型：肺动脉型，多为上述3种类型并发肺动脉受累，约占50%，单纯肺动脉受累者罕见。

Numano等根据血管造影结果分为6型：①Ⅰ型：病变只累及主动脉的分支；②Ⅱa型：病变只累及升主动脉和（或）主动脉弓，主动脉弓分支可同时受累，主动脉的其余部分没有受累；③Ⅱb型：病变累及降主动脉，升主动脉、主动脉弓及主动脉分支可同时受累，但腹主动脉没有受累；④Ⅲ型：病变累及降主动脉、腹主动脉和（或）肾动脉，但升主动脉、主动脉弓及主动脉分支没有受累；⑤Ⅳ型：病变只累及腹主动脉和（或）肾动脉；⑥Ⅴ型：混合型，具有上述两种或多种病变特征。

Yongquan等根据临床表现分为5型：①Ⅰ型：脑缺血型；②Ⅱ型：高血压型；③Ⅲ型：肢体缺血型；④Ⅳ型：动脉瘤型；⑤Ⅴ型：心肺血管和内脏血管受累型。

三、临床表现

多见于青年女性，临床表现一般分为早期和晚期两个阶段。早期主要表现为非特异性全身症状，晚期主要为局部症状或体征。

（一）全身症状

全身不适、易疲劳、发热、食欲缺乏、恶心、出汗、体质下降、肌痛、关节炎和结节红斑等症状，可急性发作，也可隐匿起病，由于缺乏特异性的表现，所以早期诊断较为困难。

（二）局部症状与体征

按受累血管不同，出现相应器官缺血的症状与体征。

（1）头臂动脉型（Ⅰ型）：患者常表现有头晕、头痛、眩晕，记忆力减退，视觉障碍，面肌萎缩等症状，严重者可出现反复晕厥、抽搐、偏瘫、失语，甚至昏迷。个别病例由于颈动脉窦应激性增高及颈动脉体周围组织粘连，头部位置突然改变时，常可引起反应性晕厥。狭窄部位远端可闻及收缩期血管杂音，偶有细震颤。

（2）胸－腹主动脉型（Ⅱ型）：患者可有头痛，头晕，下肢麻木，四肢末梢发凉和间歇性跛行。多数患者伴有持续性高血压，且下肢血压低于上肢。可于背部、腹部听到血管杂音，甚至可触及细震颤。

（3）混合型（Ⅲ型）：病变波及范围涉及两型以上，具有上述两型的临床特征。

（4）肺动脉型（Ⅳ型）：患者表现心慌、气短，肺动脉瓣区可闻及收缩期吹风性杂音，第二心音增强。

（5）非特异性主动脉炎累及心脏时临床表现有窦性心动过速，心脏扩大，心脏功能下降，也可引起冠状动脉狭窄，造成心肌缺血症状。

四、辅助检查

（一）实验室检查

（1）红细胞沉降率（ESR）：是反映本病疾病活动的一项重要指标。疾病活动时ESR可增快，病情稳定后ESR恢复正常。

（2）C反应蛋白：其临床意义与ESR相同，为本病疾病活动的指标之一。

（3）抗结核菌素试验：如发现活动性结核灶应抗结核治疗。对结核菌素强阳性反应的患者，在经过仔细检查后，仍不能除外结核感染者，可试验性抗结核治疗。

（4）其他：少数患者在疾病活动期白细胞增多或血小板增多，也为炎症活动的一种反应。

（二）影像学检查

1. 彩色多普勒超声检查　可探查主动脉及其主要分支狭窄或闭塞（颈动脉、锁骨下动脉、肾动脉等），但对其远端分支探查较困难。

2. 造影检查　①血管造影：可直接显示受累血管管腔变化、管径大小、管壁是否光滑、受累血管的范围和长度，但不能观察血管壁厚度的改变；②数字减影血管造影（DSA）：对头颅部动脉、颈动脉、胸腹主动脉、肾动脉、四肢动脉、肺动脉及心腔等均可进行此项检查。缺点是对脏器内小动脉，如肾内小动脉分支显示不清。

3. CT 和磁共振成像（MRI）　可显示部分受累血管的病变，发现管壁强化和环状低密度影提示为病变活动期，MRI 还能显示出受累血管壁的水肿情况，有助于判断疾病是否活动。

五、诊断

凡青年人，尤其青少年女性患者，有下列 1 种以上表现者，应怀疑或诊断本病：①单侧或双侧肢体出现缺血症状，并伴有脉搏减弱或消失；②单侧或双侧颈动脉搏动减弱或消失，伴有脑动脉缺血症状；③近期发生持续性高血压且四肢血压相差悬殊；④不明原因发热，四肢脉搏异常；⑤有无脉症眼底改变者。二维超声心动图、磁共振、高速 CT 和心血管造影检查，可做出比较明确的定性和定位诊断，可显示出狭窄部位、范围及累及血管其分支情况。

1990 年美国风湿病协会制定了大动脉炎的诊断标准，符合以下 3 项者可做出诊断：①发病年龄 40 岁以下；②间歇性跛行；③上臂动脉搏动减弱；④两上肢收缩压差 >10mmHg；⑤锁骨下动脉与主动脉连接区有血管杂音；⑥动脉造影异常。

六、鉴别诊断

1. 先天性主动脉缩窄　多见于男性，血管杂音位置较高，限于心前区及背部，全身无炎症活动表现，胸主动脉造影见特定部位狭窄。

2. 动脉粥样硬化　常在 50 岁后发病，伴动脉硬化的其他临床表现，血管造影有助于鉴别。

3. 肾动脉纤维肌发育不良　多见于女性，肾动脉造影显示其远端 2/3 及分支狭窄，无大动脉炎的表现，病理检查显示血管壁中层发育不良。

4. 血栓闭塞性脉管炎（Buerger 病）　好发于有吸烟史的年轻男性，为周围慢性血管闭塞性炎症。主要累及四肢中小动脉和静脉，下肢较常见。表现为肢体缺血、剧痛、间歇性跛行，足背动脉搏动减弱或消失，游走性浅表静脉炎，重症可有肢端溃疡或坏死等，与大动脉炎鉴别一般并不难。

5. 白塞病　可出现主动脉瓣及其他大血管的病变，但白塞病常有口腔溃疡、外阴溃疡、葡萄膜炎、结节红斑等，针刺反应阳性。

6. 结节性多动脉炎　主要累及内脏中小动脉，与大动脉炎表现不同。

七、治疗

（一）药物治疗

1. 糖皮质激素　激素是本病主要的治疗药物，及时用药可有效改善症状，缓解病情。

2. 免疫抑制药　免疫抑制药联合糖皮质激素能增强疗效。常用的免疫抑制药为环磷酰胺、甲氨蝶呤和硫唑嘌呤等。

3. 生物制剂　近年来有报道使用抗肿瘤坏死因子（TNF）拮抗药可使大动脉炎患者症状改善、炎症指标好转，但缺乏大样本的临床验证资料。

4. 扩血管、抗凝血，改善血液循环　使用扩血管、抗凝血药物治疗，能部分改善因血管狭窄较明显所致的一些临床症状。对高血压患者应积极控制血压。

（二）经皮腔内血管成形术

血管成形术为大动脉炎的治疗开辟了一条新的途径，目前已应用治疗肾动脉狭窄及腹主动脉、锁骨下动脉狭窄等，获得较好的疗效。

（三）手术治疗

1. 原则和目的　术前应予以系统的激素及抗感染治疗，一般在病变稳定 6 个月后手术为宜，除病变严重危及患者生命，应避免在活动期手术，因血管壁有炎症、水肿，可导致吻合口出血、假性动脉瘤和吻合口再狭窄。病变稳定的标志为：体温、红细胞沉降率和白细胞等指标正常。手术目的是重建狭窄远端血供，改善症状。

2. 手术适应证及禁忌证

（1）适应证：①累及血管狭窄后扩张，形成动脉瘤者；②头臂血管狭窄闭塞引起大脑缺血性障碍，后期死亡率高。颈动脉狭窄 >50%，或锁骨下动脉狭窄伴椎动脉窃血和上肢缺血表现者；③胸－腹主动脉狭窄引起胸腹腔脏器缺血性改变、药物难以控制的高血压或下肢明显供血不足者；④累及肾动脉，致肾供血不足，影响肾功能，引起高血压者；⑤累及主动脉根部任一部位者，包括主动脉瓣中度以上反流并左心室扩大，升主动脉扩张（直径≥5cm），或冠状动脉开口和主干狭窄≥50%。

（2）禁忌证：①在不危及患者生命的情况下，病变活动期不宜手术治疗；②并发严重心、肝、肾等脏器功能衰竭，不能耐受手术者。

3. 手术方法　手术方法以狭窄段血管补片成形，人工血管移植和旁路移植术为主，依发生部位不同，而有多种手术方法，传统的血栓内膜切除术应用已越来越少。

（1）头臂动脉狭窄：锁骨下动脉颈总动脉转流术适于一侧锁骨下动脉或颈总动脉起始部狭窄或闭塞；腋动脉－腋动脉转流术适于一侧锁骨下动脉起始部狭窄或闭塞，特别是并发椎动脉窃血综合征者；股动脉－腋动脉转流适于头臂血管均有病变，且股动脉与腋动脉压差明显高于两者间的静水压者。以上3种术式均在胸外实施。主动脉－颈总、锁骨下或腋动脉转流术适于头－臂血管均有病变，特别是同期需经胸实施其他操作者。

（2）胸、腹主动脉狭窄：局部切除人工血管置换适于病变局限者。胸主动脉－腹主动脉转流术适于胸腹病变虽广泛，但在弓降部主动脉仍有足够正常管壁用于旁路血管吻合者，须采用左侧胸腹联合切口。升主动脉－腹主动脉转流术适于病变广泛，特别是并发升主动脉、冠状动脉病变需同期处理者，采用正中胸腹联合切口。

（3）肾动脉狭窄：可施行介入治疗或主动脉－肾动脉转流术，严重者施行自体肾移植术。

（4）冠状动脉狭窄：行冠状动脉旁路移植术或支架置入术。

（5）累及主动脉根部：对主动脉扩张并主动脉瓣关闭不全者首选人工血管带瓣管道或同种带瓣管道行主动脉根部置换术。对升主动脉扩张不明显或无扩张的主动脉瓣关闭不全，是否同期行升主动脉人工血管置换存在争议。

4. 注意事项　在重建器官血供时，临时阻闭狭窄血管远端时，充分考虑是否要建立临时外转流，确保器官供血。多发性大动脉炎周围往往有组织粘连，术中分离时勿损伤周围组织和器官。

5. 主要并发症

（1）人造血管对周围组织的压迫，手术中应注意避免，一旦出现应再手术纠正。

（2）吻合口假性动脉瘤，多与炎症活动、感染、吻合不确实等因素有关，一旦出现需再次手术治疗。

（3）移植血管或吻合口再狭窄，与病变持续进展，吻合口部位、大小不当等因素有关。

（4）主动脉及其分支出现新狭窄，原因为病变持续进展，应尽量不在炎症活动期手术，术前、术后使用激素等药物治疗。

八、疗效

多发性大动脉炎手术后效果基本良好，有少数病例可出现血管再狭窄及假性动脉瘤形成。有报道手术后10年通畅率分别为：颈动脉为88%，锁骨下动脉为64%，主动脉为100%，肾动脉为68%，20年吻合口动脉瘤发生率为13.8%。腔内支架介入技术的应用取得了良好的近期效果，远期效果与外科手术尚有一定差距。

（刁燕春）

第八章

肠缺血的处理

第一节　肠缺血概述

肠系膜缺血是一种少见但后果十分严重的腹腔血管性病变，死亡率一直高居不下。近年来随着人口老龄化和心血管疾病的增加，此病的病例数也日益增加，所以应当引起临床医师足够的重视。

一、解剖学基础

腹腔内脏动脉主要有三支，即腹腔动脉、肠系膜上动脉和肠系膜下动脉。腹腔动脉起自第 12 腰椎下 1/3 和第 1 腰椎中 1/3 之间的腹主动脉前壁，为一短干，直径约 7～12mm，与腹主动脉几乎呈直角，故急性栓塞的机会很少。腹腔动脉有三个主要分支供应腹腔脏器，即胃左动脉、肝总动脉和脾动脉，但是约有 10% 以上的人有变异。肝总动脉在腹腔动脉干各大分支中的变异最大。胃十二指肠动脉分为胃网膜右动脉和胰十二指肠上动脉，后者分前后两支包绕胰头。它们是腹腔动脉和肠系膜上动脉之间非常重要的侧支。

肠系膜上动脉距腹腔动脉下方大约 1.2cm，自腹主动脉前壁发出，途中发出胰十二指肠下动脉和结肠中动脉，主干向下延伸并分支供应空肠、回肠、盲肠和升结肠。结肠中动脉进入横结肠系膜后分为左右两支，左支与降结肠的边缘动脉相沟通，形成肠系膜上下动脉之间的侧支循环。有人存在副结肠中动脉，单独起始于腹主动脉并与左结肠动脉之间相吻合，称为里奥朗弓。

肠系膜下动脉起于腹主动脉左前壁，距主动脉分叉处约 3～4cm，相当于第 3 或第 4 腰椎水平，分出左结肠动脉、乙状结肠动脉和直肠上动脉。

通常情况下，由于腹腔动脉、肠系膜上动脉和肠系膜下动脉之间存在着丰富的交通支，所以当其中的一支发生阻塞时，这些交通支将发挥重要的代偿作用，一般不会出现明显的临床症状。但是，如果同时存在两支以上动脉阻塞或者伴有动脉硬化性狭窄等基础病变时，将出现严重的肠缺血。

二、病理生理学

在静息和进餐后肠道分别接受心排血量的 20% 和 35%，其中 70% 的血流供应肠黏膜。正常情况下内脏血流有自身调节机制，禁食时仅 1/5 的肠毛细血管开放，肠管对缺血具有较大的耐受力。当血压低于 70mmHg 时，肠血流量与血压呈直线关系，肠管通过增加氧的摄取量来维持组织活力。当血压降低到 40mmHg 以下时，这一代偿能力就不复存在，肠组织的有氧代谢被无氧代谢取代。上述病理过程还受到内脏自主调节因素的影响。在正常血压情况下，自主调节功能的紊乱同样可以引起严重内脏功能损害。交感神经张力以及血液循环中儿茶酚胺、肾素、血管紧张素、加压素、血栓素、白三烯以及地高辛等可以引起强烈的血管痉挛和肠管缺血，非动脉闭塞性肠系膜缺血（non－occlusive mentericischemia，NOMI）就是在无大血管阻塞情况下发生的肠系膜缺血，常见于重症监护患者和腹腔透析者。

肠缺血缺氧导致肠黏膜渗出，细菌入侵肠壁造成进一步的损害。由于肠缺血缺氧引起的代谢性酸中毒和 5－羟色胺、组胺和缓激肽等血管活性物质的释放，增加了毛细血管的通透性，血管扩张，导致肠壁充血肿胀，大量血浆渗入肠壁内和肠腔、腹腔，导致血液浓缩、血液黏稠、血容量减少和血压下降，并可出现休克。肠管完全缺血15分钟，小肠的绒毛结构就遭到破坏，3小时内就发生肠黏膜脱落。此时如能及时恢复血流，可有上皮再生，否则坏死将扩展到肠壁全层。

三、临床表现

按照疾病进程可以分为急性和慢性肠系膜缺血，按照发病原因可以分为动脉闭塞性、非动脉闭塞性以及静脉血栓形成性肠系膜缺血。

不同病因导致的肠系膜缺血临床表现也不尽相同，可以急性发病，也可以迁延数周。急性患者多表现为突发腹部剧烈疼痛，持续加重，伴有恶心呕吐、腹泻等。慢性发病的患者多呈现持续数周或数月的腹部隐痛不适、食欲缺乏、厌食、排便习惯改变、慢性腹泻等不典型表现。无论是急性还是慢性发病，如果不及时诊治，最终会发展为肠坏死，出现高热、腹痛、腹胀、腹泻、呕吐等症状和腹膜炎体征，毒素吸收可引起神志改变甚至导致多器官功能衰竭。

四、实验室检查

无论是急性还是慢性发病，在疾病早期尚未出现组织坏死及明显炎症时，血清血检查通常不会发生改变。随着疾病进展，可逐渐出现乳酸脱氢酶活性增加、高乳酸血症、白细胞增高等非特异性改变。这些改变对确诊没有帮助，仅能用于全身治疗的指导。

五、影像学检查

肠缺血的确诊依赖于影像学检查，常用的检查方法有：

1. B超联合血管彩色多普勒检查　腹部B超检查可以发现肠管扩张、肠壁回声减低、肠蠕动减少、肠梗阻以及腹腔积液和肠黏膜下积气等改变，并且有助于鉴别其他引起急性腹痛的病变。血管彩色多普勒检查可以评估相应血管的形态及血流灌注情况，简便易行，是检查腹主动脉和大的内脏动脉的首选无创性检查手段，对于肠系膜动脉主干的完全性阻塞可以作出早期诊断。但是这种方法存在一定的缺点：首先，对于较小的肠系膜动脉分支或者评估肠黏膜血液灌流来讲可信度不高；其次，重症患者往往耐受力较差或者患者腹部胀气明显影响检查结果；约10%的患者很难确定肠系膜上动脉开口，肠系膜血流指数与缺血的严重程度之间关系并不密切。这些缺点导致血管彩色多普勒检查的应用受到了限制。

对于那些动脉主干通畅但又不能排除NOMI的患者，应该进行动脉造影检查。

2. 腹部平片检查　对于急腹症的患者，腹部平片检查是需要进行的传统常规检查之一，腹部平片检查的目的是为了排除胃肠道穿孔、肠梗阻以及其他引起急性腹痛的疾病。对于肠系膜动脉缺血的患者，疾病进展的不同阶段以及不同的动脉阻塞可以在腹平片上观察到不同的征象。X线表现包括肠腔内积气但肠壁厚度正常、小肠或大肠扩张伴有肠壁水肿、气液平面、门静脉及其属支内出现气泡等。腹部平片的缺点是在缺血后12～18小时只有非特异性的征象，而且仅有20%～60%的患者呈现X线改变。但是急性腹痛患者的腹部平片检查正常并非没有意义，这可能意味着患者正处于肠系膜动脉缺血的早期，需要密切观察或者行动脉造影检查。

3. CT检查　腹部CT也可以清晰地看到腹主动脉、肠系膜动脉主干及其一级分支的情况，检查所需时间短，同时可以排除其他引起急性腹痛的疾病，可用作肠系膜缺血的辅助检查手段之一。对于肠系膜上动脉主干阻塞和肠系膜静脉血栓形成的患者，CT诊断的阳性率可以达到85%。而且，CT检查还可以发现其他一些少见的引起肠系膜缺血的原因如腹主动脉夹层等。肠系膜缺血的其他CT表现包括肠壁增厚、强化时肠壁不显影、黏膜内出血、局部或弥漫性腹腔积液、门静脉积气、肠壁水肿以及静脉血栓形成时出现的肠壁不均匀增强等征象。然而，上述征象只存在于20%～60%的患者。

CT检查的最大缺点是无法对肠系膜动脉较小分支以及肠黏膜血液灌注的情况作出评估，所以无法确诊或排除NOMI。当怀疑NOMI而CT检查没有异常发现时，应该及时进行动脉造影检查以免贻误时机。

4. MRI 检查 MRI 也是一种能够显示肠系膜动脉网的无创性检查手段，通过增强磁共振血管造影（MRA）可以获得高质量及高清晰度的肠系膜血管图像。但是 MRA 耗费时间比 B 超和 CT 长，而且同所有的无创性检查一样没有治疗作用，所以不适于急性的或病情严重的患者。对于慢性肠系膜缺血患者，增强 MRA 的诊断价值几乎等同于选择性血管造影。

5. 血管造影 血管造影尤其是数字减影血管造影（DSA）是诊断内脏血管疾病的金标准。怀疑肠系膜缺血的患者最好在疾病的早期就接受动脉造影检查。腹主动脉造影可以清楚地显示腹腔干、肠系膜上动脉和肠系膜下动脉，能够发现位于这些动脉主干的阻塞性病变以及分支的痉挛。动脉造影的另一个优点是可以在检查的同时进行介入治疗。

六、治疗

根据疾病进程以及发病原因不同，肠系膜缺血的治疗手段也不一样，在下面的章节中将分别讨论。

（刁燕春）

第二节 动脉闭塞致急性肠缺血

根据发病原因，动脉闭塞导致的急性肠缺血可以分为栓塞性和血栓形成性两种。

一、急性肠系膜上动脉栓塞

（一）病因

肠系膜上动脉起始部与腹主动脉呈锐角，栓子容易随血流进入肠系膜上动脉而引起急性栓塞，约占所有栓塞的7% ~10%，占所有急性小肠缺血的50%以上。其中90% ~95%的栓子来自心脏，如心房纤颤、心肌梗死、风湿性心脏病、瓣膜置换或者房间隔和室间隔缺损修补术后的血栓或赘生物脱落，5% ~10%的栓子来自主动脉粥样硬化斑块脱落或动脉瘤内血栓脱落。肠系膜上动脉栓塞后引起急性肠管缺血，根据栓塞的部位、范围、程度和持续时间的不同而导致不同的后果。在结肠中动脉开口处的肠系膜上动脉急性栓塞，肠缺血几乎累及全部小肠和右半结肠。

（二）病理

急性肠系膜上动脉栓塞的病理改变非常迅速，最初是肠管缺血，继之发生肠壁坏死。缺血情况，演变速度与其发病原因和栓塞范围大小密切相关。血管闭塞越完全，范围越广泛，则肠壁缺血坏死越严重、越快。急性肠系膜上动脉栓塞好发于结肠中动脉和第一、二空肠弓以远的肠系膜上动脉主干，故近段空肠一般尚能维持血运，但小的栓子则可停留在更小的分支上而引起节段性肠缺血。肠系膜上动脉开口处的动脉硬化性狭窄病变继发栓塞时，可引起自 Treitz 韧带至横结肠间由肠系膜上动脉供血的整段肠管缺血。肠壁黏膜细胞对缺血的反应最敏感，显微镜下，黏膜上皮于缺血后 10 分钟即出现变化，1 小时后出现炎症细胞浸润，黏膜下水肿，3 ~4 小时后发生黏膜脱落、溃疡和出血。由于急性肠缺血引起肠壁肌肉痉挛和强烈收缩，导致腹部剧痛，因剧烈呕吐等造成机体丧失大量体液而致严重水电解质紊乱及酸碱失衡，由于肠管缺血后的代谢产物和细菌毒素吸收而导致脓毒性休克。但右结肠动脉栓塞时，除非结肠中动脉发育不全或同时闭塞，否则一般不会发生肠坏死。

（三）临床表现

1. 症状和体征 急性肠系膜上动脉阻塞，表现为突发的难以忍受的剧烈腹痛，位于脐周或上腹，呈持续性疼痛，阵发性加剧，可向背部或胸胁部放射，疼痛难以用药物控制，表现为坐卧不安，面色苍白，有周围循环衰竭现象。剧痛时患者弯腰屈髋，呻吟不已，伴大汗、呕吐，1/4 的患者有腹泻。病程早期腹部体征不明显，腹软，腹胀不显著，80%的患者有压痛而无腹膜刺激征。发病 6 ~8 小时后肠壁因缺血缺氧而麻痹，腹痛减轻，转为持续性，同时出现腹胀，呕吐物中可出现不含血块的暗红色液体或出现血便；此时可出现明显弥漫性腹膜炎体征，肠鸣音消失以及发热、脓毒性休克等，腹穿可抽出血性液体。患者多为中老年人，伴有心脏病、主动脉病变或有心脏手术史。

2. 实验室检查　白细胞计数增多，中性粒细胞升高；血淀粉酶增高，AST、CPK 和 LDH 等亦可有不同程度的增高；大便隐血试验常阳性。腹穿液呈血性，检查可显示红细胞、白细胞增多和淀粉酶增高。

3. 影像学检查　腹部 X 线片缺之特异性，但可见缺血的肠管僵硬、肠壁增厚，立位可见气液平面，个别患者肠壁内或门静脉内有气体。彩超、CT、MRI 可显示肠壁增厚，腹水，肠动脉供血减少，对诊断很有帮助。早期行肠系膜上动脉造影或数字减影检查对确定诊断有决定意义，并能排除非栓塞性肠系膜上动脉缺血。栓子最常发生在结肠中动脉分支以远的肠系膜上动脉。选择性造影时可经导管注入血管扩张药物以解除血管痉挛，改善肠管的血运。但在休克时应慎用，以免血压进一步降低。也可注入溶栓和抗凝药物，预防继发血栓形成。

（四）诊断

急性肠系膜上动脉栓塞术前确诊有一定困难，外科医师应警惕这种疾病的可能性，及时进行手术探查。对于中年以上特别是有房颤、瓣膜病变等心脏病患者，突发剧烈腹痛，早期腹部体征轻微，呕吐物或大便中有血性液，体检时见有腹膜炎体征，腹穿有血性液者，应警惕急性肠系膜上动脉梗死的可能。血管彩色多普勒检查和选择性动脉造影可以确定诊断。

（五）治疗

急性肠系膜上动脉栓塞一旦确诊均应尽早手术治疗。手术适应证包括：突然发作的持续性剧烈腹痛，伴有不同程度的休克：有栓子来源的证据（风湿性心脏病史、二尖瓣或主动脉瓣功能不全、心梗、胸腹主动脉瘤、血栓病史或心脏手术史等）：腹痛的程度与腹部体征不一致；白细胞超过 2 万，与腹部体征不一致；恶心、呕吐而后伴有便血、肠刺激症状或腹膜刺激征者；选择性肠系膜上动脉造影证明肠系膜上动脉内有血栓存在；若有腹膜刺激征、难以纠正的低血容量性休克和代谢性酸中毒，说明肠管已经缺血坏死，应该在积极抗休克的同时进行手术治疗。

1. 一般治疗

（1）留置鼻胃管持续胃肠减压，减轻腹胀并记录胃液量，供补液时参考。

（2）留置尿管观察尿量，掌握肾功能。

（3）建立通畅的补液通道，补充血容量。

（4）心电图及胸片检查以了解心肺功能。

（5）中心静脉插管检测中心静脉压，指导补液速度。

（6）应用广谱抗生素预防或控制感染。

（7）确诊后应给予抗凝、溶栓、祛聚及扩血管药物，以预防继发性血栓形成，解除动脉痉挛。

（8）若术前行肠系膜上动脉造影，则应在造影结束后退出导管前注入罂粟碱等药物以扩张肠系膜上动脉，改善肠缺血，降低肠切除率和缩小切除范围。但在休克时应慎用，以防进一步降低血压。

2. 手术治疗　早期的急性肠系膜上动脉栓塞的治疗手段是肠切除。直到 1951 年 Stewart 才施行了首例肠系膜上动脉取栓术，1957 年 Shaw 首次报道取栓成功而未行肠切除。1966 年 Bergan 提出早期诊断和治疗可以纠正肠缺血，而选择性肠系膜上动脉造影明显提高了手术的成功率。

通常采用气管内插管全身麻醉，术中行心电、动脉压、中心静脉压、血氧饱和度监测。

患者平卧位，取从剑突至脐下的正中切口，进入腹腔后注意有无腹水，性状及数量，作为输液的参考：观察肠管的颜色、蠕动情况以及有无坏疽。轻度早期肠缺血，肠管的颜色可能正常或苍白、肠管呈收缩状态；进展期肠壁发蓝、水肿；后期肠管麻痹扩张，肠管肥厚以致坏疽。应仔细检查空肠、回肠、阑尾至结肠脾曲，因为这些肠管的血液供应均来自肠系膜上动脉：坏疽肠管呈紫黑色，肠壁增厚，肠管扩张，蠕动消失。根据受累肠管的范围可推测栓塞的部位。动脉栓塞常发生在动脉分叉处，结肠中动脉起始处是动脉栓塞的好发部位，但近端空肠常不受累，因为其供血血管开口在结肠中动脉之上。小肠缺血是相应的系膜动脉栓塞。迅速探查肠管后检查肠系膜上动脉及其主要分支的搏动情况。向上提起横结肠，用湿盐水纱布提起小肠并向左下方牵开，显露系膜根部，在胰腺下缘扪及肠系膜上动脉，如果呈条索状且无搏动，证明肠系膜上动脉已栓塞，即在系膜根部纵行或横行切开后腹膜，显露肠系膜上动脉。肠系膜上动脉位于肠系膜上静脉左侧，直径约0.5cm，游离肠系膜上动脉直至栓塞远近端各2.0cm左右，绕以血管吊索，然后游离出结肠中动脉和肠系膜上动脉的空肠支，分别绕以吊索。收紧诸吊索，在栓塞处或稍下方横行切开肠系膜上动脉的前壁，轻轻挤出或用血管钳取出栓子。若两端回血情况良好，则以5-0或6-0的prolene缝线横行缝合动脉切口。若取栓后血流不畅，可用3F或4F的Fogarty导管取出远近端血栓，然后缝合动脉切口。

恢复肠管血运后，应仔细耐心观察肠管的血运情况15~30分钟。有生命力的肠管对机械性或热刺激有反应，没有浆膜下出血，颜色红润，动脉搏动有力。系膜动静脉联合性闭塞，则血管重建后难以恢复血运，表现为肠壁颜色与取栓前无明显变化，动脉无搏动，肠壁无弹性，说明肠管已经坏死，需行肠切除。有条件时可以进行术中肠系膜上动脉造影，直接观察肠系膜上动脉的血流情况或者术中行血管彩超检查。对肠壁颜色和动脉搏动有好转但尚未完全恢复正常、肠管存活有怀疑者，可暂时不行肠切除，旷置于腹腔外关闭切口，给予抗凝及扩血管治疗，并予以观察。如肠壁颜色和动脉搏动恢复正常，肠管确定存活，可将旷置的肠段放回腹腔。否则应果断切除此肠段。

手术完成后，冲洗腹腔，酌情放置引流。

无论在什么时候，必须首先恢复肠系膜上动脉的血流，然后再考虑肠切除。动脉血流恢复后，由于肠毒素的吸收，可能发生血压下降，应该补充液体，保持血压稳定和水、电解质平衡。

肠系膜上动脉急性栓塞常发生在肠系膜上动脉狭窄的基础上，尤其伴有动脉硬化者。这些患者多有慢性肠系膜动脉供血不足的表现，取栓后需纠正动脉的狭窄。肠系膜上动脉粥样硬化性狭窄一般发生于该动脉近端2~3cm处。矫正的方法有：肠系膜上动脉内膜切除、动脉补片成形、肠系膜上动脉移位术、肠系膜上动脉-腹主动脉侧侧吻合术、肠系膜上动脉-腹主动脉“H”搭桥术等。

3. 术后处理

（1）禁食，胃肠减压，维持水电解质平衡，纠正酸中毒。

（2）监测心脏、肾脏、肝脏功能及生命体征变化，监测中心静脉压。

（3）应用广谱抗生素预防或控制感染。

（4）继续抗凝溶栓治疗，监测凝血功能，及时调整。

（5）营养支持，适当补充蛋白质、维生素以及微量元素，尤其是施行了肠切除的患者。

（6）密切观察病情变化，警惕来自心脏的栓子脱落造成再次栓塞。

术后患者宜进ICU病房进行心、肝、肺、肾等重要脏器的监控和支持，加强抗休克、抗感染、纠正水电解质紊乱和酸碱失衡等处理。由于进行了血管移植或动脉内栓子摘除治疗，术后须抗凝治疗2~4周，并加用血管扩张药物治疗。

急性肠系膜上动脉栓塞的病死率可高达47%~100%。早期诊断，早期手术治疗是降低死亡率，减少术后并发症如短肠综合征、肠瘘、节段性肠狭窄等的最佳方法。

二、急性肠系膜动脉血栓形成

（一）病因

急性肠系膜动脉血栓形成引起的急性肠缺血比较少见，约占急性肠缺血的5%~15%，血栓形成在肠系膜上动脉的近段，几乎都是发生于有病变的节段，如动脉粥样硬化、动脉内膜炎、结节性动脉周围炎、肌纤维增生等，但以动脉粥样硬化最常见，常因腹主动脉硬化延伸至肠系膜上动脉近段2~3cm处引起的局部狭窄。此时引起的闭塞发生于肠系膜上动脉的近端，缺血范围常比较广泛，从空肠起始段到横结肠脾曲均可发生缺血坏死。如果腹腔动脉和肠系膜下动脉已有闭塞，将出现从贲门到直肠的缺血。

（二）病理

急性肠系膜动脉血栓形成的早期，由于丰富的侧支循环可以维持肠管的血运，所以不会出现明显的病理改变。一支或两支腹腔动脉主干的血栓形成甚至不会影响肠道的灌注压。疾病进展的后期，侧支循环已经不能满足肠管代谢的需要，会发生急性肠缺血和肠坏死，出现与急性肠系膜血管栓塞相同的病理改变。

（三）临床表现

1. 症状和体征　急性肠系膜动脉血栓形成所致动脉闭塞发病过程相对缓慢，常伴有数月或数年的慢性肠系膜上动脉供血不足症状，包括餐后15~30分钟后弥漫性腹痛、排便习惯改变、有时腹泻与便秘交替出现、食量减少、体重减轻等。随着病程的进展，慢性肠缺血症状逐渐加重，几小时或几天后出现急性缺血症状和体征。

2. 实验室检查　缺血代偿期通常没有异常发现。当发生急性肠缺血时可以出现白细胞计数增多，中性粒细胞升高：血淀粉酶增高，AST、CPK 和 LDH 等有不同程度的增高：大便隐血试验阳性。腹腔穿刺液呈血性，检查可显示红细胞、白细胞增多和淀粉酶增高。

3. 影像学检查　疾病早期腹部X线片检查没有明显异常，但晚期可以出现肠管僵硬、肠壁增厚，立位可见气液平面，个别患者肠壁内或门静脉内有气体等非特异性改变。此外，血管彩超、CT、MRI可显示肠壁增厚，腹水，肠动脉供血减少，对诊断很有帮助。早期行肠系膜动脉造影或数字减影检查不仅具有确诊意义，还可以通过注入溶栓药物进行治疗。

（四）诊断

患者多为动脉粥样硬化的老年人，常伴有四肢、颅内及冠状动脉硬化和供血不足。当出现非典型性弥漫性腹痛、排便习惯改变、腹泻与便秘交替、食量减少、体重减轻等慢性肠系膜缺血症状或者不明原因的急性剧烈腹痛、体征与症状严重不符或者肠坏死时，应该警惕肠系膜动脉血栓形成的可能。应根据患者的具体情况，选择合适的影像学检查如血管彩超、腹部平片或CT来协助诊断，确诊有赖于选择性肠系膜动脉造影。当患者有明显肠坏死表现时，应该及时进行剖腹探查明确诊断并进行相应处理，不应该因等待检查而贻误治疗时机。

（五）治疗

因肠系膜上动脉急性血栓形成常发生在动脉病变的基础上，故单纯取栓术可能达不到治疗目的，需同时施行血管重建术，包括肠系膜动脉近端血栓内膜切除术、肠系膜动脉－右髂总动脉或肠系膜动脉－腹主动脉侧侧吻合术、肠系膜动脉移位术和肠系膜动脉－腹主动脉搭桥术。

1. 术前准备　麻醉、体位和手术步骤同上。

2. 手术方式

（1）肠系膜上动脉近端血栓内膜切除术：现已少用，因肠系膜上动脉位置较高，显露费时，其开口处的腹主动脉常伴有较厚的粥样硬化斑块，腹主动脉阻断时易导致内膜损伤，使粥样硬化斑块脱落引起肠系膜上动脉、肾动脉或下肢动脉栓塞，故多主张采用以下术式。

（2）肠系膜上动脉－右髂总动脉侧侧吻合术、肠系膜上动脉－腹主动脉侧侧吻合术：即将狭窄段远端的肠系膜动脉主干与右髂总动脉或腹主动脉行端－端吻合。这两种术式相似，操作上也较为简单。

（3）肠系膜动脉移位术：即在肠系膜动脉起始处切断，近端结扎，远端与腹主动脉前壁重新行端－侧吻合。

（4）肠系膜动脉－腹主动脉搭桥术：即在狭窄段远端的肠系膜动脉主干上以自体大隐静脉或人工血管与腹主动脉之间搭桥。

在恢复肠系膜动脉血流之后，检查肠管血运及蠕动情况，处理方法同前。

（刁燕春）

第三节　非动脉闭塞性肠系膜缺血

非动脉闭塞性肠系膜缺血（non－occlusivemesenteric ischemia，NOMI）是指各种形式的不伴有肠系膜动脉阻塞的肠系膜缺血，通常是由于心排血量下降导致内脏低灌注引起。NOMI 约占所有急性肠系膜缺血的 20% ~30%，患者多为 50 岁以上，伴有心梗、遗传性心功能不全、主动脉功能不全或者肝肾疾病。

NOMI 死亡率较高，在过去 20 年的报道中，死亡率从 80% 降到 50%。死亡率居高不下主要是因为患者年龄较大，并且从症状出现到就诊之间的时间较长，小肠对缺血的耐受力有限，缺血 3 ~6 小时后将难以逆转。由于 NOMI 继发于严重的微血管痉挛，所以血管造影是进行早期诊断的唯一可靠手段：在疾病的早期，肠黏膜还未出现坏死，此时主要的治疗手段是恢复血液灌注而非手术治疗。

（一）病因

NOMI 的发病危险随年龄增加而增加，肠系膜末梢动脉低灌注可以由很多原因引起。NOMI 多发生于心脏病患者，可能是因为心排血量的下降导致肠系膜血管低灌注，反应性地引起交感神经兴奋，提高心排血量并导致肠系膜微动脉痉挛所致。一些患有慢性疾病的患者长期服用各种药物可能是 NOMI 发生的危险因素，洋地黄类药物能够引起血管痉挛和内脏末梢循环的阻力增加。生物碱也可以引起动脉管壁血管平滑肌收缩，该类药物中的麦角胺是最强力的血管收缩剂，在 NOMI 的发病中占有重要的地位。另外，在治疗心力衰竭时经常使用的利尿剂在增加肾脏血流的同时，导致其他腹腔脏器的血供减少，也能够诱发 NOMI，其中可能有血管紧张素Ⅱ的作用。其他容易导致肠系膜动脉痉挛的因素包括各种形式的休克、败血症、脱水以及因血液透析心脏手术或腹部大手术导致的低血压等。

（二）病理

低血压出现后 10 分钟就可以观察到肠系膜动脉痉挛，这种痉挛可以累及腹腔干、肠系膜上动脉和肠系膜下动脉，有时甚至累及肾动脉。严重时肠管动脉灌注压无法测到。当氧供无法满足肠管代谢需要时，细胞内的糖酵解过程就会产生大量的乳酸盐。肠缺血使肠黏膜内的黄嘌呤氧化酶的水平升高，而后者将脱氧黄嘌呤转化成尿酸。再灌注后产生了大量氧自由基。这些都可以造成细胞膜的损伤，引起细胞肿胀和死亡。小肠黏膜对这些改变最为敏感，病变逐渐侵及肠壁全层，肠组织的坏死可以引发肠腔内细菌的移位引起腹膜炎，甚至多器官功能衰竭。

（三）临床表现

NOMI 的临床表现不典型，常缺乏早期症状。急性腹痛可能是肠系膜缺血的唯一临床表现，有可能伴有发热、恶心、厌食以及腹泻。随着疾病进展可以逐渐出现肠坏死和腹膜炎等表现，患者可伴有腹胀、腹部触痛、低血压、肠鸣音减弱等体征。血液检查通常没有特异性改变。组织坏死可以释放出多种酶，包括乳酸脱氢酶和肌酸激酶。外周血白细胞升高是继发于炎症的非特异性改变。β－半乳糖苷酶活性与 NOMI 关系密切，在肠缺血 90 分钟后就可以出现该酶的活性增加。

（四）诊断

NOMI 的治疗手段和疗效与疾病进展程度密切相关，并且治疗方案的选择与其他原因引起的肠缺血有很大的不同。因此对 NOMI 进行早期诊断和鉴别有助于制订最合理的治疗方案，提高患者的生存率。

对于有上述危险因素的患者突发急性腹痛时应该高度警惕 NOMI 的可能，但是确诊还要依靠影像学检查。腹部平片检查可以排除胃肠道穿孔、肠梗阻以及其他引起急性腹痛的疾病。NOMI 缺乏特异性的 X 线表现，所以仅凭腹部平片无法作出早期诊断。对于腹部平片结果正常的急性腹痛患者，更应该密切观察和进行动脉造影检查，因为这可能意味着患者正处于 NOMI 的早期。血管彩超和 CT 对肠系膜动脉的较小分支显示较差，通常不能对 NOMI 进行确诊。症状较轻的患者进行 MRA 检查，可以发现早期病变。

血管造影是诊断 NOMI 的金标准。怀疑肠系膜缺血的患者最好在疾病的早期就接受动脉造影检查。腹主动脉造影可以清楚地显示腹腔干、肠系膜上动脉和肠系膜下动脉，能够发现位于这些动脉主干的阻塞性病变。NOMI 患者表现为肠系膜上动脉多个分支的开口狭窄；肠黏膜血管交替狭窄和扩张，呈腊肠样改变；肠系膜动脉弓痉挛；黏膜内血管充盈障碍。其他表现包括肠系膜上动脉主干远端和分支痉挛、造影剂向腹主动脉反流以及由于肠管扩张引起的肠系膜血管床扩散等。黏膜内血管的充盈障碍可以导致静脉显影延迟或减弱。动脉造影的另一个优点是可以在检查的同时进行介入治疗。

（五）治疗

NOMI 的治疗方法不同于其他类型的肠缺血疾病。在 NOMI 的早期尚未出现肠黏膜坏死时通常不需手术治疗。NOMI 的特点是即使解除了疾病诱因，肠系膜血管痉挛仍然会继续存在，其中的具体原因不明，但是腔内局部应用血管扩张药物对这种血管痉挛常常有效。目前人们多倾向于对尚未出现肠坏死和腹膜炎表现的 NOMI 疑似患者早期进行主动脉造影和选择性动脉造影检查，一旦确诊为 NOMI，立即通过导管腔内局部应用常用血管扩张药物治疗，常用的药物有前列腺素（首次剂量为 20μg，维持剂量为 2.0～2.5μg/h）、妥拉唑林、罂粟碱等。扩血管药物的治疗应持续到痉挛解除，最长可连续使用 72 小时。只有在患者经过上述处理没有好转或者出现明显的肠坏死表现时才考虑进行剖腹探查。据报道采用这种治疗方案，死亡率可以减低到 40%。

（刁燕春）

第四节　急性肠系膜上静脉血栓形成

急性肠系膜上静脉血栓形成（acute mesenteric superior vein thrombosis，MVT）是一种症状重，误诊率和病死率较高的肠管静脉回流障碍引起的缺血性疾病，其发病不常见，但是重要的急性肠系膜缺血的病因之一。国外文献报道急性肠系膜上静脉缺血在急性肠系膜缺血中占 5%～15%。其发病与性别、年龄无关。既往患下肢深静脉血栓形成的患者，如果发生无法解释的腹痛，则应怀疑肠系膜上静脉血栓形成的发生。

（一）病因

肠系膜静脉栓塞可分为原发性和继发性。

1. 原发性肠系膜血栓形成　国外报道约 20% 的患者为原发性肠系膜血栓形成。原发性静脉血栓形成无明显病因，呈现自发性，往往存存凝血机制紊乱：如蛋白 C、S 缺乏，这类患者多有深静脉血栓形成病史，抗凝血酶Ⅲ缺乏，活化蛋白 C 抵抗，凝血因子基因突变等。多有自发性凝血异常表现，如肢体血栓性静脉炎等。

2. 继发性肠系膜静脉血栓形成　往往和获得性凝血功能障碍有关，国内文献报道门静脉高压是首要诱因，其次危险因素是腹腔内感染。而国外文献报道其危险因素主要有直接损伤，比如在脾切除术等腹部手术后较为常见，其他危险因素包括局部静脉充血淤滞或血栓形成、肺梗死、深静脉血栓、肥胖、肝移植、肝内分流术、曲张静脉硬化剂治疗、选择性血管造影、吸烟、酗酒等。肿瘤患者由于静脉受侵犯、肿瘤外压迫、高凝状态，往往也易继发血栓形成。80% 的肠系膜血栓形成为继发性。

（二）病理

肠系膜上静脉血栓形成造成的肠缺血范围往往与内脏静脉侧支循环和阻塞程度有关。大多数肠系膜上静脉血栓形成的患者无症状。肠系膜上静脉血栓形成造成的肠坏死和肠系膜上动脉血栓形成造成的肠坏死不同，MVT 造成的肠坏死往往比较局限，累及肠段和肠系膜水肿、肿胀、淤血，肠系膜静脉分支内有血栓形成，动脉往往有搏动。但在病变后期，伴行动脉内也有血栓形成，动脉搏动消失。累及肠段往往在空肠和回肠。若广泛的肠系膜静脉血栓形成，可导致广泛肠管浆膜下出血，肠壁增厚发紫，肠管内、外充满暗红色血性渗出，肠管呈肠梗死表现，肠管发黑，病情恶化很快，体内毒素吸收可以发生中毒性休克。

（三）诊断

1. 临床表现　病程在 4 周内为急性肠系膜上静脉血栓形成。病程超过 4 周，症状不明显的为慢性肠系膜静脉血栓形成。急性肠系膜上静脉血栓形成的发作无特异性。早期诊断非常困难，诊断延误时间一般为 2～4 天。临床表现与急性肠系膜缺血相似，表现为与症状不相对应的全腹疼痛，即剧烈或严重的腹痛与没有明显的腹膜刺激体征为特点，持续腹痛数日或数周，伴有腹泻、恶心、呕吐、下消化道出血、便秘，而且很快发展为腹膜炎。在有深静脉血栓个人史和家族史患者中，如果出现持续性数日腹痛，肠梗阻征象，应高度怀疑 MVT 存在。病情进一步发展，会出现肠缺血坏死，腹膜炎征象。

2. 实验室检查 白细胞计数和肌酸激酶升高，但无特异性。无特异性血浆标记物诊断为 MVT。D－二聚体阴性可排除 MVT，但对诊断 MVT 无特异性。血清乳酸盐测定阳性率可达 85% 以上，但此时已是动脉性缺血和肠坏死后，对早期诊断帮助不大。

3. 辅助检查

（1）彩色血管多普勒：可以发现肠系膜上静脉管腔增大，静脉内血流信号消失以及静脉血栓的实性回声，但易受肠内气体的干扰，对检查者技术和经验要求很高，所以阳性率仅为 50% 左右。

（2）计算机横断扫描（CT）：静脉内注射造影剂显示门静脉期的计算机横断扫描造影（CTV）是诊断急性肠系膜上静脉血栓形成的最重要和敏感检查方法。在 CT 上可以看到平扫期肠系膜低密度血栓，肠系膜上静脉扩张和高密度的静脉壁影像。增强扫描期肠系膜上静脉无造影剂充盈，明显看到病变肠管增厚大于 2mm 以及肠系膜水肿，通过三维重建可以清楚发现肠系膜的血栓部位，但对微小血栓诊断价值有限。

（3）磁共振（MRI）：磁共振造影也可以对 MVT 的诊断有帮助，T1WI 加权像流空信号消失，急性期血栓可呈高信号，T2WI 加权像也呈高信号，注射造影剂可鉴别慢血流与血栓。但 MRI 扫描时间长，而且多数中心不提供急诊行 MRI 检查。

（四）治疗

1. 保守治疗 腹痛 8 小时内无腹膜刺激征的可予以保守治疗，主要包括：

（1）禁食，禁水，持续胃肠减压以缓解肠胀气。建立静脉通道，肠外营养。

（2）纠正血容量，保持足够的有效循环血量。

（3）注意水、电解质平衡，维持酸碱平衡。

（4）足量应用抗生素，主要为抗杆菌和厌氧菌药物。持续用至术后。

（5）抗凝治疗：应用于病程早期，适用于发病 1 周内无腹膜刺激征，症状较轻者。采用静脉内持续滴注肝素，使部分凝血因子时间（APTT）延长正常值的 2 倍。当胃肠功能恢复正常后，可换用低分子肝素或维生素 K 抑制剂。由于 MVT 复发率高，建议在肝功能正常患者中，长期服用维生素 K 抑制剂。对服用维生素 K 抑制剂有禁忌的患者，则建议长期应用低分子肝素。

2. 手术治疗 如果 6～8 小时内腹痛无缓解，应手术治疗。

（1）腔内治疗：当未出现肠坏死时，可考虑腔内治疗急性肠系膜上静脉血栓形成。包括经颈静脉肝内门体分流术（TIPS），将导管插入肠系膜静脉内，机械性血栓切除和置管溶栓术，或经肠系膜上动脉穿刺入肠系膜上静脉内，行置管溶栓术。溶栓药物包括重组组织型纤溶酶原激活剂（rt－PA）和尿激酶。

（2）肠切除：当出现腹膜炎或胃肠道出血、穿孔时，应行剖腹探查，坏死肠管切除术。尽可能保留正常的肠管，预防短肠综合征的发生，由于本病引起的肠管坏死属于出血性梗死，坏死段与正常段之间存在一部分过渡段，此处仍有动脉搏动存在，所以不能单纯依靠动脉搏动来判断切除范围。一般血栓分布范围往往超过肠管坏死范围，所以切除范围应包括病变周围一部分外观正常的肠管及其系膜。肠系膜上静脉主干和门静脉内一般也会有血栓存在，而此处血栓是肠坏死复发的主要原因，所以还应在肠系膜上静脉和门静脉作切口，将其内血栓取出，预防血栓蔓延复发。一般要求在距离病变肠管上下各 15～25cm处切除，形成血栓的区域肠系膜应行扇形切除。

（3）栓子切除术：在行剖腹探查术时，也可以探查肠系膜上静脉，行肠系膜上静脉内栓子切除术。手术操作步骤如下：

1）取腹部正中切口，进腹后，探查肠管情况。将小肠向右方推开，提起横结肠，完全分离 Treitz 韧带，分离出肠系膜上动脉，在其下方游离出肠系膜上静脉，控制近端、远端两侧端血流。

2）于梗死处横行切开静脉壁，取出血栓，再用 Fogarty 导管向上达肝脏，清除门静脉残余栓子，再用小的 Fogarty 导管向远端清除血栓。注意由于静脉壁薄弱，动作一定要轻柔。

3）静脉切口两端均有良好血流时，暂时阻断血流，用肝素溶液冲洗切口，用6－0缝线间断缝合静脉切口。

4）由于多数患者手术时已发现存在肠坏死，故应认真观察肠管的活性，将坏死肠管连同含有静脉血栓的全部系膜切除干净。

3. 术后处理

（1）注意纠正水、电解质紊乱、酸碱平衡。

（2）选用适当的抗生素，积极抗炎治疗。感染往往是胃肠源性感染。联合应用针对需氧菌和厌氧菌混合感染的抗生素，抗生素应用应早，并持续到术后一段时间。

（3）术后抗凝治疗。可予低分子肝素抗凝，可以口服时，改用口服抗凝药。

（4）预防弥散性血管内凝血（DIC）和多器官系统功能衰竭（MOSF）的发生。

（5）加强营养支持，防止肠瘘的发生。

（6）继续治疗原发病。

（五）预后

急性肠系膜上静脉血栓形成肠切除术后的生存率为80%。术后长期抗凝治疗和定期CT复查可以提高预后。MVT有复发性，原因可能与血栓清除不干净，术后抗凝效果不理想，手术操作粗暴影响血管内皮以及广泛结扎系膜血管形成的盲管内血栓等有关。再发性急性肠系膜静脉血栓形成发病率较高，一般发生在30天之内。因此此类患者应终生使用华法林，积极作好抗凝治疗，维持INR在2～3之间。

（刁燕春）

第五节　慢性内脏缺血

慢性肠系膜缺血是一种进展缓慢的肠系膜血运障碍性疾病，病程通常数月至数年，多发生于老年女性。15世纪曾在尸体解剖中发现肠系膜上动脉闭塞，可能引起慢性内脏供血不足。1878年Howse首先描述了腹腔器官慢性动脉供血不足的临床表现。1904年Bacelli称为“腹绞痛”。1936年Dunphy确认腹绞痛来自于腹部动脉硬化所致慢性狭窄或闭塞。1958年Derrick提出慢性肠系膜动脉供血不足就是慢性内脏动脉闭塞综合征。1967年Watt等报道肠缺血与吸收不良有一定关系。

（一）病因

引起慢性肠系膜供血不足的因素有许多，一般分为两类：一类为慢性闭塞性疾病如动脉粥样硬化性闭塞症、动脉炎症性疾病（如闭塞性动脉内膜炎、脉管炎、多发性结节性动脉炎等）、肌纤维增生症、动脉外压迫、先天性动脉狭窄等；另一类为血流减少的功能性原因如肠系膜动，静脉瘘、髂股动脉窃血综合征等。以上诸多原因中，动脉粥样硬化最常见，粥样斑块常累及内脏动脉起始段2.0～3.0cm范围。在内脏动脉慢性闭塞的过程中，三条内脏动脉之间产生了丰富的侧支循环，其中之一发生了狭窄或闭塞，可以通过侧支进行代偿，故一支动脉干的狭窄或闭塞往往不出现临床症状。若其中两条同时出现狭窄或闭塞，部分患者仍无临床症状，因为病变进展缓慢，肠系膜下动脉和髂内动脉仍有完整的侧支血流供应。但若已经作过左半结肠切除，则可以出现症状。腹腔动脉主干单独闭塞通常没有或仅有轻度症状，肠系膜上动脉同时受累时常有明显的症状和内脏供血不足的体征。

（二）病理

慢性肠系膜动脉供血不足的病理因其病因不同而不同，动脉粥样硬化引起的慢性肠系膜上动脉闭塞，其病变部位常在起始部，且常合并有腹腔干和其他内脏动脉同时受累，受累动脉管腔有不同程度的狭窄或闭塞，病程较长，常有较多的侧支循环形成，其主要的侧支循环有：①肠系膜上动脉和肠系膜下动脉经“Mean－Dering肠系膜动脉”交通；②腹腔动脉和肠系膜上动脉通过胰十二指肠动脉弓相交通。侧支循环的建立，使肠管缺血不严重，很少发生肠坏死。但存在慢性供血障碍，内脏因血流灌注不足而出现反复腹部隐痛、慢性腹泻以及大便习惯改变等临床症状。

（三）临床表现

1. 症状与体征　慢性肠系膜供血不足多发生在50～70岁，女性多于男性。典型临床表现是餐后腹痛，体重减轻，排便习惯改变的“三联症”。疼痛多发生在餐后15～30分钟，性质为绞痛或钝痛，常位于上腹部，可持续2～3小时，并可向背部放射，随着病变的进展，肠管供血逐渐减少，疼痛可持续加重，时间延长。由于餐后腹痛，患者主动减少进食量以减轻疼痛，出现“惧食综合征”。由于进食量减少和营养吸收不良，导致患者消瘦，体重减轻。同时可出现便秘、腹泻交替存在的排便习惯改变，有的还有恶心、腹胀等胃肠道症状。患者消瘦明显但腹部体征不明显，约60%～90%的患者在上腹部可闻及收缩期血管杂音，少数病例在两个血管分区内听到吹风样血管杂音，表明有两条血管狭窄。常无其他阳性体征。但可有全身性动脉硬化表现：周围动脉搏动减弱，颈动脉、股动脉处血管杂音，眼底动脉硬化等。

2. 实验室与影像学检查　实验室检查通常没有异常发现。腹部平片检查有助于排除其他胃肠道疾病。血管彩超、CT、MRI检查可以发现狭窄或闭塞的肠系膜动脉。最有价值的检查手段为腹主动脉造影，可明确肠系膜动脉闭塞或狭窄的部位、长度、其他内脏动脉有无受累以及侧支循环建立等的情况。血管造影常可见肠系膜上动脉起始段边缘不整，管腔狭窄或闭塞，并可见连接肠系膜上动脉和肠系膜下动脉的Riolan弓显影。

（四）诊断

慢性肠系膜上动脉供血不足临床少见，且缺乏特异的临床症状和体征，诊断困难，常被误诊为胃肠道恶性肿瘤。若老年患者出现餐后腹痛，体重减轻，排便习惯改变等症状，且腹部听到收缩期血管杂音，则应高度怀疑本病。疑似本病的患者，应首选血管彩超和选择性动脉造影进行确诊，并且进行相关的影像学检查以排除消化系统肿瘤。

（五）治疗

由于慢性肠系膜上动脉供血不足有发展成为急性肠系膜上动脉血栓形成的危险，且缺乏有效的药物治疗手段，所以一旦明确诊断，均需考虑手术治疗。手术治疗的目的在于防止疾病进展及急性肠系膜上动脉血栓形成的发生，减轻餐后腹痛症状，纠正、逆转营养不良。

1. 手术适应证　餐后上腹疼痛，体重减轻，上腹闻及吹风样血管杂音，腹主动脉造影或数字减影提示两个或三个内脏动脉狭窄50%以上或完全闭塞。

2. 手术禁忌证

（1）严重心、肺、肝、肾功能不全，不能耐受手术者。

（2）同时患有恶性肿瘤者。

（3）动脉造影显示内脏动脉病变广泛，估计手术效果不佳者。

3. 手术前准备

（1）治疗高血压、冠心病和常规手术准备。

（2）改善营养：体重减轻营养不良者，术前应给予胃肠道外营养，待营养状况改善后择期手术。

（3）常规评价主要脏器功能，行腹主动脉及内脏动脉造影，明确病变的位置、范围及程度，了解侧支循环情况，制订详细的手术计划。

（4）术前预防性应用抗生素。

（5）气管内插管全身麻醉，若估计在肾动脉开口以上阻断腹主动脉时，可以采用低温麻醉以增加肾脏对缺血的耐受性。部分病例也可以采用硬膜外麻醉。

4. 手术方式

（1）动脉内膜切除术：1958年Shaw首先从狭窄的肠系膜上动脉远端切开行狭窄处内膜切除获得成功，但因经动脉切口用小弯钳盲目夹出内膜，此方法现已废弃，取代以直视下内膜切除术。

距内脏动脉开口0.5～1.0cm处切开腹主动脉左侧壁，并向内脏动脉上下延伸。切开的主动脉壁两端各用一根无创缝线提起，内膜切除从主动脉壁的上切缘开始，用剥离器在粥样硬化斑块和动脉壁之间剥离，至主动脉右侧壁将内膜斑块锐性离断，最后从内脏动脉慢慢拉出粥样斑块。若斑块远端呈圆锥状，远端似正常内膜的游离缘，说明远端内膜无唇样改变。肠系膜上动脉干较长，粥样硬化斑块狭窄较腹腔动脉为长，其远端内膜缘有时可能呈唇样，这种情况下须将腹主动脉缝合，恢复主动脉及内脏动脉血流后，阻断肠系膜上动脉起始部并在其远端纵行切开肠系膜上动脉行内膜切除。肠系膜上动脉需行大隐静脉或人造血管补片。恢复血运后检查肠管血运情况，效果满意时关闭切口，胸腔放置闭式引流。

该手术创伤较大，且需阻断肾动脉上方的腹主动脉，可能导致肾功能损害，目前倾向于动脉旁路或移位术。

（2）动脉旁路术和肠系膜动脉移位术：常用的动脉旁路术有肠系膜上动脉－髂总动脉侧侧吻合术、肠系膜上动脉－腹主动脉侧侧吻合术以及肠系膜动脉－腹主动脉搭桥术等，使血流绕过狭窄的肠系膜动脉段，维持肠管的血供。手术操作较为简单，术者可根据具体情况加以选用。肠系膜动脉移位术，即在肠系膜动脉起始处切断，近端结扎，远端与腹主动脉前壁重新行端－侧吻合，也可以达到相似的效果。

（3）腔内肠系膜动脉成形术与支架置入术：为较新的治疗手段，是近年来伴随腔内治疗水平的发展而出现的。可以在动脉造影的同时进行，通过球囊扩张、放置腔内支架解除肠系膜动脉的狭窄，恢复正常的血液供应。该术式的手术创伤小，术后恢复快，尤其适用于年老体弱不能耐受开腹手术的患者。

术后除了一般的监测和治疗外，尤其应该注意观察腹部体征的变化。

（邓晓涛）

第六节　主动脉重建术后结肠缺血

结肠缺血是腹主动脉瘤（abdominal aortic aneurysm，AAA）切除，人工血管置换术的主要并发症之一，多发生于左半结肠，发病率约12%～30%，在破裂型腹主动脉瘤患者中发病率甚至可达60%。而且一旦出现结肠坏疽，病死率可达50%以上。因此，正确防治缺血性结肠炎是降低腹主动脉瘤手术死亡率的一个重要因素。

（一）病因

腹主动脉重建术后发生结肠缺血的病因很多，包括：术中结扎肠系膜下动脉和髂内动脉致左半结肠缺血；动脉瘤破裂时由于血肿压迫肠系膜导致解剖不清，分离过程中损伤肠系膜下动脉或重要的结肠缘动脉弓；术中持续性低血压或心房纤颤造成肠系膜动脉及髂内动脉持续性低灌注，导致肠坏死；人工血管内血栓形成或闭塞，造成相应结肠袢的血流灌注减少等。

左半结肠的血液主要由肠系膜上动脉、肠系膜下动脉和双侧髂内动脉供应，它们之间有丰富的侧支循环。髂内动脉通过直肠中、下动脉和肠系膜下动脉的分支直肠上动脉建立交通支，肠系膜上下动脉之间通过结肠缘动脉弓互相连接。通常结扎肠系膜下动脉、一侧甚至双侧髂内动脉不会导致结肠缺血。当腹主动脉瘤患者的血管因动脉粥样硬化导致髂内动脉、肠系膜上动脉或腹腔动脉发生狭窄或闭塞时，则肠系膜下动脉成为供应左半结肠的主要血管，此时结扎或者损伤肠系膜下动脉便可能发生结肠缺血。

近年来研究表明，在破裂型腹主动脉瘤患者中，无论术中是否重建肠系膜下动脉都不影响术后结肠缺血的发生率，导致结肠缺血的主要原因是术中血流动力学的改变。

（二）临床表现

1. 症状与体征　患者多在术后数小时至数天内出现不同程度的左半结肠缺血表现。轻者出现腹痛、腹泻、黏液血便等肠激惹表现，伴有左下腹压痛。较重患者出现麻痹性肠梗阻表现。结肠缺血严重时出现结肠坏死，腹泻严重，伴有腹膜炎体征，实验室检查出现白细胞增高及中性粒细胞比例增加。

2. 影像学检查　腹部平片检查可以发现肠管僵硬、肠壁增厚，立位可见气液平面，个别患者肠壁内或门静脉内有气体等非特异性改变。发生麻痹性肠梗阻时可以出现肠腔充气扩张以及气液平面。结肠镜检查是最确切的辅助检查手段，可以看到结肠黏膜表面的假膜、糜烂和溃疡，肠坏疽时则表现为黏膜黄绿色坏死样变。

（三）诊断

结合临床表现以及结肠镜检查，左半结肠缺血的诊断不难明确。

（四）预防

该疾病的预防重于治疗，正确防治腹主动脉重建术后并发的结肠缺血有利于患者术后康复，减少手术死亡率。术前正确评估结肠血液供应情况、术中维持血压稳定、仔细操作、并正确评估结扎肠系膜下动脉的安全性和认真观察左半结肠活力等措施对于预防术后结肠缺血的发生很有帮助。

1. 术前动脉造影　术前动脉造影可准确地判断结肠血供的来源，对术后出现结肠缺血的可能性作出有益的评价。如果肠系膜下动脉的血液是从肠系膜上动脉通过结肠缘动脉弓流入，则术中结扎肠系膜下动脉不会造成结肠缺血；反之，结扎肠系膜下动脉会引起结肠缺血，手术中需重建肠系膜下动脉。然而，由于动脉造影有创并且造影剂具有肾毒性，所以不宜作为腹主动脉瘤患者术前的常规检查，仅在需要评价腹主动脉瘤周围血管关系时才应用。

2. 术中正确判断结扎肠系膜下动脉的安全性　腹主动脉瘤术中的大多数情况下需结扎肠系膜下动脉。为判断结扎肠系膜下动脉的安全性，在结扎前可先阻断肠系膜下动脉 30 分钟，仔细观察肠管的活性，若肠管出现缺血表现则应该进行肠系膜下动脉重建。但这种方法并不非常可靠，有时尽管术中观察结肠无缺血性改变，但术后仍会发生结肠缺血。

测定肠系膜下动脉的残余压力也可以对结扎肠系膜下动脉的安全性作出有效的判断。肠系膜下动脉压力 >40mmHg 时，则无需重建肠系膜下动脉。此外还可以利用 Doppler 超声仪检测肠系膜下动脉、结肠系膜内的血流以及阻断肠系膜下动脉前后结肠浆膜层的血流来帮助判断是否需要重建 IMA。

3. 术中注意事项　术中应当尽量保护肠系膜动脉侧支循环尤其是肠系膜动脉弓，保留足够的动脉交通支对于防止术后结肠缺血很重要。在允许结扎肠系膜下动脉的病例，应紧靠起始部结扎。如远离起始部，可能损伤肠系膜下动脉的左半结肠和乙状结肠分支及肠系膜血管弓。也可在切开动脉瘤壁后，在瘤壁内缝合肠系膜下动脉的起始部。破裂型腹主动脉瘤患者，在清除血肿时，要避免损伤肠系膜下动脉及其侧支循环。术中要密切监测中心静脉压、桡动脉压力，积极输血、输液，尽快、尽早纠正低血压，以免低灌注造成的结肠缺血。

（五）治疗

术中结扎肠系膜下动脉或髂内动脉后，如出现结肠缺血，可采用 Carrel 补片法在人工血管上重建肠系膜下动脉。如果在重建肠系膜下动脉后，肠管活力仍未恢复，则可在关闭后腹膜后（以免污染人工血管），行肠切除术。

腹主动脉重建术后出现轻度结肠缺血者，可行胃肠减压、肠道休息、肠外营养、应用抗生素、对症等保守治疗。应严密观察病情，当腹泻减少，可行结肠镜检查，如镜检显示肠缺血症状改善，可不必手术。如出现较严重腹泻，可行结肠镜检查，结肠严重缺血可表现为假膜、糜烂、溃疡，坏疽时则表现为黏膜黄绿色坏死样变。检查中一旦发现结肠缺血严重，应终止检查，以免发生肠穿孔。如出现血性腹泻和腹膜炎体征，则应考虑结肠缺血坏死，应立即行剖腹探查，切除坏死肠管，必要时行结肠造瘘术。在切除肠管时，应保护好后腹膜以免污染人工血管。术后除了严密监护以外，还要注意补充水电解质和能量，以及应用足量抗生素预防感染。

（邓晓涛）

第九章

门静脉高压症

第一节　病因、分类与发病机制

一、病因

门静脉系统血流阻力或流量增加，都可以引发门静脉高压症，但以各种肝硬化为多见，约占80%。目前在我国大多数原因为各种病毒性肝炎；在南方过去血吸虫在某些地区流行，一度占导致肝硬化的主因，现已大为减少，近来酒精性肝硬化却日趋增加，其他原因比较少见（表9-1）。

二、分类

根据引起门静脉血流受阻原因的原发病病理变化和部位，门静脉高压症可以分为肝外、肝内和特发性3种。

（一）肝外门静脉高压症

其特点是肝脏本身并无原发病变，根据发生梗阻病变所在部位，可以分为肝前型和肝后型两种。属于肝外型的原发病因见表9-1。

表9-1　门静脉高压症的病因

类型			病因
机械性	肝内	窦前型	血吸虫病（我国多见）、胆汁性肝硬化
		窦后型	各种慢性肝炎（我国主要）、药物中毒性、酒精性肝炎（国外主要）
		窦旁型	急性肝病（如急性暴发性肝炎，重症肝炎、急性酒精性肝炎、妊娠脂肪肝）
		先天性	儿童先天性肝纤维化
		代谢性	肝豆状核变性（Wilson病）
		肿瘤	原发性或转移性肝恶性肿瘤、肝良性肿瘤、各种血液病（淋巴瘤、慢性白血病）、肝包虫病
	肝外	门静脉血流受阻	门静脉炎，门脉栓塞，门脉外肿块或肿瘤压迫，腹腔粘连，外伤，后腹质纤维化、胰源性（胰腺炎、胰腺肿瘤）压迫肝静脉下腔静脉血流受阻（布一加综合征），心包炎、心肌病、心瓣膜病
功能性			肝内外未见门脉受阻（Banti综合征）
			肝功能损害时，排出过量的液递物质，如胰高糖素、促胃液素、血管紧张素、雌激素等使内脏血液处于高动力状态

（二）肝内门静脉高压症

根据肝内门静脉血流受阻和肝窦的关系，可分为窦前、窦后、窦旁等类型。

1. 窦前型　在我国最常见为血吸虫病引起的纤维化。由于虫卵沉积、阻塞了肝窦前的肝小叶间汇管区的门静脉小分支，使门静脉血流受阻，压力升高，此时，肝硬化尚未形成。到了晚期，才因门静脉小分支内膜炎及其周围的纤维化和肉芽肿，继发肝细胞营养不良，肝小叶萎缩及肝细胞结节再生，逐渐形成肝硬化，所以肝功能损害在早期相对较轻，预后较好。胆汁性肝硬化（原发性、继发性），也可引起窦前型门静脉高压症。

2. 窦后型 主要是各种慢性肝炎病变长期过程中造成肝细胞受损，肝小叶内纤维组织增生，以及肝细胞结节再生形成的肝硬化，并且常会引起肝癌。肝硬化使肝窦和小肝静脉受压、扭曲、闭塞，使门静脉压力增加。其次是正常时，位于肝小叶汇管区门静脉小分支和肝动脉小分支之间的吻合支是不开放的，在门静脉高压时却大量开放，使高压力的肝动脉血流涌入门静脉小分支内，进一步使门静脉压力大为升高，此型的特点是肝硬化发生在前，肝功能受损因而较重，酒精性肝硬化也属此型。

3. 窦旁型 主要发生在各种急性肝病期，如急性重型肝炎（暴发性肝炎）、重症肝炎、急性酒精性肝炎、妊娠脂肪肝等，均可致肝细胞坏死、肿胀、脂肪变性压迫肝窦引起门静脉高压症。临床上主要表现为脾肿大、腹水，其病理改变属可逆性，极少并发食管静脉曲张和破裂出血等。

4. 儿童肝硬化门静脉高压症 目前医学界对儿童肝硬化门静脉高压症的发病机制主要有以下 2 种观点：一是阻力学说，由于多项研究表明，肝硬化门静脉高压患者的血流量和门静脉直径明显高于正常人，血流速度低于正常人，因此认为肝阻力是导致门静脉高压的重要原因之一。第二是血流动力学异常学说。通过对肝硬化门静脉高压的大鼠研究发现，活化的肝星状细胞（HSCs）通过分泌大量Ⅳ型胶原和层粘连蛋白，形成肝窦内皮下基底膜，以及因表达平滑肌肌动蛋白而收缩能力增强，由此导致肝硬化肝窦阻力增加和门静脉高压形成。

（三）特发性门静脉高压症

特发性门静脉高压是由于脾静脉狭窄或梗死而导致的左侧门静脉高压症是区域性门静脉高压症，占全部门静脉高压症的4% ~5%，形成 LSPH 的根本原因是脾静脉闭塞，急、慢性胰腺炎，胰腺肿瘤是引起脾静脉闭塞的主要病因，尤以慢性胰腺炎为 LSPH 最主要的病因。胰腺疾病引起 LSPH 的特征性改变是胃网膜静脉扩张。Moosa 等分析了 144 例孤立性脾静脉血栓患者，胰腺炎占 60%，而胰腺肿瘤为 13%。以慢性胰腺炎为例，引起 LSPH 的可能机制包括胰腺水肿或胰腺假性囊肿压迫脾静脉，炎症直接侵蚀脾静脉导致血管内皮受损，管壁增厚、管腔狭窄、脾静脉血栓形成。胰腺疾病并非 LSPH 的唯一病因，其他病因还包括腹部手术史、转移性肿瘤、脾动脉瘤、腹膜后脓肿等。

（邓晓涛）

第二节 临床表现与特殊检查

一、临床表现

各类门静脉高压症的共同表现是脾肿大、呕血和腹水，称为三联症，也有再加肝性脑病，称为四联症。

1. 脾肿大 正常脾触诊不能扪及，门静脉血流受阻或血流量增加，都可引起充血性脾肿大，而长期脾窦充血，可逐渐诱发脾内纤维组织增生和脾髓细胞再生，可增加肿大程度。脾肿大时，可在左肋缘下摸到，程度不一，常可平脐，也可达脐下到盆腔。早期，质软而活动，到了晚期，则变硬，周围发生粘连，纤维性粘连者，呈束状，疏松，易于分离，而血管性粘连呈片状，血管致密，难于游离，对手术切脾造成很大困难。肿大脾有程度不同的功能亢进，脾越大，功能亢进越重。如白细胞计数可降至 $3\times10^9/L$ 以下，血小板计数常减至 $7\times10^9/L$，也出现贫血。

2. 呕血 呕血主要是食管下段、胃底静脉曲张破裂出血，表现为上消化道出血或（和）下消化道便血，发生率占 60% 左右。这是由于门静脉血流在肝内受阻，反流取道胃左静脉（冠状静脉），造成交通支广泛的开放、扩张、扭曲，形成曲张静脉。当咳嗽、呕吐、用力撑物或排便突然腹压升高等时，均可以引起食管下段和胃底静脉破裂，加以肝功能损害所致的凝血机制不良和脾功能亢进所致的血小板减少，所以大出血常不易止住，死亡率高达 25%，且易短期内复发。大出血时可因肝组织缺氧，导致肝昏迷。

门静脉高压症发生呕血也可来自胃黏膜病变，在胃镜下可见胃黏膜糜烂，严重者出现小溃疡和弥漫性点状出血，临床可以表现为上消化道大出血，发生率占21%～50%不等，也可表现为慢性隐匿性出血。

3. 腹水　在门静脉系统静脉压增加的同时，都存在着因肝硬化功能损害引起的低蛋白血症，血浆胶体渗透压下降，促使液体从肝、肠、腹膜渗出而形成腹水。窦前型腹水主要来自肝外门静脉系统的淋巴漏出液，蛋白质含量较低，而窦后型腹水，蛋白质含量较高，是源于肝表面的漏液。少量腹水可在患者排尿后，在膀胱区叩出浊音，中度腹水一般情况下可叩出移动性浊音，大量腹水时出现蛙腹征。必须认识，腹水不单纯是门静脉高压症的表现，而顽固性腹水则表明肝功能的严重损害，是手术的禁忌证。

4. 肝性脑病　肝性脑病最早表现为性格改变，随之而来是行为改变，如反应迟钝、白天思睡、夜间兴奋等，以后逐渐发生智能改变，如时间空间概念不清，说话颠三倒四，答非所问，更不能计数等。患者同时出现肝臭，即表示已接近昏迷状态，最后发生意识障碍、昏睡不醒而进入全昏迷。肝性脑病也可以急性诱发，常见诱因有一次进大量高蛋白饮食、服损害肝脏药物、强烈利尿或大出血后、输入陈旧库血、便秘等。

二、特殊检查

其目的一是诊断是否存在门静脉高压并查明其原因；二是有门静脉高压症时，须进一步诊断肝硬化分期、肝功能受损害程度和有无并发食管胃底静脉曲张；三是判断患者对手术的耐受力；最后是综合病因、病变程度、肝硬化肝功能情况、患者全身情况，选择手术和手术时机。

1. 肝功能分级　国际上通用的是Child分级（表9－2）。

表9－2　肝功能Child分级

	A	B	C
血清胆红素（mg/dl）	<2.0	2.0～3.0	>3.0
（μmol/L）	<34.2	34.2～51.3	>51.3
血浆白蛋白（g/L）	>35	30～35	<30
腹水	无	易控制	难控制
脑病	无	轻	重、昏迷
营养状态	优	可	差、衰竭

1973年，Pugh将Child分级改为计分方式，可用来评价肝功能：A级5～6分，B级7～9分，C级10～15分（表9－3）。

表9－3　肝功能Child－Pugh分级与计分

指标	1分	2分	3分
血清胆红素（mg/dl）	1～2	2～3	3
血清白蛋白（mg/dl）	3.5	2.8～3.5	<2.8
腹水	无	轻	中度以上
肝性脑病（级）	无	Ⅰ～Ⅱ	Ⅲ～Ⅳ
凝血因子时间延长（s）	1～3	4～6	>6
（凝血因子活动度%）	（>50）	（30～35）	（≤30）

我国肝功能分级：我国主要是肝炎后肝硬化，与国外酒精性肝硬化不同。为此，1983年，中华医学会外科分会在武汉制定了我国门静脉高压症肝功能分级标准（表9－4）。

表9-4 我国门静脉高压症肝脏功能分级

	分级标准		
	Ⅰ	Ⅱ	Ⅲ
血清胆红素（mg/dl）	<1.2	1.2~2.0	>2.0
血清白蛋白（g/L）	≥35	26~34	≤25
凝血因子时间延长（s）	1~3	4~6	>6
GPT/（U）			
金氏法	<100	100~200	>200
赖氏法	<40	40~80	>80
腹水	无	少量，易控制	大量，难控制
肝性脑病	无	无	有

2000年，Michael Malinchoc提出终末期肝病评分（model for end-stage liver disease，简称MELD）。MELD评分公式为：9.6xloge［肌酐（mg/dl）］+3.8xloge［胆红素（mg/dl）］+11.2×loge（INR国际标准化比率+6.4）。

2. 化验检查　化验检查主要是肝、肾、凝血机制检测，通常应用的具体项目有三大常规（血、尿、粪），乙型肝炎三系（HbsAg、抗HBs、HBeAg、抗Hbe、抗HBc-IgM），黄疸指数，胆红素，胆固醇，血清蛋白电泳，白蛋白，球蛋白，麝香草酚浊度，硫酸锌浊度，碱性磷酸酶，谷丙转氨酶（GPT），谷草转氨酶，血氨、钾、钠、氯、钙、锌、铜、铁，甲胎蛋白（AFP），血糖，尿素氮，肌酐，二氧化碳结合力，出、凝血时间，血小板计数，凝血因子时间，纤维蛋白原，凝血相及糖耐量，磺溴酞钠（BSP）、吲哚氰绿（ICG）试验等。

3. 超声和CT等检查　超声和CT等检查均可观察肝脏、脾脏的大小及病变的程度，测量门静脉主干及主要分支和肝动脉的直径，腹水的程度。彩色多普勒超声可观察肝内血管行走及分布，测量肝动脉、门静脉、脾静脉、肠系膜上静脉和胃冠状静脉的直径、血流速度及血流量；还可了解是否有肝前型门静脉高压症存在，如门静脉血栓或海绵样病变等，为分流术提供参考依据。CT、MRI可观察肝硬化的大体病理形态改变，及其并发症如脾大、腹水、侧支循环情况。磁共振门静脉造影（MRP）能清楚地显示门静脉、肝静脉、脾静脉、下腔静脉及其相互关系。

4. X线吞钡检查　一般将食管静脉曲张分三度。

（1）轻度：食管曲张静脉限于食管下段，黏膜皱襞增宽，稍有凹凸不平或迂曲，管腔边缘呈现不平整，常可见多发性小凹陷或锯齿状边缘，钡剂能顺利通过。

（2）中度：曲张静脉累及食管中下段，静脉增粗、扭曲，突入管腔内，正常平行黏膜消失，可见小圆形或环状透亮区，串珠状充盈缺损，钡剂排空稍有延迟。

（3）重度：曲张静脉累及全食管，明显扩张，腔内出现大小环状不等的圆形、环形或囊状的充盈缺损，犹如虫蚀状，食管收缩力减弱，钡餐排空明显延迟。

5. 纤维食管、胃镜检查　日本门静脉研究会1979年规定诊断标准（表9-5）。

表9-5 食管静脉曲张内镜诊断标准

判断因素	符号	分级
颜色	C	CW 白色
		CB 蓝色
黏膜红色	RC	RC（-）黏膜未发红
		RC（+）黏膜发红
		1. 蚯蚓样
		2. 樱桃红（+）（++）（+++）

续表

判断因素	符号	分级
		3. 血疱（+）（++）（+++）
		4. 弥漫发红
形态	F	F_1 线状蛇形
		F_2 串珠状
		F_3 结节状
部位	L	L_1 限于下端
		L_m 达中段
		Ls 达上段
		Lg 有胃底静脉曲张
食管炎	E	有糜烂、血苔

6. 肝血管造影　肝血管造影可以直接动态观察与了解肝脏血流情况。

（1）肝动脉造影：分4度。1度：肝内动脉稍有狭窄；2度：肝内动脉出现轻度屈曲，肝固有动脉增粗；3度：肝内动脉中度扭曲，肝固有动脉扩张，肝缩小；4度：肝内动脉重度屈曲，肝明显缩小，肝固有动脉变细。

（2）脾门静脉造影：亦可分4度。1度：造影剂全部流入肝脏，门静脉系统充盈良好；2度：造影剂入肝受限，部分流入侧支循环；3度：造影剂流入肝受阻，大部分造影剂流入侧支；4度：造影剂全部流入侧支。选择性经股动脉插管做腹腔动脉或肠系膜上动脉造影可显示静脉相，但可因摄片时间掌握不佳，而致门静脉显影不满意。20世纪80年代以来开展的数字减影血管造影（DSA）能通过微机进行图像处理，使图像分辨率增强。这样，DSA能顺序连续显示动脉相、毛细血管相和静脉相（门静脉、脾静脉、肠系膜及曲张的胃冠状静脉），并清楚地观察造影剂在门静脉内流动的动态情况，对鉴别门静脉高压症的类型、明确出血的部位，以及门静脉疾病的诊断很有帮助。

7. 肝血流动力学指标评价　血流动力学研究的结果证实，门静脉向肝血流越少，离肝血流越多，肝脏的代偿能力越差，手术后死亡率高，肝功能衰竭或肝性脑病（分流术后）发生率越高，远期生存率越低。

（1）Warren分期（表9-6）。第Ⅰ期：肝硬化属早期，肝功能尚正常。第Ⅱ期：全肝血流量中度下降，肝功能代偿较好。第Ⅲ期：门静脉血流量是离肝的，肝窦血流灌注主要由肝动脉供给。

表9-6　Warren肝血流动力学分期

血流动力学	Ⅰ期	Ⅱ期	Ⅲ期
P_{WHV}（肝静脉楔压）（kPa）	<2.0	2.0~2.7	>2.7
P_{FP}（自由门静脉）（kPa）	<2.0	2.0~2.7	>2.7
P_{HOP}（肝侧门静脉闭塞症）（kPa）	<1.3	1.3。2.7	>2.7
P_{MP}（肝门静脉最大灌注压）（kPa）	<1.3	0.5N1.3	<0.5

（2）Smith分期：Ⅰ期，门静脉灌注良好。Ⅱ期，门静脉灌注受限，但肝动脉灌注良好。Ⅲ期，门静脉与肝动脉灌注均明显减弱（表9-7）。

表9-7　Smith分期

	Ⅰ期	Ⅱ期	Ⅲ期
估计全肝血流量K值（EHBF）	16%	12%　~16%	<12%
脾内压（P_S）（mmH_2O）	<350	350~450	>450
门静脉血流（PVF）	0~1级	1~2级	2~3级
P_{WHV}（mmH_2O）	<200	200　~300	>300

续 表

	Ⅰ期	Ⅱ期	Ⅲ期
P_{FP}（mmH_2O）	<350	350~400	>400
P_{MP}（mmH_2O）	>175	50~175	<50
肝动脉血流/门静脉血流（HAF/PVF）	<0.5	0.5~1.0	>1.0

注：K 值为每分钟全肝血流量占每分钟心排血量的百分率。

（邓晓涛）

第三节 药物治疗

降门静脉压药物可以分为两大类：以“前向血流学说”为基础，降低内脏血流的血管收缩药：以“后向血流学说”为基础，降低门静脉血流阻力的血管扩张药物。现就近几年有关两方面的研究做一综述。

1. 血管收缩药

（1）垂体后叶素（vasopressin，VP）及其衍生物：VP 作用机制主要包括直接收缩内脏血管床的小动脉和毛细血管前括约肌，增加毛细血管前/后阻力比值，收缩肝动脉，使肝动脉流量减少，肝窦内压暂时下降、使门静脉压降低；明显降低胃左静脉的张力和阻力，从而迅速而有效地治疗食管静脉曲张出血，临床控制出血率较高，但作用时间较短，有门静脉压反跳现象。

（2）生长抑素及其衍生物：临床常见的生长抑素类药有施他宁及奥曲肽（善宁）。生长抑素选择性地直接作用于血管平滑肌，减少内脏循环血量，使门静脉血流量及门静脉压力下降。同时还有抑制其他有扩张血管作用的物质，如高血糖素、血管活性肠肽、P 物质、降钙素基因相关肽等，间接地阻断血管扩张，使内脏血管收缩，血流量下降。

（3）β－肾上腺素能拮抗剂：非选择性 β－肾上腺素能拮抗剂是药物预防门静脉高压合并食管静脉曲张、出血的一大进步，也是迄今为止研究最深入，临床应用最广泛的预防消化道出血的常用药物。其作用机制包括通过 β_1 受体阻滞作用，减慢心率、降低心排血量和内脏循环血容量，进而影响门静脉血容量，降低门静脉压力；阻滞血管壁的 β_2 受体，使受体兴奋性相对性增高，内脏循环阻力增高，使肠血流量下降，导致门静脉压力下降；选择性减少奇静脉血流量，从而降低曲张静脉的腔内压和管壁的张力，防止破裂出血。许岳俊等研究发现，普萘洛尔对防止肝硬化门静脉高压并发出血确有疗效。

（4）血管紧张素Ⅱ受体拮抗剂：血管紧张素Ⅱ受体拮抗剂的常见药物是缬沙坦。临床关于这类药物在降低门静脉高压的疗效方面尚有争议，国外研究显示缬沙坦可以使肝硬化患者门静脉内径缩小、血流量减少，从而有降低门静脉压力的作用。

2. 血管扩张药

（1）硝基类扩血管药物：硝酸甘油、异山梨醇－5－单硝酸盐是一类通过血管平滑肌内含氮氧化物介导的扩血管药物。大剂量 NG 直接扩张侧支血管和门静脉肝血管床，使门静脉阻力下降，门静脉压力降低；小剂量 NG 以扩张静脉为主，使心房压降低，反射性引起内脏血管收缩，使进入门静脉的血流减少，从而降低门静脉压力。

（2）钙通道阻滞剂：目前这类药物临床常用的有维拉帕米和硝苯地平，其作用机制主要是抑制成纤维细胞和血管平滑肌细胞的收缩，使外周血管及肝内、外门静脉血管阻力降低，而降低门静脉压。

（3）利尿剂：临床常用的是螺内酯，肝硬化患者外周血管扩张，血容量增加，这是门静脉高压持续存在的重要因素。而且是高动力循环综合征的重要发病机制，而螺内酯则可以降低血容量从而达到降低门静脉压力的目的。

3. 其他降门静脉压药物　前列腺素合成抑制剂如吲哚美辛肠溶片、内皮素受体拮抗剂等。

4. 联合用药　由于门静脉高压的发病是相当复杂的，单一药物降低门静脉压作用有限，且伴不良反应，所以可采用不同作用机制的药物。联合治疗是一个新的研究方向，通过联合用药，一方面可增加药物的降门静脉压力作用，另一方向可减少不良反应，以便长期用药。

5. 展望　门静脉高压既是导致食管静脉曲张出血的原因，也是在肝内静脉受阻时仍有门静脉血流入肝灌注的保证。因此，无论何种办法止血，皆无法改变患者的存活率。所以预防门静脉高压并发症的发生，是提高患者生存率的关键。而理想的降门静脉压药物应对每个患者都有效，简单方便，可长期应用，无禁忌、无不良反应，尽可能不在肝脏代谢，不经胆道排泄，所以综合各方面因素来评价预防门静脉高压药物至关重要。在临床需进一步通过观察和实验研究，来评价上述药物和新发现的药物或者联合用药，为更好地提高患者生活质量而努力。

（邓晓涛）

第四节　外科治疗

外科治疗的目的，在于治疗或预防因门静脉高压症食管静脉曲张破裂而引起的大出血。按手术时机，可以分为：①急症外科治疗，包括非手术性外科治疗与外科急诊手术，后者在大出血时预测或已经内科治疗（药物与三腔管气囊压迫止血法）不能止血时应用；②择期性手术；③预防性手术，系指患者并无呕血，但已有较明显的食管静脉曲张而进行手术，以预防出血。对于没有黄疸、没有明显腹水的Child Ⅰ和Ⅱ型门静脉高压病，发生大出血，经短时间内科药物治疗无效者，应争取即刻外科治疗。因为发生过大出血者，极易复发出血，加重肝功能损害。采取积极的外科治疗，可以防止再次出血和诱发肝昏迷。至于预防性手术，目前有不同的意见，反对者认为，肝硬化门静脉高压症者，并发食管静脉曲张者占40%，其中有50%～60%可发生大出血，说明有许多患者不一定大出血，何必多此一举。但赞成者认为，施行预防性手术的患者，其出血发生率仅为未行手术者的1/6，5年存活率也高出34.29%，所以认为内镜检查证明有重度食管静脉曲张，含有黏膜红色征者（樱桃红、血疱或弥漫红），可施行预防性手术。

一、非手术性外科治疗

非手术性外科治疗主要有经内镜的硬化剂注射法和套扎法，是针对食管静脉曲张破裂大出血时的紧急治疗措施。

1. 经内镜硬化剂注射疗法　经内镜硬化剂注射疗法有硬食管镜和光导纤维内镜两种，目前多采用后者。若用一般内镜，可在离前端1～2cm处，附加一气囊及注气导管进行压迫食管静脉，使曲张明显，穿刺注药后，可将气囊推向穿刺点压迫止血。也有用Olympus生产的ST－EJ型开窗导管，套在内镜外，使曲张静脉突出于导管开窗孔内，以利注药，然后转动开窗导管压迫穿刺点防止出血，此法定位确切，但导管较粗，增加患者痛苦。常用硬化剂有5%鱼肝油酸钠、5%氨基乙醇、1%乙氧硬化醇等，可单独或联用。采用曲张静脉内或旁注射，也可联合应用两种方法，每次可注射不同平面3～4处，每穿刺点注入硬化剂2～5ml，总量20～30ml，注射后24小时形成静脉血栓，局部坏死，7天形成溃疡，1个月左右纤维化，止血率可达80%～93%。并发症有胸骨后疼痛、低热、胸腔积液等，少见的严重并发症尚有食管穿孔、食管狭窄等。

2. 经内镜食管静脉结扎术　本术亦称套结法，系采用橡皮圈结扎曲张静脉底部的方法，其套结原理如同内痔吸引套扎。选用国产或进口纤维胃管，配有专用的曲张静脉结扎器，有单独或多环结扎器，其结构因生产厂家而有所不同。结扎主要在胃、食管交界处以上5cm范围内，自下而上进行，将结扎器安装在胃镜端，将内镜与要结扎的曲张静脉团块全面接触后，启动吸引器，产生负压，将曲张静脉块吸入，拖动金属导丝，有橡皮圈脱落，套住其基底，并予以结扎，尽可能一次全部结扎，结扎处4～10天内坏死，残留一椭圆形浅溃疡，2～3周后修复愈合。急诊止血率达100%，多次结扎曲张静脉闭塞率达70%～80%。本法不涉入食管壁肌层，不会引起食管狭窄。并发症有胸骨后不适。此法术后出血率为33%左右，主要来自尚未结扎的曲张静脉破裂，可以追加结扎，直至全部。

二、外科手术治疗

以预防或止住食管静脉曲张破裂大出血的外科手术可分两大类：分流手术和断流手术。分流手术是通过建立各种途径的吻合手术，将门静脉的高压血分流到体循环（下腔静脉），从而达到减低门静脉压力，使食管静脉曲张消失，恢复正常，不再发生出血。断流手术是用手术来切断门静脉血流经侧支（冠状静脉、胃短静脉等）到食管静脉的通路，从而阻断这一侧支循环血流，以达到预防和制止出血的目的。

（一）分流手术

分流手术即门静脉-体循环（下腔静脉）分流手术，简称门体分流术，主要的有下列几种术式：

1. 脾肾分流术

（1）传统脾肾分流术：1947年，该术式由Linton首创。切除脾脏后，将脾静脉和左肾静脉做端-侧吻合术，引导门静脉高压血流经脾静脉，流经肾静脉到达下腔静脉。国内首先由兰锡纯应用。笔者于1954年开始施行此手术，并在20世纪60年代推广于县级及区级基层医院。此术式的优点是切除了脾脏，纠正脾功能亢进；分流的血量适中，仍有足够的门静脉血以供给肝脏，术后肝性脑病发生率甚少。缺点是手术切脾，有时因脾有严重的血管性粘连，因而困难甚大，技术难度高，吻合口小，有时脾静脉较长，易致扭曲，血栓发生率较高，影响远期疗效。但在手术娴熟者操作时，术后10年以上再出血率约12%，仍不失为一可采用的术式。

手术步骤：采取左上腹“L”形切口或左肋缘下斜切口。先探查脾周有无粘连，决定切脾方式。如果脾脏无粘连，可先托出脾脏，即手术者从脾脏后方用左手将其拉向右侧，第一助手将切口缘拉向左侧，显示脾肾韧带，沿脾缘将其剪开，在肾和肾上腺的前面分离，必要时切断脾结肠韧带，手术者用左手伸到脾的侧后方，手掌托住脾脏下极，可迅速地将脾脏托出切口外，并容易地在近脾门处用手捏住并阻断控制脾蒂。如果脾周有较多粘连，特别是较多的血管性粘连，不能用钝力将脾脏很容易地游离时，则先让脾脏维持原位，手术者从前方入路切开胃结肠韧带进入，将脾脏略拉向左侧，胃和肝左叶牵向右侧，在胃大弯网膜血管弓下方，分次从下向上切断、结扎胃结肠韧带（含有胃网膜左血管）、胃脾韧带和胃短血管，达脾上极。此时，在不游离搬动脾脏情况下，可将脾动脉于胰腺上缘分离出来予以结扎，随后沿脾下极切断结扎脾结肠韧带，并找到脾肾韧带下缘。此时，手术者用左手将脾脏牵向右侧，助手将切口缘向左拉开，充分显露脾脏外后侧和脾肾韧带。稍离脾缘处从下向上逐次剪开脾肾韧带及脾膈韧带。遇有血管应结扎或缝扎。然后，轻轻地先将脾内侧缘和其下极游离，接着助手向左侧牵开切口缘的同时，术者用右手伸入脾脏凸面及膈下，握住脾脏，以持续均匀的力量，将脾脏自左外上方，向右内下方搬移，直至将其托出切口，立刻将大纱卷填塞入脾窝，有助于止血并可防止脾脏滑回腹腔。同时可切断、结扎位于脾上极与胃底部间的胃短血管，并完成脾脏的游离。手术者确认已将位于脾脏内侧的胃结肠、胃脾韧带，位于下方的脾结肠韧带，后外侧的脾肾韧带以及上方的脾膈韧带均已完成切断、结扎而无出血时，随后，在直视下术者可以从容地分离和处理脾蒂，以便随时切除脾脏。

在用上述方法施行脾切除时，对未游离出脾脏前，先在胰腺上缘寻找并分离结扎脾动脉，是有不同看法。不赞成者认为，脾动脉位置较深，当巨大脾脏未游离并托出切口前，显露是有困难的，更何况脾动、静脉紧密相连，很容易分破伴行的脾静脉，以至发生很难控制的大出血。根据笔者经验，这不可一概而论，应该有选择地应用，如果发现粗大的脾动脉，迂回突出在胰腺上缘，较易地加以分离，不至于损伤脾静脉时，可以在近脾门处加以分离，并以粗丝线结扎，可使储存于脾内血液回到体内，起自身输血的相同作用，并使脾缩小，有时可达40%，有利于以后的操作。

接着是分离脾静脉和左肾静脉。先用萨氏钳夹住胰尾部（或附近）的脾静脉（图9-1），紧靠脾门处切除脾脏。将进入脾静脉的来自胰腺的细小静脉，予以结扎、切断，使脾静脉从胰尾部游离3~4cm，以便做吻合用，必要时可切除部分胰尾，但需做好断端缝合止血（图9-2）。

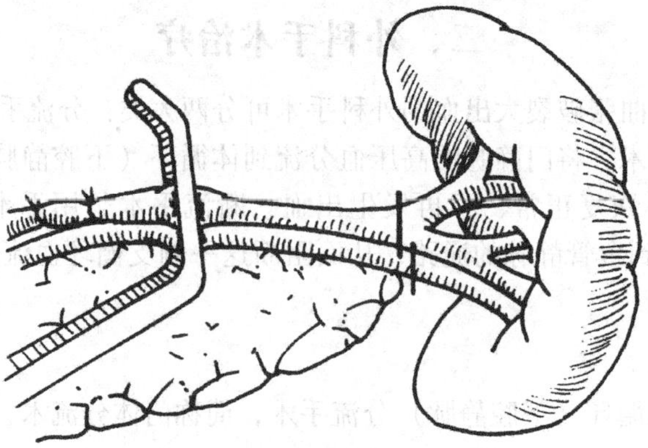

图 9－1　传统脾肾分流手术（1）

钳夹切除脾脏

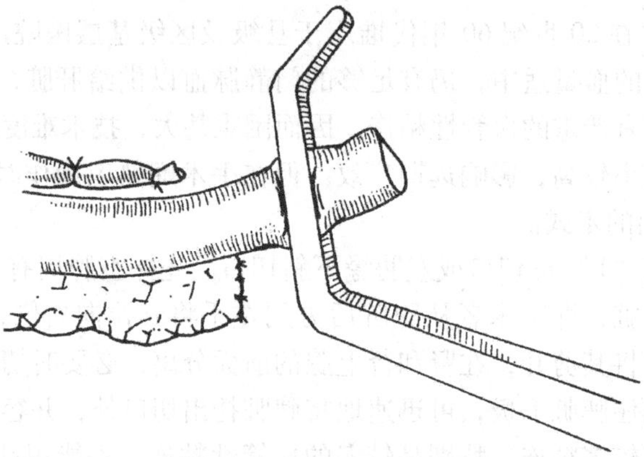

图 9－2　传统脾肾分流手术（2）

游离脾静脉

在左肾肾门处切开后腹膜，分开脂肪组织，在搏动的肾动脉下方，分离出肾静脉主干周长 2/3，长 3～4cm。必要时，可以结扎、切断左侧精索静脉。用萨氏钳夹住肾静脉一半，将已游离毕的脾静脉移近左肾静脉（图 9－3）。

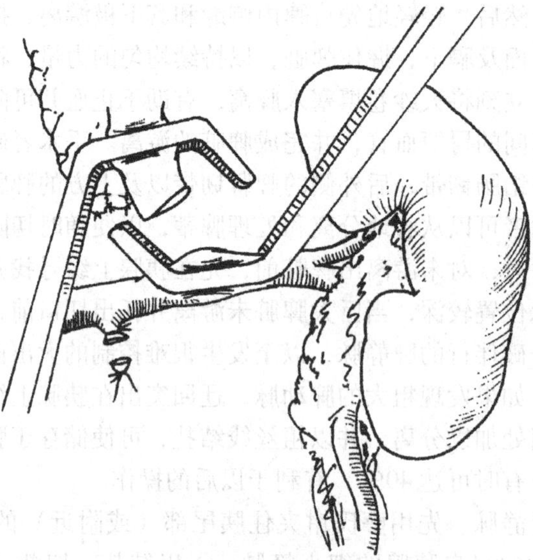

图 9－3　传统脾肾分流手术（3）

钳夹左肾静脉前壁

在左肾静脉前壁做一相当于脾静脉残端口径的纵行切口。分别在脾、肾静脉前壁各缝一牵引线，以便于做吻合（图9－4）。接着进行吻合，先从肾静脉切口左侧角，自外向血管腔内进针，然后在相应的脾静脉后壁，从管腔内进针，穿到外面后，又由外进入管腔内，从肾静脉壁由内向外穿出后，再由外向肾静脉管腔内进针，向外，又从外返回管腔内的方法，连续缝合脾肾静脉吻合口的后壁（图9－5）。然后，用同样的连续外翻缝合法，缝合脾肾静脉吻合口的前壁，针距约为2mm（图9－6）。缝到最后1～2针时，放松脾静脉萨氏钳1次，让凝血块冲出，再用含肝素液冲洗吻合口，重新夹住脾静脉，继续完成吻合（图9－7）。吻合口缝合完毕后，放松脾、肾静脉钳夹，检查吻合口，如有小裂口出血，应补缝1～2针，若为渗血，可用热生理盐水纱布压迫1～2分钟，即能止血。术者应检查吻合口有无狭窄、牵拉，脾静脉有无扭曲、成角等现象（图9－8），最后在左膈下放置双腔引流管1根，术毕。

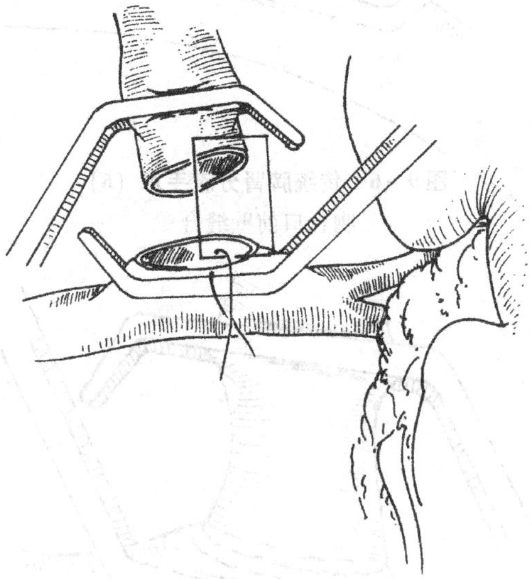

图9－4 传统脾肾分流手术（4）

做吻合口牵引线

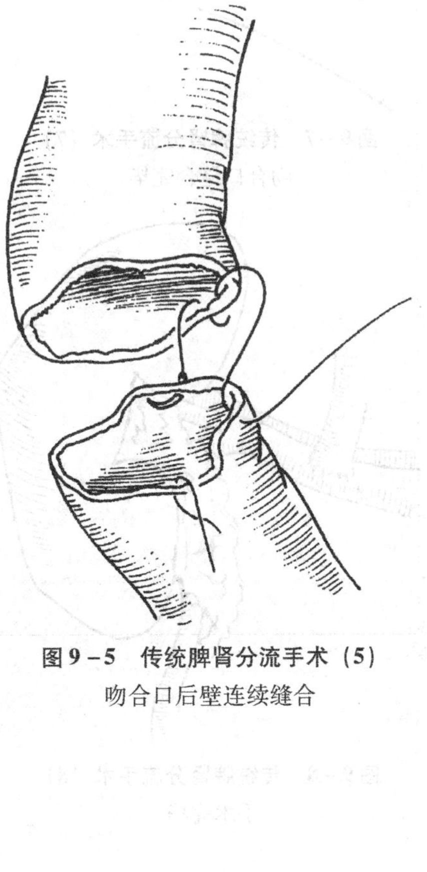

图9－5 传统脾肾分流手术（5）

吻合口后壁连续缝合

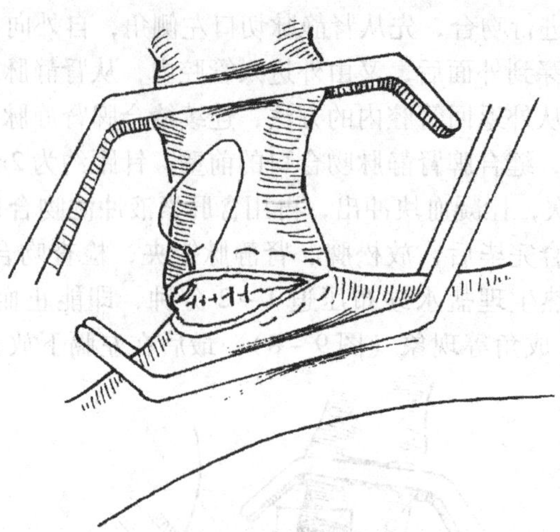

图9-6　传统脾肾分流手术（6）
吻合口前壁缝合

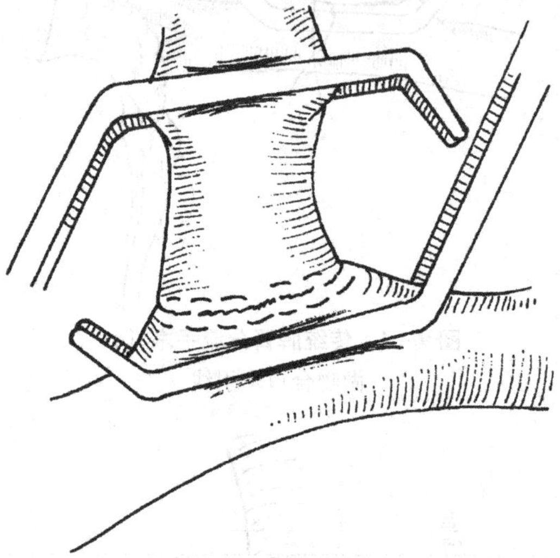

图9-7　传统脾肾分流手术（7）
吻合口缝合完毕

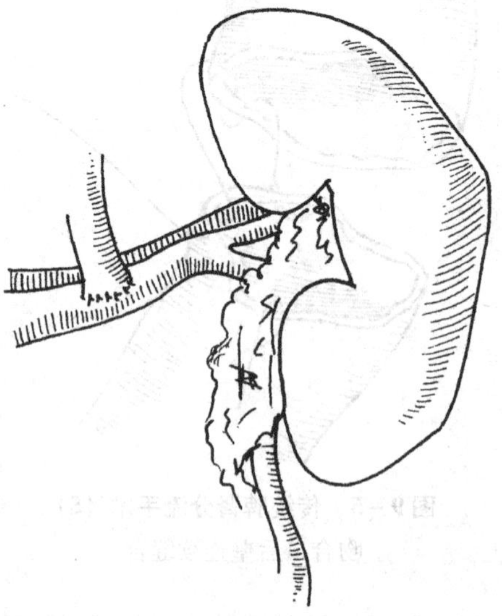

图9-8　传统脾肾分流手术（8）
手术完毕

（2）选择性远端脾肾静脉分流术：1967 年，Warren 首先提出选择性远端脾肾静脉分流术，因此通称 Warren 手术。该术式内容包括：保留脾脏和胃短静脉，将切断的脾静脉远端与左肾静脉侧施行端－侧吻合，结扎胃右、胃网膜右血管和胃冠状静脉，因此，实际上是一种分流术和断流术联合的术式。从理论上讲，此手术有选择性分流作用，因为门静脉系统存在两个功能性分流区，即肝门静脉肠系膜上静脉区和胃脾区。而 Warren 手术，将食管胃底曲张静脉的血液分流，降低胃脾区静脉系统压力，从而防治曲张静脉破裂出血。另一方面，却维持肝门静脉肠系膜上静脉系统高压状态，保证肝脏的肝门静脉向肝性血流灌注，防止术后发生肝性脑病。术后造影检查，可见胃和食管静脉血液通过胃短静脉、脾和脾静脉，并经脾肾静脉吻合口，进入低压的左肾静脉，再流入下腔静脉，同时可见肝门静脉的向肝性血流。对比可见，术后脾静脉压回复正常，而肝血流却无明显变化，说明本手术设计的合理性，其止血疗效达 90%。Warren 总结 1 000 余例，手术死亡率为 9%，再出血率为 7%，脑病发生率为 5% ~10%，5 年生存率为 50% ~60%。就术后脑病发生率而言，该手术明显低于门腔分流术（33% ~36%）；也优于限制性门腔分流术（7.7% ~14.4%）、脾肾分流术（5.9% ~12.2%）以及肠腔分流术（0 ~15.1%）。但是远端脾肾分流术的缺点有：术后早期复发出血率较高；不适用于顽固性腹水，特别是明显或严重腹水或巨脾；脾功能亢进明显者技术操作较复杂、难度大；最大的问题是术后观察可见，由于在肝门静脉系统间侧支循环的建立，其功能分流区现象可随时间的推移而逐渐消失，以至无选择性分流作用。

手术步骤要点：剖腹后，先切开胃结肠韧带，将胃向上拉开显露胰腺。在横结肠系膜根部无血管区，于胰腺下缘横行剪开后腹膜，沿肠系膜下静脉在胰腺后方显露脾静脉，小心分离、结扎来自胰腺汇入脾静脉的多个细小静脉。游离脾静脉一段长 5 ~7cm，即足以和左肾静脉吻合，此时，暂勿切断脾静脉。分离后腹膜和肾前的脂肪组织，必要时，可结扎、切断左肾上腺静脉、精索（卵巢）静脉，以增加游离肾静脉的长度。游离肾静脉周长 2/3 即足够做吻合。然后，在脾静脉和肠系膜上静脉汇合处，切断脾静脉并将其近端结扎，远侧断端用萨氏钳夹住。用钳部分夹住左肾静脉，前壁纵行切开，大小和脾静脉的残端口相当，脾静脉断端可剪成斜行以扩大吻合口，吻合口无扭曲。吻合口后壁用 3－0 ~5－0 号丝线连续外翻缝合，前壁用间断或连续缝合。结扎侧支血管，显露胃底贲门和肝胃韧带，从食管下方开始，切断、结扎奇静脉各侧支，以及从脾静脉自胰上缘走向胃底后壁的静脉。结扎冠状静脉、门奇静脉侧支和胃右静脉、胃网膜右静脉。手术结束时，肝门静脉压可下降 40% ~50%，术后若吻合口通畅，将会逐渐大幅度降低。吻合口 >1cm 者，吻合口长期通畅率可达 90%，术后食管静脉曲张可在 2 年内逐渐消失，不再发生出血。

2. 门腔分流　早在 1877 年，Eck 已对实验犬做门静脉下腔静脉分流术。Whipple 于 1945 年用于治疗门静脉高压症。有端－侧吻合（即将门静脉切断，近端结扎，远端吻合于下腔静脉）和侧－侧吻合（将门静脉下腔静脉做侧－侧吻合）两种方法。在国内于 20 世纪 50 年代初期，由董方中首先引用侧－侧吻合；笔者于 1955 年开始，先采用端－侧吻合，二者止血效果确切，但端－侧吻合术式发生肝性脑病率高，随即废弃，而改用侧－侧吻合术式。

手术步骤要点：先在十二指肠上缘，确认胆总管位置，在其后方剪开肝十二指韧带处腹膜，显露并游离门静脉；接着切开小网膜和后面的后腹膜，显露并游离出下腔静脉。在已游离好的门静脉和下腔静脉前壁，分别以细丝线缝两针，做牵行线，以确定吻合口位置（图 9－9）。随即各做一椭圆形切口，直径 9mm（图 9－10），用 3－0 号尼龙线由下腔静脉口下角管腔外向腔内进针，拔出后，再由门静脉下角经管腔向腔外出针，再将针由外向内穿入门静脉，做后壁连续缝合（图 9－11），前壁做间断缝合。国内最初选择最佳的吻合口径为 9 ~10mm，但随访发现此吻合口能自动扩大，随即发生肝性脑病，因而提出“限制性门腔侧侧分流术”。首都医科大学附属北京友谊医院在做好侧－侧吻合口（内径 9mm）后，即将已准备好的套有长 32mm 锁骨下静脉穿刺导管（或化疗泵导管）的 7 号丝线绕过吻合后方，使导管正好位于吻合口处，将丝线打结，导管即成为一直径 10mm 的圆环，套于吻合口以上，以达到防止术后吻合口扩大，形成永久性限制的目的（图 9－12）。据该院报道，手术死亡率为 2.92%，术后食管静脉曲张好转率为 87%，再出血率为 11%，3 年与 5 年存活率达 92.1% 和 80%，10 年也达 56.9%，患者恢复正常工作达77.8%，腹水消失率为85%。为了达到限制吻合口扩大的目的，亦可用人造血管，在门腔静脉之间搭桥，人造血管内径为8mm，术后脑病发生率也低。

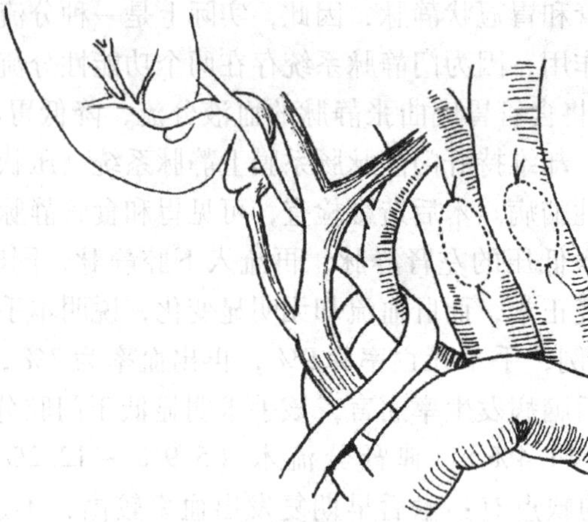

图9－9　侧－侧门腔静脉分流手术（1）

做吻合口牵引线

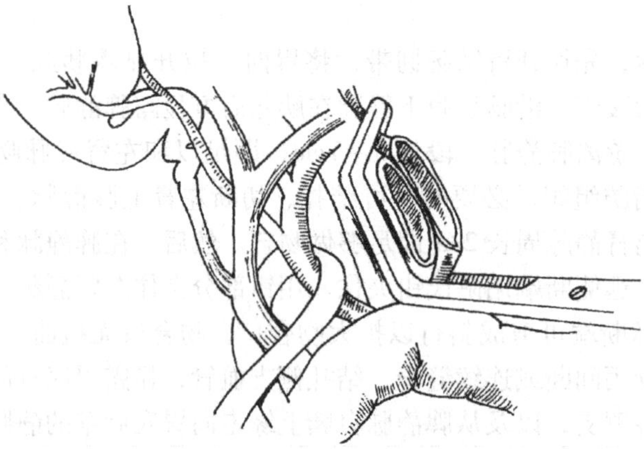

图9－10　侧－侧门腔静脉分流手术（2）

钳夹，开始吻合

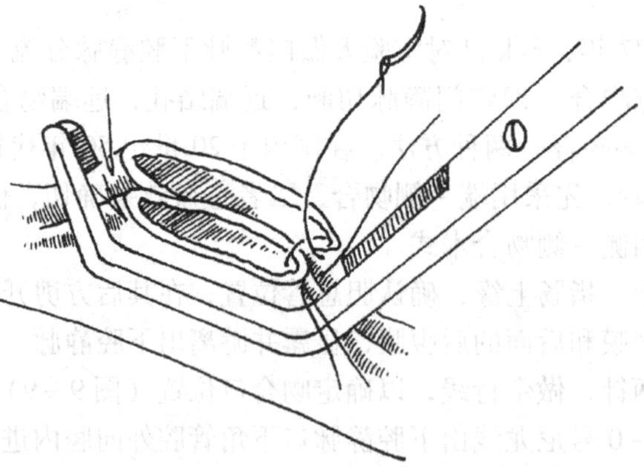

图9－11　侧－侧门腔静脉分流手术（3）

吻合口后壁缝合开始

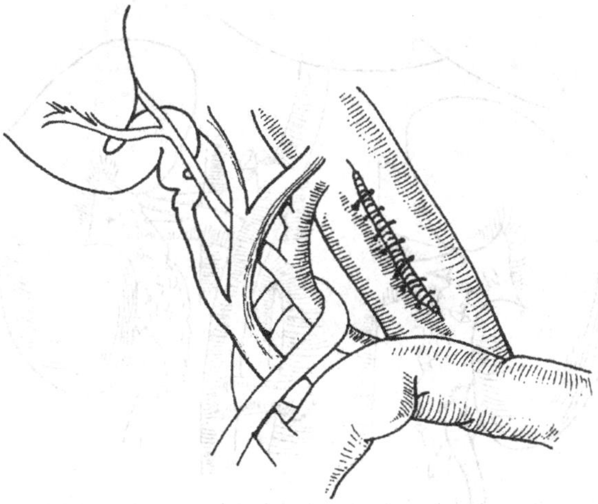

图9－12　传统限制性门腔静脉分流术（4）

吻合口绕以导管制成的圆环套，防止其扩大

3. 肠腔分流　肠腔分流全称为肠系膜上静脉与下腔静脉吻合术。20世纪50年代初，Clatworthy首先提出肠腔侧端分流术，术后易出现下肢回流障碍，现已不用。现在主要有两种术式，一为侧－侧吻合（图9－13），使高压的肠系膜上静脉血流直接流入低压的下腔静脉，吻合口栓塞率低，手术成功率98%，远期再出血率为6%，脑病发生率4.1%；二为肠腔"H"形搭桥分流术，选用架桥的人造血管为口径0.9～1.0cm的聚四氟乙烯（Gore－Tex）或Dacron人造血管，也可选用自体颈内静脉或大隐静脉（图9－14），复发出血率6%～7%，肝性脑病发生率0～7.7%。

在国内，两种术式都应用较广，谭毓铨采用8～12mm的Dacron人造血管行肠腔搭桥分流，术后无脑病发生，5年存活率为90%，再出血率为10%。笔者所在的华中科技大学同济医学院附属同济医院则施行肠腔侧－侧吻合式，操作简便，不需人造血管。手术步骤要点为：做右侧腹直肌切口，以脐为中点，长14～16cm。在肠系膜上动脉右侧垂直切开后腹膜，分离出肠系膜上静脉的右半周，将十二指肠水平部尽量向上牵开，充分游离下腔静脉内外侧、后侧及前壁，显露其上端至十二指肠水平部的后方，下至右髂总静脉，长8～10cm（图9－15）。然后将肠系膜上静脉左后方的动脉鞘，与下腔静脉内前方的结缔组织，做数针间断缝合，可使两静脉靠拢，减少张力。接着，便可在肠系膜上静脉和下腔静脉的前壁，分别做一卵圆形切口（1.2～1.3cm），即可连续缝合，先缝合前壁，再缝合后壁（图9－16）。

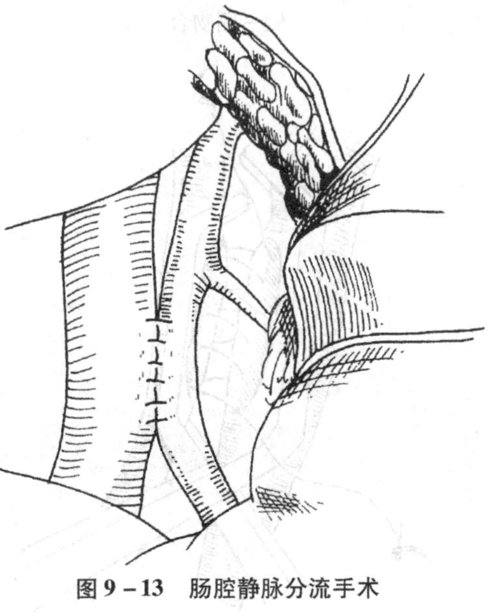

图9－13　肠腔静脉分流手术

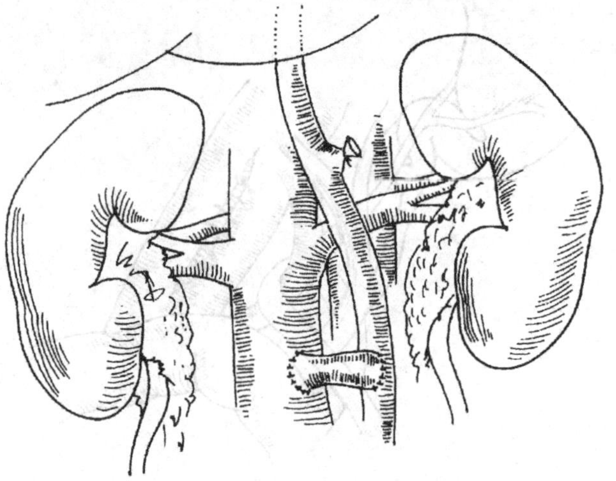

图 9－14　搭桥式（人造血管）肠腔静脉分流手术

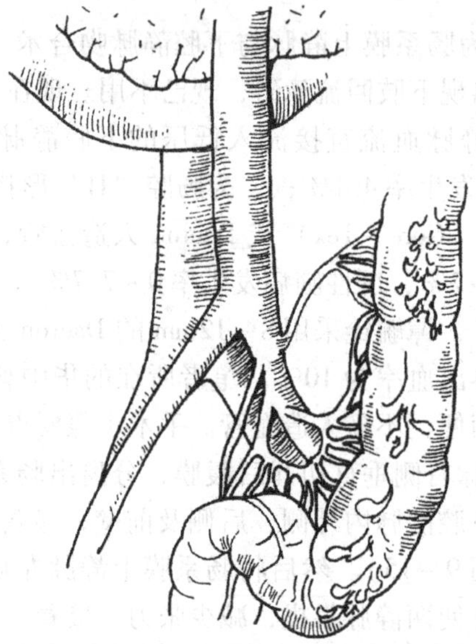

图 9－15　肠腔静脉分流手术（1）

侧－侧吻合

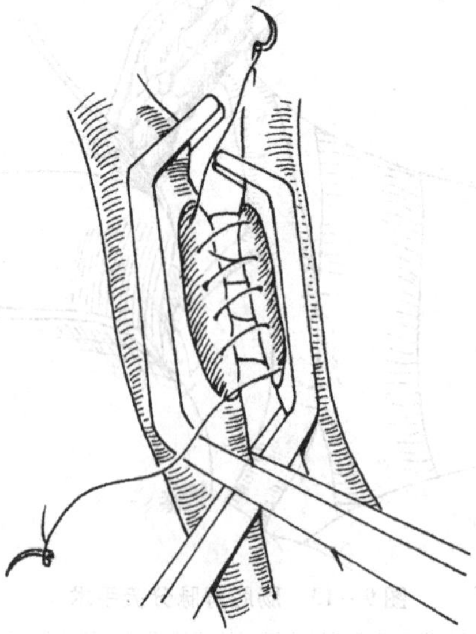

图 9－16　肠腔静脉分流手术（2）

S 侧－侧吻合

4. 选择性胃左静脉腔静脉分流术 该手术系1967年由日本Inokuchi所创用。在胃左静脉和下腔静脉间用自体大隐静脉搭桥，直接分流高压的贲门胃底侧支循环中的血液，同时切除脾脏，将脾静脉的头向侧支和胃左、右静脉间的交通支全部离断。Inokuchi报告259例，手术死亡率为3%，再出血率为8.0%，无肝性脑病。但因胃左静脉壁薄，变异多，手术难度甚大，不利于推广

5. 经颈静脉肝内门体分流术 本手术是运用介入放射技术，经颈静脉途径，在肝内肝静脉与门静脉主要分支间置入支架管建立通道，实现门体静脉分流。为了解门静脉主干和其在肝内主要分支的解剖位置，目前采用B超、彩超或MRI定位，在胸壁引导穿刺，成功率高而减少了误穿造成出血等并发症。于透视下，穿刺右颈内静脉，插入导管鞘，引入导丝和导管，将带有一定角度的穿刺针引入右肝静脉，将针尖朝向腹侧，向门静脉右支穿刺，经造影和（猪尾导管）测压证实已进入门静脉后，利用导丝送入气囊导管，外裹有金属网支架（Palmaz或Wallstent），到肝静脉和门静脉间的肝实质，扩张气囊达10mm左右，在肝实质内挤压成一通道，可留置网状支架，支架两端分别置入肝静脉和门静脉右支腔内，完成分流。门静脉压力可降至17cmH_2O以下，术后静脉注射肝素5 000～15 000U/d，持续12小时，共1周，以后皮下注射低分子量肝素0.3ml，1～2个月。TIPS成功率为90%～96%，急诊止血满意，但中长期效果差，1年支架闭塞率达56%，主要是由于肝细胞向支架内生长或内皮细胞生长过快所致。由于技术繁复、难度大、支架昂贵、远期吻合口易堵塞等缺点，一般用作暂时性止血。适宜于肝功能Child C级，不能做外科手术和内镜下注射或结扎术失效者，可为终末期肝硬化，等待做肝移植者赢得时间，作为过渡阶段应用的一种措施。

2009年，南京金陵医院报道，应用Fluency支架移植物行TIPS治疗30例门静脉高压症，能显著提高分流道通畅、降低出血复发率和死亡率。

6. 脾腔静脉分流术 1961年，该术由麻田等首先报道。现有两种术式，一是用脾静脉的近端与下腔静脉侧施行吻合，通常称为脾腔或近端脾腔静脉分流术；二是用脾静脉的远端（保留脾脏）与下腔静脉侧施行吻合，也称为远端或选择性脾腔分流术。这类手术，其手术适应证、术前后处理、麻醉、体位以及切口选择等，基本类似于脾肾分流和选择性脾肾分流术。但由于脾腔静脉分流术选用的是下腔静脉而非肾静脉，因此更适用于需行择期手术治疗的门静脉高压症，以及肾脏有病变、肾静脉较细或有变异等不能完成脾肾分流术者。此外，下腔静脉位置恒定、管腔较粗、壁较厚、易显露，所以手术操作较方便，成功率高；其压力低，血流量大，吻合口不易栓塞，术后复发出血率较低；其分流作用适中，既有较好的分流效果，也可维持足够的门静脉灌注肝脏的血流，因此，肝性脑病发生率为0.9%～5%，5年或5年以上生存率为72.7%～82%。

（1）近端脾腔静脉分流术的手术步骤要点：进腹后，首先游离脾静脉，带脾作为牵引进行操作。可从脾门部开始，切开胰体尾部上下缘后腹膜，逐一结扎切断来自胰腺的小静脉，上缘近脾动脉根部，下缘抵肠系膜下静脉入脾静脉处，一般游离出脾静脉距其断端长2～3cm即已足够。在游离胰腺上缘时，可结扎切断胃冠状血管，如果发现胰腺肿大影响手术操作，可行胰尾部切除，但须妥善缝合其断端。游离下腔静脉，提起横结肠，显露切断屈氏韧带，再游离十二指肠升部及在其脊柱前方的附着部。向右下方牵开十二指肠空肠曲和近侧空肠，触摸有搏动的腹主动脉和脊柱的前右侧，即可找到紫蓝色的下腔静脉。将其游离达左肾静脉下。一般而言，游离出下腔静脉周长3/4，其前壁的长度为6～7cm即足够；并在必要时，可结扎切断其内侧的1～2支腰静脉。然后，将脾静脉连同胰尾部，穿过左侧横结肠系膜的无血管区的戳孔，以胰腺在前，脾静脉在后，顺时针转动至下腔静脉的前内侧行吻合（图9-17）。脾静脉和下腔静脉端-侧吻合的角度最好是75°～90°；无张力、无扭曲，注意胰尾不能压迫脾静脉；吻合口大小为1.2～1.5cm。吻合毕，先开放下腔静脉，然后放开脾静脉钳夹，如有少量漏血，可用纱布轻轻压迫，必要时补针止血。检查无出血后，间断缝合胰腺被膜与横结肠系膜间裂孔，逐层关腹。

（2）远端脾腔静脉分流术的手术步骤要点：首先游离脾静脉，经切开的胃结肠韧带，将胃向上牵开，显露胰腺，或于胰腺上缘游离出脾动脉，暂时予以阻断。向上提起横结肠在其系膜根部，剪开胰腺下缘，沿胰腺后间隙分离出脾静脉，结扎切断肠系膜下静脉，并结扎切断来自胰腺入脾静脉的许多细小

静脉支，直到脾静脉汇入肝门静脉处，并结扎切断胃冠状静脉，然后向左游离脾静脉达脾门。接着游离下腔静脉（操作同上文），游离完毕后，即可进行吻合，在近肝门静脉处，切断脾静脉，将近端缝闭。其远端与下腔静脉吻合（图9-18），操作亦同上文脾腔分流术。但需强调以下几点：①吻合口不能有张力，宜充分游离脾静脉和下腔静脉，并间断缝合下腔静脉鞘和脾静脉鞘以及后腹膜间组织，缩短其间距；②必要时，可采用自体颈内（脐）静脉或人造血管行桥式吻合；③术后应妥善处理，纠正低蛋白血症等，避免发生大量腹水和腹膜后水肿等。

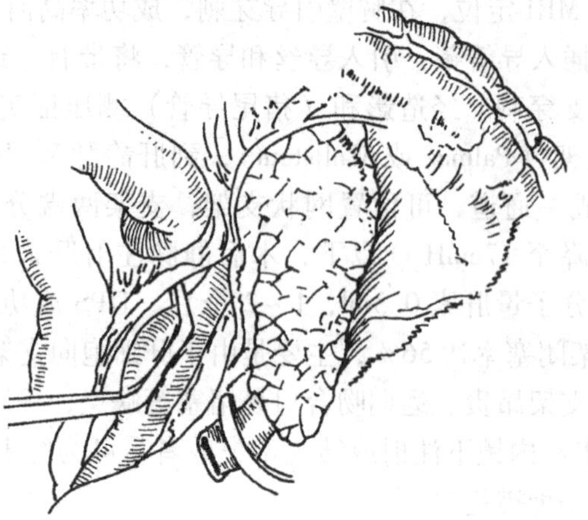

图9-17　脾静脉胰腺体尾部经横结肠系膜孔

移至下腔静脉旁

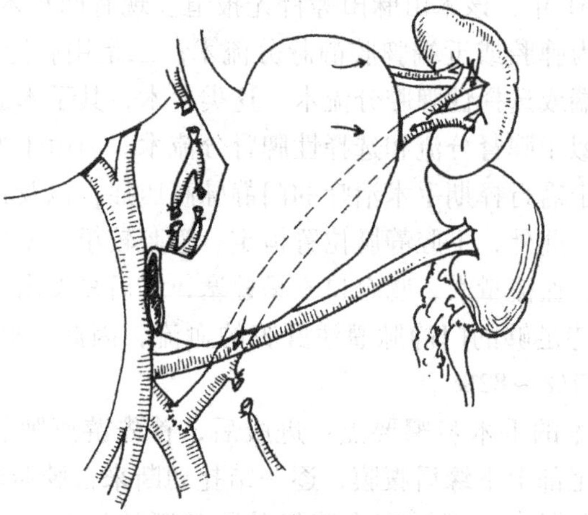

图9-18　选择性远端脾腔吻合术示意图

本手术在上述过程中，还需将脐旁静脉结扎切断，使门静脉与胃脾静脉系统充分隔离，达到理想的选择性远端脾腔分流术的目的。

（二）断流手术

此类手术术式众多，变革频繁，在技术操作环节上各单位间均有不定的不同点，大致可分为下列类型：①包括经胸或经腹的切开食管或胃直接缝扎曲张静脉；②切除食管下段及贲门胃底；③在食管下端或胃底做横断后，立即予以再吻合术；④在贲门周围离断或栓塞所有到食管下段及胃底静脉的侧支；⑤上述术式的联合等。目前断流术术式不少于30余种，有代表性的为下列三种：

1. 直视下胃冠状静脉栓塞术　该手术要点：①行脾切除术；②分离结扎胃右动静脉；③在肾胰皱襞内分离出胃冠状静脉主干，结扎门静脉侧，然后用12号针头注射器穿刺胃冠状静脉主干，先抽8~10ml血，然后注入同等量的TH胶（广州白云医用胶公司出品），用手指挤压约15秒，使胶均匀分布，可将贲门区（包括食管下段与胃底）管壁内外所有曲张静脉完全栓塞（树枝状栓塞）（图37-21）。为了防止胶的异位栓塞，西安交通大学医学院第二附属医院刘效恭创制钳夹“密闭”栓塞区法，即分离胃后壁至贲门上3cm，食管后方“隧道”样组织疏松区；然后，于食管裂孔处，游离整个食管，随即用两把无损伤肠钳自下而上，分别钳夹两侧胃到食管间的韧带，最后，以心耳钳在膈上横形阻断食管下段，形成一密封的栓塞区，此时即无胶逸出，不会发生肺、脑等处的异位栓塞。此法简单易行，手术创伤小，华中科技大学同济医学院附属同济医院已随访32例达12年，未再发生出血，长期疗效满意。

2. 贲门周围血管离断术　1976年，由Hasseb提出本手术方法后，华中科技大学同济医学院附属同济医院即于国内首先开展手术切除脾脏的同时将贲门胃底和食管腹腔段所有血管离断，包括胃后静脉、左膈下静脉，也结扎胃左动脉（图9－19）。据目前看，此法对血吸虫病所致门静脉高压疗效较好，对肝炎后肝硬化也有一定疗效，但对欧美的酒精性肝硬化为主者则疗效较差。

3. 食管周围血管离断的食管横断术（图9－20）　本手术亦称联合断流术。日本Surgiura在门静脉高压症患者进行食管胃底静脉造影中发现，该区的血流自胃近端黏膜下静脉反流向上达肺下静脉水平后，穿过食管肌层才汇入奇静脉。因此，断流术血管离断的范围应由腹部胃底，延伸到胸腔肺下静脉平面的食管下段。手术适应证为：①预防性手术，即食管内镜检查发现红色斑，肝功能中血清胆红素51.3μmol/L以下，血清白蛋白30g/L以上，凝血因子时间不超过3秒；②治疗性急诊或择期手术，血清胆红素85.5μmol/L以下，白蛋白25g/L以上。手术要点为：①切口：患者情况较好者，可行胸腹联合切口一期完成手术，若情况差应分两期；②经胸食管周围血管离断范围12～18cm，30～50支曲张静脉丛，于横膈水平横断食管下段，再行吻合；③做幽门成形术。Surgiura报道671例，手术总死亡率为4.9%，急诊为13.3%，择期为3.0%。术后曲张静脉复发率为5.2%，再出血率为1.5%，10年生存率为72%，这是目前断流术中最好的疗效。我国也有不少报道，疗效较好。但欧美报道的结果相反，这可能与日本和我国以肝炎后坏死性肝硬化为主，而西方则以酒精性肝硬化为主，病因不同有关。

笔者等对Surgiura术式做了修改，称为经腹食管黏膜横断缝扎的贲门周围血管离断术。手术要点为：①经腹切口，手术一期完成；②行贲门周围血管离断术：③行食管下段黏膜横断缝扎术，即在贲门上1cm处向上纵行切开食管右侧肌层约4cm，分离黏膜，先缝扎黏膜下及黏膜层的曲张静脉，再在缝扎线之间横断黏膜层，显露食管左侧黏膜下曲张静脉，四重缝扎及间断缝扎无明显曲张静脉的黏膜层和黏膜下层，重新间断横行缝合黏膜层及纵行缝合肌层（图9－21、图9－22）。本手术的优点为：①经腹途径，一期完成手术，减少胸腔并发症；②食管下段黏膜横断缝扎术比原Surgiura横断食管术式发生瘘和狭窄的可能较少，笔者手术45例，未发生瘘或狭窄；③远期再出血率低（4.3%），可与Surgiura手术和分流术媲美。

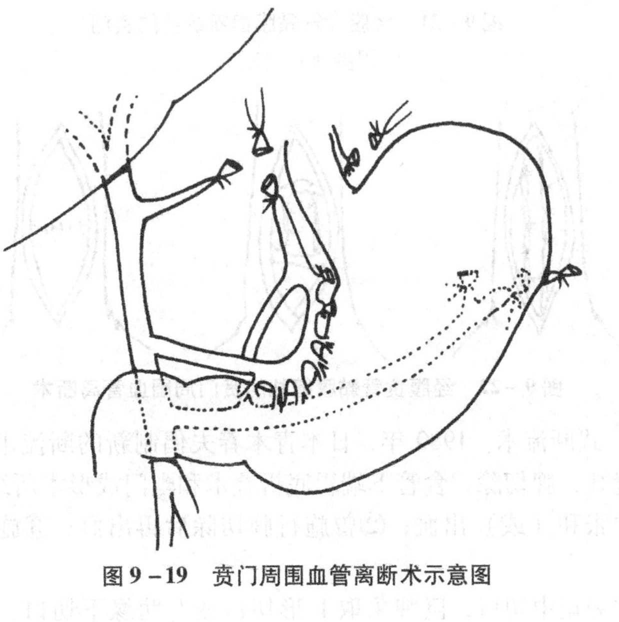

图9－19　贲门周围血管离断术示意图

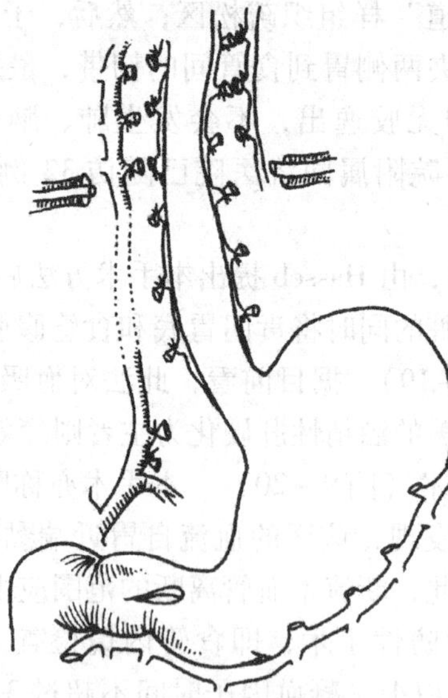

图 9-20 食管周围血管离断术

(Surgiura)，亦称联合断流术

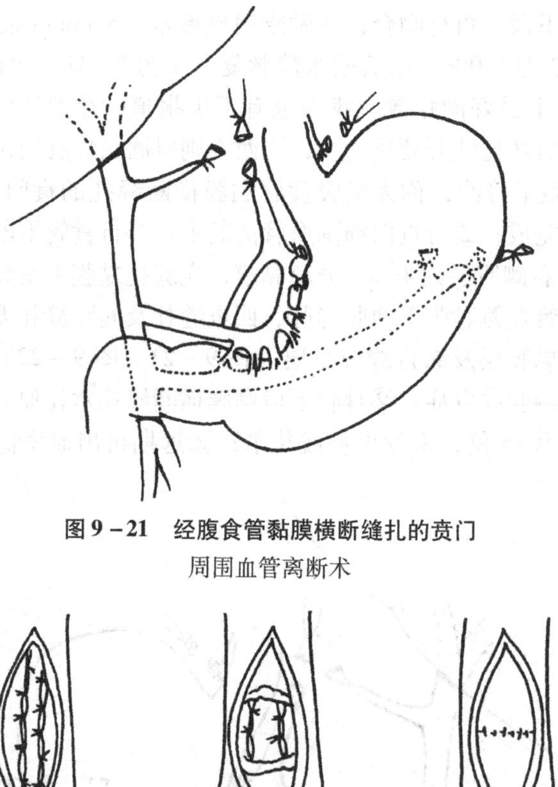

图 9-21 经腹食管黏膜横断缝扎的贲门

周围血管离断术

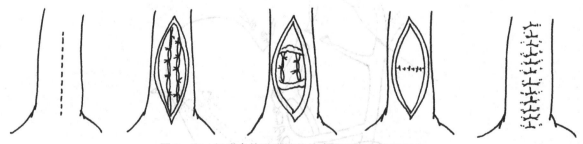

图 9-22 经腹食管黏膜缝扎的贲门周围血管离断术

4. 青木春夫（Aoki）式断流术 1980 年，日本青木春夫倡制新的断流术式，由食管下端贲门血管离断，胃黏膜下层血管缝扎，脾切除，食管下端胃底折叠术和幽门成形术所组成。适应证：①门静脉高压症伴食管胃底部静脉曲张和（或）出血；②曾施行脾切除后再出血；③施行分流或其他断流术式后再出血。

手术要点：①上腹左旁正中切口，巨脾采取 L 形切口或左肋缘下切口，做门静脉测压；②如系首次手术，先常规切除脾脏。从胃左、右网膜血管交界处开始，切断、结扎胃大弯侧近端的所有血管，尤其胃短血管应双重结扎。再切断、结扎与胃底部相连的脾胃韧带。如脾周围有重度粘连或脾动脉位置浅表，即从静脉向动脉侧剥离，逆向剥离容易损伤脾静脉壁导致大出血。适当分离脾肾韧带后托出脾脏，处理脾蒂血管，勿伤及胰尾。脾动脉分别双重结扎和（或）缝扎，大块结扎可引起结扎不紧渗血、胰液泄漏和长期发热等并发症。脾窝出血点和脾肾韧带及胃短血管附近疏松组织缝扎止血和腹膜化，氩气喷射或电凝均不稳妥；③切断、结扎胃小弯侧的胃左血管至胃壁和返行到食管的小支，然后环绕左肝边缘，切除包括已分离的胃左血管在内的肝胃韧带（小网膜组织），血吸虫病性肝硬化者该韧带增厚变硬，操作较困难。一般侧支血管较丰富，切除时应妥善结扎或缝扎；④剥离食管下端。先从右上方切断结扎胃左静脉的食管支和高位食管支，循序渐进，细心操作应看清每一小支，尽量不损伤以免出血，如发生出血不仅造成周围血肿，且影响识别局部解剖情况。如先切断膈下腹段迷走神经前后干，食管可较容易向上牵拉而利于向近端剥离，或交替地从左、右两侧切断结扎则更感方便。剥离左侧食管下方时，注意胃后静脉，个别扩张较甚，亦可切断结扎。一般食管可剥离出6~8cm长度，甚至可达10cm，经常可遇到食管壁外血管数支，逐支处理不遗漏。钳夹分离血管时，切勿深入食管肌层，以免食管穿孔，胃底膨胀、麻醉不理想、手术视野不清楚时更应注意；⑤在贲门下方3~5cm处，用两把肠钳夹住胃的前后壁，在两钳间先切开胃前壁浆肌层，显露黏膜下血管，用细针线缝扎其上、下端，不切除该血管。再将两钳翻转使胃后壁暴露于手术野，同样方法缝扎处理胃后壁的黏膜下血管。放松两肠钳，如前、后胃壁肌肉间有出血点亦应结扎，然后间断缝合胃前后壁的浆肌层。本操作前应抽尽胃内容，使胃呈空虚状，否则很易缝及胃腔内，增加感染机会；⑥将部分已剥离过的食管下端套入胃部胃腔内，再做围巾式折叠术（Nissen法），前后各缝数针，注意进针深度和宽度，结扎时手着力在胃壁一侧，以减少撕裂食管肌纤维的机会。再做幽门成形术，幽门括约肌纵切开横缝合，如已伤及胃或十二指肠腔，缝合更应周密不使泄漏；⑦检查剥离区域有无出血并观察胃上半部的色泽与血液循环状况。再做门静脉压测定和造影。置细皮管于左膈下脾窝内，从切口外侧戳孔穿出作为引流，做肝组织切片检查，关腹。此外，如已做过脾切除手术或脾肾静脉吻合术后，并发食管胃底静脉破裂出血拟行本断流术者，则胃大弯胃底部与侧腹壁或膈顶多数有紧密粘连，剥离难度有时较大，渗血过多，建议不必勉强分离。重点处理胃小弯上端及食管下端的侧支血管，胃底部前壁的黏膜下血管也可以完成，胃后壁的黏膜下血管缝扎和食管下端胃底部的折叠术多数都不易做成，且费时较多，要求术者操作细致而有耐心。

5. 应用吻合器行门奇断流术　应用吻合器在施行贲门周围血管离断术的基础上，再行食管横断术，使联合断流术操作更简易，吻合口瘘和狭窄的发生率降低，但术中要切开胃，注意不要污染腹腔，减少感染。本术式有推广应用价值。

6. 腹腔镜下脾切除和门奇静脉流术　患者取右侧半卧位。腹腔穿刺后注二氧化碳气，四个穿刺点均放入10~12cm的穿刺套管，经脐部左穿刺套管置入30°腹腔镜，经肋缘下穿刺套管分别放置操作钳、牵引拉钩、吸引器、超声刀头和自动缝合器。先游离脾脏，由于肝门静脉高压症时静脉壁菲薄，静脉压高，细小血管止血不好也可引发大出血，所以脾周韧带的游离不宜用电刀，应用超声刀或用钳夹切断后结扎。为避免脾被膜损伤，勿用钳子直接夹脾脏，可用牵拉钳使脾移动，以便显露操作部位。在游离胃短动、静脉时，直径3mm以下的血管，用超声刀可以止血；对较粗的血管残端，还应结扎以保安全，在胃穹隆部的血管甚至可粗如拇指，切断结扎时更应注意。

在脾胃韧带切断后，于近脾门处分离出脾动脉，以丝线结扎。此时脾缩小，血小板有上升趋势，被膜损伤引起大出血的可能性得以减少。分别游离脾下极、后腹膜、脾上极，使脾充分游离，应用血管自动缝合器将脾蒂内的脾动、静脉一并缝合，此时，应尽量把脾蒂外的脂肪组织分离掉，避免自动缝合器钳夹很厚的组织而使血管滑脱。脾蒂切断后，将回收袋放入腹腔，袋的开口两端由心尖部与腋中线处的钳子抓住后撑开，用钩钳将切下的脾放入袋内，用切碎机将脾切碎，扩大切口，连袋一起自腹腔取出。接着，进行近端胃断流，用心窝部穿刺点钳子夹住胃大弯侧，向右前方牵引，游离从胃穹隆部到左侧食管胃结合部的血管；随后，将胃壁向左下牵引，沿胃小弯将小网膜连同胃左动脉、静脉的食管支，用血管自动缝合器切断。然后，将胃充分上提，游离胃左动脉、静脉主干，充分剥离周围组织后，以丝线在根部结扎，以血管自动缝合器将其切断。断流的范围见图9-23所示，从胃角到食管下部，并配合内镜下食管曲张静脉硬化治疗。放置引流后，排出腹内气体，取出穿刺套管，缝合穿刺孔，术毕。

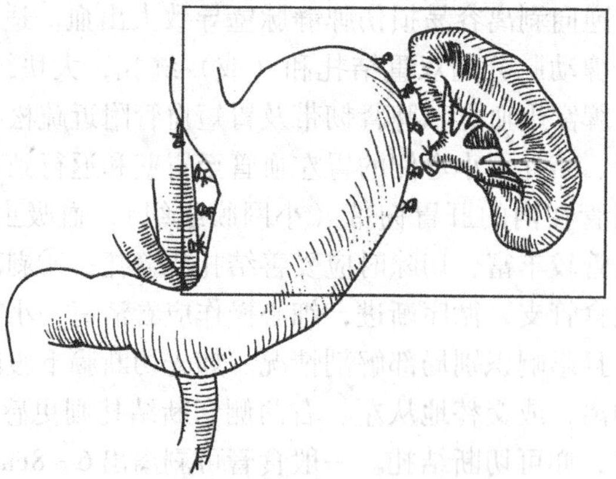

图 9－23　腹腔镜下断流术的范围示意图

（三）关于外科手术治疗的评估

从上文可见，各种肝硬化门静脉高压症的外科治疗包括手术在内，种类众多，改革创新技术层出不穷，到底应如何选择，临床上尚无一致观点。为此，提出下列看法，以供参考。

分流术和断流术之争已逾数十年，且愈演愈炽，内容也愈加复杂。原先是单纯的分流学派和断流学派孰优之争，由于目前分流和断流技术不断改进，各自创制了众多术式，要判断究竟以哪一学说中的哪一术式居领先地位，实在是不可能的。但笔者认为，从根本上来看，不论分流术或断流术，治疗门静脉高压症食管静脉的性质，都是姑息性和暂时性的，它们只能防治大出血于一时，术后二者存在着有再出血的必然可能性，尽管手术者技术完美无缺，也不能达到根治，其长期疗效都有一个理论上的限度。从分流术来说，创制之初，吻合口两侧血流压力高低分明，进入门静脉的高压血流，很自然地流向吻合口的另一侧的低压体静脉，使血流顺利返回心脏。但日久以后，如吻合口通畅，则两侧的压力差日益缩小，最后持平，必然导致流速减慢，吻合口部位极易发生血栓形成而闭塞，从而丧失分流效应，重新开启食管静脉侧支。从断流术来讲，如果手术十分彻底，确切阻断了所有门静脉血液流向食管，毫无遗漏。那么，试问淤积在门静脉系统的肠道血流，如何才能返回心脏。另 3 条侧支通道（后腹膜、痔静脉、腹壁静脉）流量不足，势必迫使高压的门静脉血流依然流向食管，但需另辟新的静脉通道，后果是必然导致新的曲张静脉，新的再出血，这是断流术后的自然规律，再发生出血的理论依据。因此，只要肝硬化病变存在，不论分流术还是断流术的止血长期疗效，都有一个必然的限度。所以，笔者认为两派之争，实际上无多大意义，不可能以一个学派中的一个术式来统一天下。只有分析所遇患者肝硬化的原因，局部解剖的个体差异，侧支循环的确切分布，以及手术者术式所长，综合起来考虑才能获得最佳疗效，不能人云亦云，移他乡之花，栽于自己坛上，期望得到同样硕果，恐怕是难以如愿的。希望在门静脉高压症治疗上，发扬各自优势，善于分析，取长补短，不断改进，从而获得最佳的疗效。

如上文所述，由于门静脉高压症是一个临床综合征，主要由肝硬化所引起，也可以导致肝硬化及其病变发展。同时，鉴于肝硬化终末期病变，不时地有突发性大出血危险，最后走向功能衰竭，又由于易发生多中心肝癌。因此，在此领域中，出现两个新动向，一是深入研究阻断和逆转硬化病变进程，从而从根本上治愈肝硬化及其并发症；二是积极开展肝移植，换上一个健康和良好的肝脏，在这点上国际上已取得较好成绩，肝移植 1 年存活率为 90% 以上，5 年存活率达 75% ～80%；我国亦有开展，希望大家密切注意这两个新的动向，把肝硬化门静脉高压症的治疗推向一个新的发展阶段。

（四）肝移植

门静脉高压症（肝硬化性或不伴肝硬化），随着病情的发展，都可以并发急性和反复发作的食管静脉曲张大出血、严重难治性腹水、肝性脑病或急性肝昏迷、肝癌、肝功能不全、肝肾综合征而进入终末期状态，非目前通用的内、外科治疗所能治愈，预计在短期内无法避免死亡者，可以施行肝移植。即用手术方法，植入一个有活力的健康肝脏，以获取良好的肝功能，不仅可以达到挽救患者生命的目的，还能恢复其健康。

1. 适应证、手术时机和禁忌证 主要适应证以伴有肝硬化的门静脉高压症为主，在成人是各种类型的终末期肝炎和肝硬化；在儿童是先天性胆道闭锁和一系列先天性肝代谢缺陷症，实际上最后都导致肝硬化和门静脉高压症。终末期的肝炎和肝硬化有的表现为急性，如急性肝昏迷、急性肝功能衰竭，多数则为慢性肝硬化，逐渐发生肝功能不全，以致完全衰竭。前者需要施行急诊或亚急性肝移植；后者则施行择期性肝移植。

择期性肝移植的具体时机是肝功能失代偿，如血胆红素、γ-GT、碱性磷酸酶、血糖同时升高：血胆碱酯酶、凝血因子时间、凝血因子Ⅱ、Ⅴ同时下降；临床上明显可见黄疸不断上升，发生预后不良的并发症，如肝性脑病、顽固性腹水或食管静脉大出血等。

近年来，在肝硬化中原发性胆汁性肝硬化施行肝移植者不断增加。据 Mayo 医院报道，其第 1 年存活率超过 90%。此外，原发性硬化性胆管炎已被认为是癌前状态，因而多主张早期施行肝移植。

急诊肝移植适用于急性或亚急性肝功能衰竭。急性肝功能衰竭是指肝功能急剧衰退，6～8 周发展到Ⅱ期或Ⅳ期脑病，而亚急性肝功能衰竭，系指病程在 8～26 周发展至不可逆性损害，两种类型均无明显的慢性肝病史，可能是病毒、药物中毒所引起，但预后均甚恶劣，病死率达 70% 以上。以前认为不适宜用肝移植，而内科治疗病死率达 70%～80%。第 1 例急性肝移植始于 1985 年，目前已累积百例以上，1 年存活率为 60%～70%。Munos（1993 年）报道，肝移植治疗急性肝功能衰竭 18 例，12 例存活（66%）。同期内科治疗存活率仅 33%，Starzl 报道，乙型肝炎昏迷做急性肝移植 5 年存活率达 80%。

禁忌证包括门静脉高压症患者有明显的感染、活动性肺结核，以及除肝以外的生命重要器官，如心、肺、肾功能不全等。此外，精神呆滞、心理变态、酗酒者均不宜做肝移植。糖尿病是相对禁忌证。

2. 肝移植手术 主要有下列几点。

（1）供肝切取与保存：肝移植不论采取何种术式，都包括供肝切取与受者手术组，后者通常包括病肝切除与供肝植入两步。移植的肝必须是活的，但常温下肝缺血超过 20 分钟即丧失活性，实际上肝的热缺血不宜超过 5 分钟。要延长缺血肝保持活力时间，必须降温，变热缺血为冷缺血。低温下（5～10℃）如用细胞内液型液（传统的 Collins 液或改良的 Collins 液）灌洗，可保持肝活力 8～10 小时；现今多用 Belzer 创制的 UW 液灌洗，可保持肝活力长达 24 小时左右。

鉴于供体来源稀少，目前多作腹部多器官切取。腹部大十字切口，自腹主动脉插管灌入 1～40℃ UW 液。另外，再从肠系膜上静脉插管进入门静脉，做肝的直接降温灌洗，然后切取全肝。将切取的全肝装入无菌塑料袋中，周围敷以冰屑，置入轻便保温匣内，快速直送受者手术室中。

（2）受者手术术式：主要应用的是经典式原位肝移植。起源于 1963 年 3 月 1 日 Starzl 首例肝移植的术式，包括患者全病肝切除与供肝植入。双肋弓下“八”字切口进腹，病肝顺次做胆总管、门静脉、肝动脉，以及肝上和肝下下腔静脉充分游离，钳夹切断，取出全肝。然后移入供肝于原位，依次做肝上下腔静脉、门静脉、肝下下腔静脉、肝动脉 4 个血管吻合和胆管重建，后者多用胆总管端-端吻合，并置入 T 管引流（图 9-24）。如患者胆总管有病变，则可做供肝胆总管与患者空肠吻合，以重建胆道。手术结束时，即可见清亮黄色胆汁流出，表明植入肝功能良好。

目前，还有许多新的肝移植术式，主要因为供肝来源远较受者为少，特别是儿童供肝不易获得，因此有新的移植术式出现。首先是“减体积性肝移植”，即移植尸肝某一段，常用成人尸体左半肝（Couinaud 分类Ⅰ～Ⅳ段），右半肝（Ⅴ～Ⅷ段）或左外叶（Ⅱ、Ⅲ段）移植给儿童，其带血管吻合术式与原位肝移植相同。其次，是活体部分肝移植，即亲属供肝左外叶（Ⅱ、Ⅲ段）以抢救急性肝功能衰竭患儿，多移植于异位。第三是分割式术式，即将一个供肝分成左半肝、右半肝两个移植体；也可以分为右半肝和左外叶，同时移植给两个受者，以达到“一肝二受”的目的。第四是背驮式原位肝移植，即受者全肝切除术时保留其下腔静脉，则可以在无肝期中，使下肢静脉血流仍可回流至心脏，此种术式时供肝的肝下下腔静脉远端自行缝扎闭合，只用肝上下腔静脉袖片与受者肝上下腔静脉做吻合，看起来受者肝背驮着一个新肝，故取该名（图 9-25）。其他血管和胆管的重建都和传统的原位肝移植相同。因切除患者肝区不彻底，此术式不适宜于肝癌，仅在良性终末期疾病患者施行。

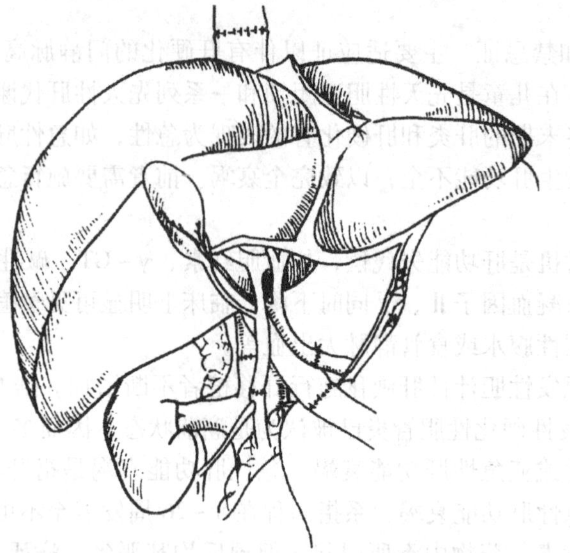

图 9－24　经典式原位肝移植术毕

供肝植入后，顺次做肝上下腔静脉、门静脉、肝下下腔静脉和肝动脉 4 个血管吻合，最后做胆总管端－端吻合，置 T 管于受者胆总管内，以引流胆汁

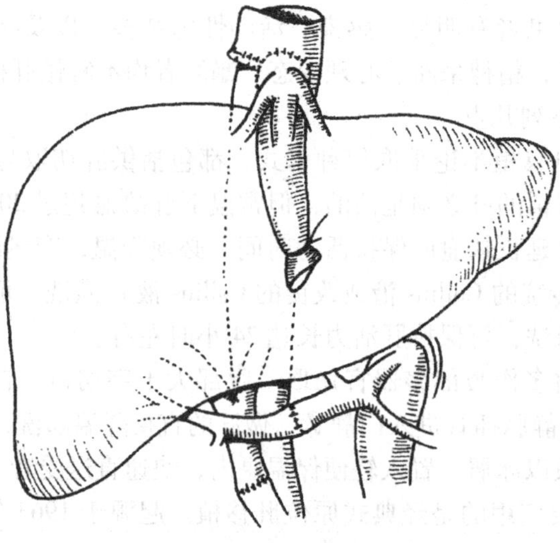

图 9－25　背驮式肝移植

受者全肝切除，但保留其下腔静脉，供肝的肝上下腔静脉袖片与受者的肝上下腔静脉做吻合，而供肝的肝下下腔静脉远端自行缝扎闭合

3. 肝移植急性排斥反应的处理　肝移植急性排斥反应多见于术后 1～2 个月内，临床症状有患者突觉不适、寒战、高热、肝区胀痛、黄疸上升，胆汁量锐减而变稀薄等。确诊依靠细针肝穿刺活检，典型组织病理表现是汇管区免疫活性细胞（大单核、淋巴细胞）浸润、肝小叶中央周围淤胆、间质性小叶和胆管上皮与静脉内皮损伤。

4. 肝移植免疫抑制方案　环孢素 1979 年问世，已成为移植术后免疫抑制联合用药的主角，即形成环孢素（CsA）＋硫唑嘌呤（Aza）＋泼尼松（Prd）标准方案。但 1984 年，Starzl 倡用普乐可复（FK506）能逆转肝移植环孢素不能控制的急性排斥反应后，环孢素与普乐可复之争发生于迄今所有的国际学术会议中，移植专家分为两派，进行无休止的辩论。实际上，谁也不能说服谁，“双雄并立”，临床上则构成可供选择的两种方案，即 CsA（Neoral）＋Aza＋Pred 和 FK506＋Aza＋Pred。1996 年，霉酚酸酯（骁悉，MMF）上市，其与 CsA、FK506 均有协同作用，能明显减少急性排斥反应率。霉酚酸酯没有明显肝、肾毒性，无骨髓抑制，不引起高血压和糖尿病，口服不受食物影响，不需监测浓度，应用甚为方便，不良反应主要是腹泻，但停药或减量可缓解。目前，国内根据国际上标准 3 年方案，同用的首位是环孢素（进口的新山地明或国产的赛斯平）或普乐可复；次位是硫唑嘌呤或骁悉（MMF）；末位是皮质激素（泼尼松），但无具体统一用法。笔者根据自己经验，实施下列方案：先联合应用普乐可复、骁悉和泼尼松，称为始动方案；如发生急性排斥反应，即用大剂量激素甲泼尼龙 500 ~ 1 000mg/d，静脉滴注（3 ~ 5 天），称为冲击方案，如已形成激素难治性排斥反应，即改用 PKT3 或 ALG2 ~ 3 周，称为挽救方案。

近年来，发现激素长期应用后，可引发许多并发症，如水、钠潴留及高血压症、骨质疏松、糖尿病、白内障、库欣综合征。因此，多主张及早减量或撤除。也有改用西罗莫司加骁悉或咪唑立宾即可。另有 Marino 报道，50 例肝移植应用舒莱，移植当日和术后 4 天各给此药 1 次，20mg，然后接用 FK506，观察 404 ~ 1 364 天。结果发现，3 个月内无急急性排斥反应发生者占 75%，3 年存活率为 88%，效果良好。

（邓晓涛）

第十章

肾血管疾病的处理

第一节　概述

一、历史回顾

肾脏的血管疾病可以引起高血压，由肾脏疾病引起的称为肾性高血压，在众多导致高血压的原因之中，肾性高血压有相当重要的意义。对肾脏疾病与高血压之间关系认识的历史，也颇为悠久。中国古代医学家在实践中发现了肾与高血压的关系，在公元前200年的战国时代，秦越人所著的《难经》中已有“按之至骨，举指来疾者，肾也”的描述。魏晋时期（公元200—300年）的王叔和著《脉经》，也记载了“脉大而坚病在肾”。1694年意大利的Baglivi在解剖著名生理学解剖学者Malpighi的尸体时，记录了“左肾无炎症变化，右肾缩小，约为左肾之一半”，估计Malpighi死于高血压所致的脑出血。1827年，英国学者Richard Bright发现脉搏饱满、蛋白尿、水肿与肾实质变硬的关系，指出肾脏疾病可引起毛细血管循环的紊乱。1856年，Traube分析脉搏描绘图时，怀疑毛细血管循环的紊乱导致了高血压，Mahomed（1874年）测量肾病患者的动脉系统时也发现有较高的张力。对于高血压的发病机制，Tigerstedt和Bergmann（1898年）证实了肾加压物质的存在。1934年Goldblatt用犬进行动物实验，缩窄肾动脉后引起了高血压，是奠定肾血管性高血压理论的著名实验。后来Page在赛璐玢包裹肾脏的实验性肾性高血压研究中，发现同时发生了肾盂肾炎。1940年，Page、Helmer、BraunMenendez先后发现肾的加压体系，进一步阐述了肾性高血压的发病原理。这些研究结果的发表，引起了临床医师对单侧肾脏疾病所致高血压的重视。1937年，Bulter为一儿童摘除了肾盂肾炎的肾脏后，使奇迹般地治愈了高血压。1938年，Leadbetter和Burkland也报道了摘除肾动脉闭塞的肾脏后，取得治疗高血压的成功。

20世纪50年代后的多种诊断技术发生了突飞猛进的发展，例如CT血管造影、假彩色增强图像处理、经皮股动脉穿刺置管进行腹主动脉造影、选择性肾动脉造影、超选择性血管造影、放射性核素的检查、分肾功能测定、肾素活性的测定等的应用，大大地提高了肾血管性疾病的诊断水平。

二、肾性高血压

肾性高血压可分为两类：一类是肾实质病变所引起的；另一类是肾血管病变所引起的，两者各有特点，例如肾实质性高血压，是在疾病发展的某一阶段并发了高血压；而肾血管性高血压，则是在病变全过程中均表现出现高血压。

引起高血压的肾实质性疾病有：内科性疾病如肾小球肾炎、肾盂肾炎、间质性肾炎、痛风肾病、多囊肾、放射性肾病、药物性肾病及各种原因所致的肾硬化症，其中以肾小球肾炎最常见；外科性疾病有：先天性肾发育不全、肾囊肿、肾积水、肾结核、肾肿瘤、肾结石及肾外伤、肾素瘤等。虽有内外科之分，但实际上无法将其截然分开，不过是从外科学的观点，考虑某病主要是通过内科药物治疗，还是外科手术治疗来进行分类。

引起高血压的肾血管性疾病主要是各种原因引起的肾动脉狭窄，是最常见的肾血管性疾病，也是本章重点讨论的内容，而其他少见的肾血管性病变有肾动脉瘤、肾静脉栓塞、肾动－静脉瘘、肾动脉急性梗死等。

（赵浩民）

第二节　肾血管性高血压的病因病理

20 世纪 30 年代以前已经知道肾病可引起高血压，称为肾性高血压，然而到了 50 年代初发展了肾动脉造影后，才发现肾动脉狭窄也可引起高血压，称为肾血管性高血压（renal vascular hypertension，RVH）。在持续性高血压患者中，RVH 占 10% ~15%。由于 RVH 可用手术等方法治疗，而且效果颇佳，故在临床上有重要意义。

一、病因

（一）肾动脉病变

在国内、外的患者中，引起肾动脉狭窄的原因有差别，我国常见的病因依次为肾动脉炎、肾动脉粥样硬化斑块、肾动脉纤维肌性增生，国内有文献报道肾动脉炎所致者约占 50%，肾动脉炎是由多发性动脉炎累及肾动脉。欧美国家中，肾动脉狭窄的原因主要是动脉粥样硬化、肾动脉纤维肌性增生，很少是动脉炎所致。其他少见病因有：先天性肾动脉发育不良、肾动脉瘤、肾动脉栓塞、肾动－静脉瘘、创伤或手术引起的肾动脉损伤。儿童患者多为先天性异常，青壮年多为肾动脉炎或肾动脉纤维肌性增生，老年人多为肾动脉粥样硬化。

（二）肾动脉受压

由于腹主动脉瘤、肿瘤、囊肿、血肿、纤维粘连束带、主动脉旁淋巴结肿大和肾动脉周围组织慢性炎症等导致肾动脉受压，引起高血压，此情况较少见。

二、发病机制

肾动脉狭窄发生高血压的机制目前尚未完全阐明，一般认为，肾血流量减少导致肾缺血只是一个诱发因素。在直接测定犬肾血流量的动物实验中，发现轻度或中度缩窄肾动脉可以引起高血压，但在缩窄犬肾动脉的前后，肾血流量的减少仅为暂时性。还有研究发现，动物呼吸少氧的气体时，并不产生高血压；用静脉血灌注肾脏时，也不产生高血压。因此，肾的缺血、缺氧虽是促成 RVH 的因素，但应该还需要有其他的条件存在。在目前普遍公认的 RVH 的发病机制中，主要有以下几点。

（一）肾脏升压体系（肾素－血管紧张素－醛固酮系统）

肾素分泌过量时，可以引起高血压，这已在动物实验及临床实践中得到证实。肾素是一种蛋白水解酶，具有不耐热和不可透析的特性。肾素本身不是加压素，必须与肝内产生的 α_2 球蛋白（又称肾素激活素）所含有一种能被肾素作用的底物相结合而发生效用。当肾素作用于肾素底物的分子结构，使其在第 10 ~11 亮氨酸连接处断裂，释放出 10 肽成为血管紧张素Ⅰ（angiotensin Ⅰ，AⅠ），AⅠ亦无升压作用。当 AⅠ经过肺循环时，被转化酶在其分子结构第 8 ~9 位间断裂释放出 8 肽，成为血管紧张素Ⅱ（AⅡ）。AⅡ是一种强有力的血管收缩剂，其作用为：①直接使血管收缩；②经交感神经系统而间接收缩血管；③收缩输出小动脉而不收缩输入小动脉，从而增加肾小球压力，减少钠排出；④刺激肾上腺皮质分泌醛固酮。

AⅡ在血循环中的半衰期仅数分钟，降解后形成小分子的活性产物氨基酸、二肽、三肽。因此，高血压的维持还需依靠肾上腺素和醛固酮的作用。AⅡ产生高血压一方面使细动脉收缩，增加周围循环阻力，另一方面通过醛固酮分泌的增加，促使钠和水的潴留，使细胞外液容量增加，继而形成肾素－血管紧张素－醛固酮系统（表 10－1）。

表 10－1　肾素－血管紧张素－醛固酮作用

肾动脉狭窄→肾内灌注压↓→肾血流量↓→近球细胞释放大量肾素→α_2 球蛋白→血管紧张素Ⅰ（AⅠ）→→→→

转化酶

血管紧张素Ⅱ（AⅡ）→小动脉收缩、周围阻力增加↑、醛固酮↑、水钠潴留、血容量↑→血压升高

（二）肾脏降压体系（激肽释放酶－激肽－前列腺素系统）

1. 肾脏激肽系统　激肽由肝脏的激肽原受肾脏产生的激肽释放酶作用转变而来。肾脏的激肽释放酶 90% 以上分布在肾皮质，而主要生成部位可能在肾小球旁体。激肽释放酶活性越高，催化激肽原水解和生成激肽越多。另外，肾脏还分泌激肽水解酶，可以破坏所产生的激肽。肾激肽有下列作用：①促进小动脉舒张，使外周血管阻力下降；②肾内小动脉舒张，肾血流量增加，改善肾皮质缺血；③促进钠水排出，水的排出比钠多，故尿渗透压下降。水钠排出增多导致血浆容量减少，使血液血细胞比容及血浆总蛋白浓度增高；④由于血管外周阻力下降及循环血量减少，使血压下降而有抗高血压作用。以上作用主要通过激肽促进前列腺素生成引起的，但其中也有一部分是激肽的直接作用。

2. 肾脏的前列腺素　目前已检出的前列腺素有多种，在肾髓质中可以分离出来的前列腺素有三种，即 PGE2、PGA2、PGF2a。在肾内 PGA2 的量较少，主要是 PGE2 和 PGF2a。肾髓质中前列腺素的作用有：①肾动脉灌注 PGE2 可引起局部血管扩张使血流量增加；②前列腺素可使肾血流量重新分配，使髓质血流下降和皮质内层血流量增加；③PGE2 和 PGA2 可引起肾入球小动脉舒张，使近曲小管周围毛细血管压力上升，从而使近曲小管对水钠的重吸收能力降低。可抑制肾小管细胞膜上的 Na^+-K^+-ATP 酶的活性，使细胞内 Na^+ 不易转运至肾小管周围液体中，影响肾小管对钠水的重吸收，从而出现利尿作用。PGE2 还能抑制抗利尿激素而使尿量增加，促进钠钾水的排出。前列腺素还有拮抗儿茶酚胺的作用，但不能抑制儿茶酚胺的分泌。因此，激肽释放酶－激肽－前列腺素系统通过扩张小动脉，促进水钠排出，改善肾皮质血供，拮抗 AⅡ等作用使血压下降。

3. 去肾性高血压　是指肾组织没有功能时所产生的高血压，也可称为肾缺如性高血压或肾切除后高血压，肾脏除有抗高血压物质外，尚有调节体液、电解质的功能和排出体内升压物质的作用。临床所见高血压患者比正常人排出较多的水钠，而水的排出量又相对较多，体内钠比例反而增高。另外高血压的发生一般见于体内水分增加，失水后可使血压下降，大量输液后血压升高。肾组织大量减少可使动物对高盐饮食很敏感，双肾切除后高盐摄入可引起去肾性高血压。因此，肾组织完全丧失功能时，如同双肾切除一样，所发生的高血压显然与体液和钠平衡失调有关。另外，体内的升压物质因去肾后不能排出，积聚而使血压升高。

三、病理

RVH 的病理变化包括肾血管本身的病理变化以及因高血压引起的肾实质的病理变化。

（一）肾血管病理变化

1. 多发性大动脉炎　在我国、日本及其他亚洲国家多见，男女之比约 1∶33，30 岁以下占 90%，它是主动脉的一种非特异性炎症反应。当慢性炎症侵及肾动脉开口时，则可导致肾动脉管腔狭窄。肾动脉炎的病理是非特异性的慢性炎症反应，血管壁全层均可存在细胞浸润，以中层受累为主。血管外膜增厚，与周围组织粘连不易分离。中层呈弥漫性肉芽组织增生，伴淋巴细胞和浆细胞浸润，弹性纤维有明显破坏，多被胶原所替代。平滑肌变性断裂形成动脉瘤样扩张；血管内膜明显增殖、粗糙，血栓形成，甚至闭塞。而肾内小动脉及其肾实质无明显改变。临床上可分为三期，即急性活动期、慢性炎症期和瘢痕狭窄期。

2. 动脉粥样硬化　一般发生于老年患者，男性多于女性。动脉粥样斑块 85% 在主动脉，斑块大约 0.5～1.5cm。肾动脉梗阻多发生在近端 2cm 处，偶尔累及动脉远端或分支。病变在动脉内膜，形成粥样斑块，可沿血管壁蔓延，使管腔狭窄和内膜破坏。内膜被一堆无细胞的粥样物所代替，其中有脂肪、钙盐沉着，还有吞噬坏死破碎的组织细胞和血栓等。肾动脉粥样硬化往往是全身性血管病变的局部表

现，双侧多见，单侧者左侧较右侧为多见。

3. 纤维肌性增生　多见于年轻者，女性多于男性。肾动脉病变主要发生于中1/3和远端1/3，常累及分支，单侧者右侧多见。病理变化分为四种：①内膜纤维增生；②血管中层纤维肌肉增生；③中层纤维增生；④外膜下纤维增生。共同表现为动脉壁增厚，胶原沉着，其中又以中层纤维增生最多见。

（二）肾脏的病理变化

RVH的病变开始主要发生在血管，随着病情发展，肾单位发生继发性缺血改变，可分为急性和慢性两种：

1. 急性变化　主要在大叶间动脉和肾内小动脉内膜增殖，年轻人为细胞增殖，老年人多为弹性纤维增生。管腔缩窄，动脉管壁及周围有坏死区，内有大量纤维蛋白，部分肾小球萎缩被胶原代替。

2. 慢性变化　见于长期的持久性高血压。肾脏的微细动脉硬化，特别是入球动脉发生硬化。管腔狭窄或闭塞，使肾单位缺血，发生萎缩硬化。间质部分有结缔组织、增殖、瘢痕形成，炎性细胞浸润，此时肾脏缩小，变硬，表面高低不平，散在着细小颗粒，并有小囊腔，形成细颗粒肾。

（三）肾小球旁体结构的病理变化

Cook等发现肾素存在于肾小球附近的组织中，称为肾小球旁体结构，它包括近球细胞、致密斑、Goormaghtigh细胞、Becher细胞群，而近球细胞产生肾素。在RVH中，由于肾动脉狭窄，肾缺血导致近球细胞数增多，从而肾素分泌增加，血压升高，对侧肾内压增高，近球细胞减少。

（赵浩民）

第三节　肾血管性高血压的诊断和治疗

一、诊断

诊断RVH时，先应排除肾外性疾病和原发性高血压，并进行泌尿系疾病的常规检查。随着医学科学的发展，近年来一些特异性、敏感性较高、侵袭性小的新方法出现使RVH的诊断水平不断提高。

（一）病史、体检及常规化验

许多临床现象可怀疑RVH的存在（表10－1）。通过这些信息，对RVH作初步筛选。有纤维肌性增生的患者，吸烟和遗传倾向被认为是重要因素。常规化验唯一的重要发现是低血钾，这是由于继发性血醛固酮增高所致，患RVH患者不到20%发现血钾低。

表10－1　肾血管性高血压的临床提示线索

病史	临床提示
无家族史的高血压	如无家族史应怀疑本病；但RVH患者约1/3有家族史
高血压发病年龄＜25岁或＞45岁	特发性高血压发病年龄平均为31岁±10岁。＜25岁者多有纤维肌性病，＞45岁者多有动脉粥样硬化
突然发作中度至重度高血压	特发性高血压一般以不稳定期开始，而RVH常以近期首次发作即表现为中度高血压
向重度或恶性高血压发展	RVH常变重度并易形成高血压恶性期
头痛	特发性高血压一般无症状，RVH头痛多见，可能与AⅡ水平高，强烈地脑血管收缩有关
吸烟	纤维肌性肾动脉狭窄患者74%吸烟，动脉粥样硬化88%吸烟（Nicholson，1983年）
种族	白种人纤维肌性增生多见，黑人不常见；中国人大动脉炎多见；多发生于年轻女性，男女之比为1：33
利尿剂、抗肾上腺素能药物或一般降压药不能控制	对三种降压药的适当治疗反应差，RVH的典型特征是对利尿剂反应不佳，并且对抗肾上腺素能药物只是暂时性效果
对转换酶抑制剂如甲巯丙脯酸降压反应良好	转换酶抑制剂能有效地阻断RAAS

续 表

体格检查和常规化验	临床提示
视网膜病变	出血、渗出或乳头水肿表示病变加重或恶性期
腹背部可听到血管杂音	有利的提示，但杂音也常见于老年人，偶也见于无明显血管狭窄的年轻人
颈动脉杂音或大血管病的其他证据	一般血管病变不限于肾血管床
低血钾－未获治疗或对噻嗪类利尿剂的反应	由肾素血管紧张素系统增加对醛固酮的刺激，使血钾减少。未经治疗的特发性高血压中不会发生血钾减少，RVH 中噻嗪类利尿剂可加重低血钾

（二）分肾功能测定

1953 年，Howard 创用双侧输尿管插管法进行分肾功能试验，诊断单侧性肾动脉病变，是当时的重要进展，而目前应用的测定 RAAS 活性的方法，几乎取代了分肾功能测定。现在，只有当测定 RAAS 活性后，仍有疑问时或只有一侧肾实质病变时，才进行分肾功能测定。另外，在条件受限制的情况下，仍可应用 Howard 和 Stamey 试验。因此，肾素测定和分肾功能检查在许多情况下是互补的，省略两者中任何一个都将增加阴性率（Dean，1989 年）。

（三）静脉尿路造影（IVU）

快速顺序静脉尿路造影实际上是分肾功能检查。肾血流量减少时，肾体积缩小；GFR 减少时，肾盏出现对比剂的时间延迟。在单侧 RVH 患者所见中，最可靠的异常是病肾显影时间延迟，因此注药后 1 ~4 分钟的快速摄片有非常重要的意义。在双侧 RVH 患者中出现假阴性率较高，考虑到其操作简便，仍可作为初步筛选的一种方法。

（四）彩色多普勒超声

彩色多普勒超声可用于 RVH，其优点在于：①双功能二维成像；②可获得 Doppler 血流信息；③利用彩色编码提高血管及血流判别能力。Dovidson（1992 年）在 285 例 RVH 测定中，成功率为 88% ~100%，敏感性为 84% ~100%，特异性为 73% ~98.5%，可作为 PTA 术前术后的诊断和监测。

（五）磁共振血管成像（MRA）

近年来磁共振成像日益广泛，只因肾血管较深显影不够清晰。目前改进的第三代磁共振血管成像技术已应用于 RVH 的诊断，其优点在于：①无损伤性，不需注药；②采用三维位相对比序列（3D）成像，多方位成像防止肾－腹主动脉分界处狭窄；③成像快，30 分钟即可摄片；④可显影动脉、静脉及毛细血管；⑤同时可进行减影技术。Debatin（1991 年）对肾动脉狭窄者中行 MRA，敏感性为 84%，特异性为 97%。

（六）血管紧张素阻滞剂和转化酶抑制剂试验

1. 血管紧张素阻滞剂试验　常用的为肌丙素试验。它是将 AⅡ第一位上的天冬酸和第八位上的苯丙氨酸分别被肌氨酸和丙氨酸所代替，具有与 AⅡ争夺受体的作用，使血压下降而体内的 AI 并不减少。

肌丙素试验阳性的表现是：①注射肌丙素后，在 10 分钟内出现血压下降 4.0/2.6kPa（30/20mmHg）；②舒张压降低≥9.3%；③血浆肾素活性（PRA）≥14ngAI/（ml·h）；④肾素活性的反应值/对照值≥2.2，表示患者属于高肾素型高血压。

肌丙素试验在 RVH 患者显示阳性的占 90% ~95%，手术效果良好。但有少数高肾素型原发性高血压患者在注射肌丙素后，也有降压反应，需注意。

2. 转化酶抑制试验　甲巯丙脯酸试验也是近年来常用的试验方法，口服甲巯丙脯酸起效快（10 ~15 分钟内），90 分钟达峰值。

甲巯丙脯酸试验时，RVH 阳性的表现是：①PRA≥12ng/（ml·h）；②PRA 的绝对值增加 >10ng/（ml·h）；③如基础 PRA >2ng/（ml·h），PRA 增高至少应大于 150%；④对基础 PRA <2ng/（ml·h）者，PRA 增高的百分比应大于 400%；⑤如基础 PRA <1ng/（ml·h）；试验为无效。

（七）甲巯丙脯酸放射性肾图

即在^{99m}Tc－DTPA，^{131}I－Hippuran或^{99m}Tc－Mag肾图检查时加用甲巯丙脯酸。阳性的表现是：①患肾吸收峰下降，到达高峰迟缓T_{max}＞11分钟；②患肾GFR下降或用药后2～3分钟内两肾GFR差异的绝对值＞9.9%；③患肾延迟排泄＞5分钟。对双侧肾动脉狭窄病变和孤立肾患者诊断也同样有效，表现为血压快速过度下降，但要注意单侧病变有时会出现双侧病变假阳性。所以在给予甲巯丙脯酸后血压下降明显者，应给予充足液体后复查鉴别。当患者肾功能不良时可出现假阴性结果，故高血压伴肾功能差，甲巯丙脯酸肾图诊断不清时，是血管造影的指征。

二、药物治疗

长期以来，多数学者将治疗RVH的注意力放在外科手术方面，尽管其疗效可靠，但高龄和靶器官严重受累者，往往不能耐受手术；对广泛动脉硬化者，不但手术危险性大，且疗效欠佳；经皮腔内血管成形术固然有效，但可能造成硬化斑块脱落而引起进一步栓塞，或致肾动脉壁损伤及继发血栓形成等，且术后复发率较高。因此，药物治疗RVH仍有不可替代的作用，可以更有效地配合外科手术治疗。特别是近年来，各类新型药物的相继问世，很多疗效可靠、不良反应较少的新药投入临床，给药物治疗RVH提供了更多的选择。

（一）血管紧张素转换酶抑制剂（ACEI）

RVH属于肾素依赖型高血压，所以ACEI应为首选药。其通过抑制血管紧张素转换酶活性，阻止AI转化为具有活性的AⅡ，从而阻断了肾素－血管紧张－醛固酮系统，同时也干扰了肾激肽释放酶－激肽系统。

1. 甲巯丙脯酸　是一种非肽类化合物，与ACE活性部位的亲和力强，抑制ACE作用大，特异性高，是第一个用于临床的ACEI。一般在服药后2小时出现降压效用。剂量由25mg增加至200mg，并不增加降压幅度，但能延长降压时间。配合利尿剂使用，降压效果更好。但对严重肾动脉狭窄的RVH或低钠饮食者主张慎用。因为药物中分子含有巯基，长期应用可产生不良反应。

2. 依那普利　为第二代ACEI，其分子比甲巯丙脯酸少一个巯基，故不良反应较少。每天一次，10～20mg即能控制血压，对纠正RVH降压作用明显优于甲巯丙脯酸。该药耐受性较好，抑制血管紧张素转换酶时间长达24小时以上，即使在双侧肾动脉狭窄的RVH，单独使3个月未发生肾功能不全。

3. 西拉普利及其他新型ACEI　在伴随肾素－血管紧张素功能亢进的RVH患者，服用西拉普利2.5mg，平均动脉压及冠脉阻力均显著下降，冠状窦血流量恒定增加，提示患者RVH肾素－血管紧张素系统功能持续亢进，对调控冠状窦血流不利。而该药能逆转AⅡ对冠脉循环的有害影响，从而起到保护心脏的作用。不良反应较甲巯丙脯酸少见。在多达20种非肽类ACEI中，阿拉普利和rentiapril对治疗RVH不仅安全有效，且前者兼有对原发性高血压也十分有效，后者降压迅速，持续时间更长。

（二）竞争性拮抗剂

Timmermans等（1990年）报道一种N－苄咪唑样非肽类物质，有选择性AⅡ拮抗作用。该物质化学结构的衍生物EXP6155和EXP6803，与AⅡ受体的亲和力分别提高了近10倍和100倍。此外，还研究出其口服衍生物EXP7711和EXP9645。在高肾素型RVH动物模型中，静脉或口服此类药物均能持续降低血压，且不良反应罕见。Lee等（1993年）报道了另一种新型非肽类AⅡ拮抗剂ABBOTT－81282，已在RVH动物模型试验中获得成功。故非肽类竞争性拮抗剂是临床上一直使用，并在不断更新治疗RVH的有效方法。

（三）β－受体阻滞剂

β－受体阻滞剂的降压机制可归纳为以下几方面：减少心排血量，抑制肾素释放，促进肾小管排泄体液与电解质，多种途径间接影响参与液体及电解质排泄的肾外激素，如AⅡ、心钠素和前列腺素活性水平。

普萘洛尔（propranolol）为应用最多的β-受体阻滞剂，可降低心率、心肌收缩力和血压，但不利因素为同时降低肾血流量和GFR；吲哚洛尔和拉贝洛尔降低肾血流量及GFR作用相对较少；纳多洛尔除降低GFR作用甚微外，还可增加肾血流量，兼有肾循环保护作用；而新型β-受体阻滞剂特他洛尔对肾血流量和GFR均有利，是很有前途的药物之一。

（四）钙拮抗剂

目前临床上使用的有代表性的第一代钙拮抗剂有维拉帕米、硝苯地平和地尔硫革，维拉帕米可能与选择性扩张入球小动脉有关，硝苯地平可扩张周围血管，纠正双侧肾静脉肾素比值异常，维拉帕米、地尔硫革降血压较缓慢，硝苯地平对平滑肌作用较对心脏作用显著，故对肾性高血压多被选用。一般认为地尔硫革不良反应较少，维拉帕米次之，硝苯地平较多，但后者的不良反应相对其降压效果并不严重。

第二代钙拮抗剂以尼索地平（nisodipine）为代表，除降血压外大剂量尚可利尿。Ikeno等（1993年）报道一种兼有α_1-受体阻滞作用的新型钙拮抗剂AJ-2615，治疗RVH降压作用显著。在动物模型中与第一代钙拮抗剂降压作用相同，但作用更缓和，持续时间更长，血压下降在24小时内较稳定，降压同时并不影响心率。AJ-2615有望成为无严重不良反应的长效强力新型钙拮抗剂。

（五）血管扩张剂

一般不单独用于治疗RVH，多与β-受体阻滞剂配用，可提高降压效果，减轻不良反应。这类药物以肼屈嗪、米诺地尔和硝普钠为代表。肼屈嗪直接松弛毛细血管前小动脉，使外周血管普遍扩张，血管阻力降低，血压下降。急性给药肾血流量增加，长期治疗则无明显改善。米诺地尔是强效小动脉扩张剂，降压作用强，持续时间长，无耐药性。但其反射性兴奋交感神经及激活肾素-血管紧张-醛固酮系统，从而起心率加快，心排血量增加，PRA升高，水钠潴留。β-受体阻滞剂可对抗其长期应用引起的肺动脉压力升高。硝普钠直接作用于血管，引起血管舒张。近年来发现其能使血管内皮释放一种血管内皮舒张因子，该因子有松弛血管和抗血小板聚集作用。该药静脉滴注30秒内出现血压下降，维持作用时间1~2分钟，停止滴注2~3分钟血压即恢复到原水平，故主要用于高血压危象，伴有急性心肌梗死或心力衰竭的高血压患者，同时，加用β-受体阻滞剂可消除其反射性心率加速，一般在血压得到控制后，应及早改用其他口服降压药。

（六）利尿剂

小剂量氢氯噻嗪，如12.5mg，一般对大多数患者有降压效果，而很少有生化和激素紊乱。当其与其他药物联合应用时，甚至氢氯噻嗪6.25mg即有效。对心血管有保护作用，减轻左心室肥厚，也是心脏保护机制之一。不充分的利尿，是对降压治疗产生真正抵抗的最常见的原因。氢氯噻嗪与依那普利联用，不仅安全有效，且降压效果明显优于其他组合方案。对单侧或双侧肾动脉狭窄性RVH的GFR未发现不利影响。

三、外科治疗

尽管药物治疗RVH近年来有了长足的发展，但药物治疗的目的是为了控制血压，有些病例血压虽得到控制，而肾功能却进一步恶化。药物近远期效果仍比不上外科治疗，但药物治疗是基础，适用于术前准备、术后处理、轻症患者、不宜或不愿手术的患者。外科手术的目的，是恢复足够的肾血管动脉压力和肾动脉血流量，去除RVH赖以存在的解剖缺陷。所以RVH作为器质性可治愈的疾病，目前仍以开放手术或腔内技术为主。至于采用何种手术方法，应认真考虑，现阶段治疗RVH时所要解决的重要问题，包括了如何选择最佳的治疗方法。经皮腔内技术不能解决肾动脉闭锁、僵硬性、长段狭窄或开口部狭窄等问题，这些都是开放手术治疗的指征。

（赵浩民）

第四节　肾动脉造影和血管造影的选择

一、腹主动脉肾动脉造影

迄今为止，它仍然是 RVH 的一项重要诊断方法，具有决定性意义，也是手术治疗的必要依据。

（一）造影方法

采用 Seldinger 法，经皮穿刺股动脉，留针，取出针芯后扩张，置入引导钢丝，拔针，在 X 线观察下，将导管由已置入的导引导钢丝引导，逆行送达到第 1 腰椎水平。固定导管后，取出引导钢丝，将导管外端连接高压注射器。患者仰卧在 X 线检查台上，完成快速连续摄片的准备工作后，以 20ml/s 的速度注入 76% 的泛影葡胺 40 ~60ml，同时以 1 ~2 张/秒的速度共摄片 7 ~8 秒。

（二）临床意义

在显影良好的 X 线血管造影片中可显示腹主动脉的全貌，包括狭窄的性质范围程度以及大动脉炎肾动脉静脉瘘跨肾动脉的腹主动脉瘤等。

1. 肾动脉造影片动脉相　可显示腹主动脉有不同长度的不规则狭窄，有时伴狭窄后扩张，狭窄范围广泛者累及髂动脉，影响下肢血供。少数病例腹主动脉发生完全闭塞，依靠侧支循环完成下腹部及下肢的血供。此时，肾的血供也重度减少，产生 RVH。腹主动脉狭窄段管壁粗糙，有时呈锯齿状，好发于中上段，相当于肾动脉起始水平，故常同时产生肾动脉狭窄，可为单侧或双侧。狭窄段短者，血管内压力在该处突然受限制而集中，引起狭窄后压力的骤然升高，遂产生狭窄后扩张。狭窄段长者常无狭窄后扩张。RVH 还可引起继发的动脉硬化，表现为腹主动脉有较长范围的不规则扩张和扭曲。

2. 肾动脉主干的表现　狭窄位置多见于肾动脉起始处，呈锥形狭窄或闭锁，狭窄段的管壁大多数光滑。

（1）大动脉炎：多侵犯肾动脉开口处，特点是狭窄或阻塞呈向心性，管腔粗细不均，边缘较光滑，狭窄后扩张，少数形成动脉瘤。

（2）动脉粥样硬化：侵犯肾动脉开口处或近端 1 ~2cm，特点是肾动脉斑块不齐，阻塞，狭窄多呈锥形，偏心性狭窄。

（3）纤维肌性增生：多侵犯肾动脉的中部或远端，特点是长的平滑状狭窄，断续的珠网状狭窄。

3. 肾内动脉表现　单侧肾动脉狭窄者，病侧肾内动脉显影较晚，造影剂排空延迟。肾动脉主干狭窄严重者，肾内动脉分支数量稍有减少，在充盈不满意时可出现管腔不规则等假象，此时健侧肾内动脉正常。长期受到高血压影响者，可发生肾内动脉硬化，表现为管腔不规则，分支数量减少，管腔远端不变细或局部有近乎中断现象。有肾动静脉漏者，表现为供应动脉增粗及引流静脉的早期显影。当腹主动脉瘤跨于肾动脉起源处时，因动脉瘤内血压降低。血流呈旋涡状，可引起肾内动脉血供减少，压力降低，表现为延迟充盈并显影不佳。

4. 肾实质表现　健侧或有双侧肾动脉狭窄者，其肾实质显影正常。后者因双侧肾脏缺血，肾实质显影淡，显影时间延长，呈对称性改变，貌似正常。但在狭窄严重的一侧，肾实质显影更淡，甚至不显影，此种情况更多发生在单侧肾动脉狭窄者（与健侧相比）。患 RVH 者，患肾不论是左侧或右侧，均可表现最大长径缩短，约缩短 1.5 ~2.0cm。

二、选择性肾动脉造影

自从 Seldinger 创造经皮直接穿刺股动脉送入导管的技术后，选择性血管造影随之开展。选择性肾动脉造影是其中最早开展的，且成功率高。其优点是可避免因腹主动脉肾动脉造影显示的其他血管影所致的重叠，肾动脉及其所属分支影像清晰，造影剂量应用较少，同时也可获得较满意的肾静脉影像。方法基本与腹主动脉肾动脉造影相似。在 X 线观察下，将导管上下移动而使导管头端滑入肾动脉内，连接压力注射器，注射泛影葡胺10～20ml，同时以1～2张/秒速度连续摄片7～10秒。对肾内小动脉血管瘤，动－静脉瘘及微小动脉瘤，肾内小动脉节段性狭窄或阻塞提供了诊断依据。另外，当常规肾动脉造影未显示狭窄后非实质动脉时，用肾上腺素使之出现；当常规造影显示狭窄后非实质动脉，用乙酰胆碱后使之消失，此种肾动脉狭窄具有重要的血流动力学意义。

三、数字减影血管造影术（DSA）

应用于肾血管造影，具有方法简便，可消除与血管图像无关的其他阴影，如骨骼、软组织等，使显影清楚等优点。对RVH该法能清晰显示病变范围。在施行外科手术或介入放射学PTA治疗前，了解血管狭窄的范围、程度及侧支循环的情况。对肾血管瘤及肾动－静脉瘘者，能明确显示供应动脉及引流静脉，以提供介入栓塞治疗的途径。DSA的分辨率足够观察到肾实质内径小至1mm的血管，可诊断肾动脉病变达到91.9‰并可区别纤维肌性增生、动脉粥样硬化、肾萎缩、肾动脉细小或肾动脉闭锁等症。

（赵浩民）

第五节　肾血管疾患的外科治疗

肾血管病变可引起RVH，如肾动脉狭窄、肾血管畸形、肾动脉栓塞、肾动脉粥样硬化、肾动脉斑块狭窄、肾动脉瘤等，此类疾病因肾血管在解剖学上有改变，一般需用外科手术矫正和修复。改善肾脏缺血、缺氧，恢复肾功能，从而使血压下降。严格掌握手术适应证和选择手术方法，是手术治疗中非常重要的环节。手术治疗的方法一般分为四大类：①肾血管重建术；②自体肾移植术和体外肾血管显微外科修复术；③肾动脉扩张术和腔内血管整形术；④患肾切除术。

一、肾血管重建术

肾血管重建术包括：肾动脉血栓内膜剥脱术、血管旁路移植术、脾肾动脉吻合术、肾动脉狭窄或肾动脉瘤切除术、肾动脉再植术等，根据各种肾动脉病变的性质和患者具体情况，选择最适当的手术方法。

（一）手术时机的把握适应证

严格掌握各种肾血管重建术的适应证对术后疗效是关键。

（1）首先明确诊断，主要根据肾动脉造影，观察肾动脉的形态，证实有器质性狭窄和梗阻的所在部位。

（2）明确何种肾动脉病变。

（3）高血压不能用内科药物控制者。

（4）一般情况良好，能胜任手术者。

（5）分别了解双侧肾功能。

（6）大动脉炎引起的肾动脉狭窄，必须首先控制炎症，病变稳定后方能施行手术，如血沉、抗O等血清学指标正常后3个月以上。

（二）术前准备

（1）术前必须拍摄腹主动脉，肾动脉造影片，包括DSA，明确病变的性质和梗阻所在部位。

（2）测定双侧肾功能。

（3）若为大动脉炎应测定血沉、抗O是否为活动期，若尚未稳定需用免疫抑制药物控制。

（4）按一般大手术前的常规准备。

（5）麻醉采用全身麻醉或连续硬膜外麻醉法。

（6）若考虑应用大隐静脉者，则在同侧大腿内侧皮肤进行无菌处理。

（7）准备血管代用品。

（8）术前三天，除转换酶抑制剂外，停用所有降压药物。

（三）手术步骤

1. 麻醉体位、切口、显露　一般采用连续硬膜外阻滞麻醉，若估计手术复杂，阻断肾血流时间较长者，可采用全身麻醉低温下（31～32℃）进行。患者取仰卧位，腰部用腰枕抬高，头部略放低。腰部切口多采用肋缘下横切口，中间稍向上呈弧形弯曲，其顶端在剑突下约2.5cm。切口两端超过腹直肌外缘。如术前明确病变为单侧性，对侧切口一端可止于腹直肌外缘。在切开腹壁进入腹腔后，沿升结肠或降结肠系膜外侧缘切开，进入后腹膜，将结肠向内侧推移，分别显露肾静脉、下腔静脉和腹主动脉（图10－1）。右肾动脉位于右肾静脉上缘之后，需切断右肾上腺静脉。在肾门处可见右肾静脉及其属支，将右肾静脉向下牵拉，充分显露右肾动脉及其分支（图10－2）。

2. 显露左肾动脉　切开后腹膜，将横结肠脾曲、降结肠向下内拉开，脾脏向上牵开，显露左肾。将左肾从肾窝稍作旋转式移动，分离腹膜后及肾周围组织，可以显露左肾静脉、腹主动脉和下腔静脉（图10－3），将左肾静脉向下牵开，可显露左肾动脉和腹主动脉（图10－4）。显露左肾动脉后，继续探查左右肾动脉与腹主动脉开口处，必须轻巧地分开左肾静脉和下腔静脉，并切除增生组织，将上述静脉向右向上牵开，可以充分显露右肾动脉与腹主动脉的开口处（图10－5）。显露两侧肾动脉开口处时，必须注意保护邻近的肠系膜上动脉，防止损伤。仔细检查肾动脉，明确病变的部位和性质，同时需探查腹主动脉有无病变。

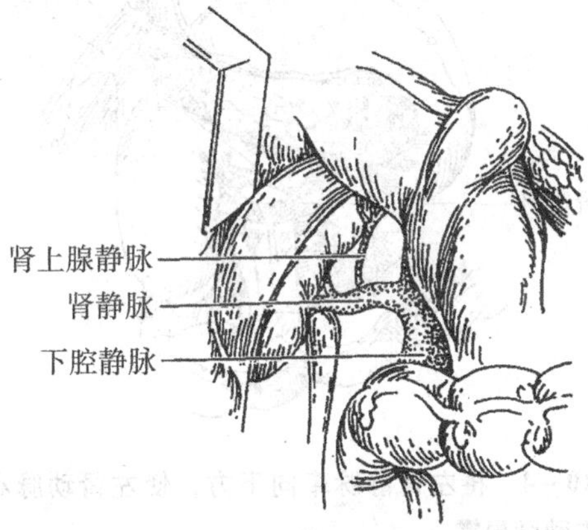

图10－1　肾血管重建术时右肾显露图解，将结肠向内侧推移，切开后腹膜，分别显露肾静脉、下腔静脉和腹主动脉

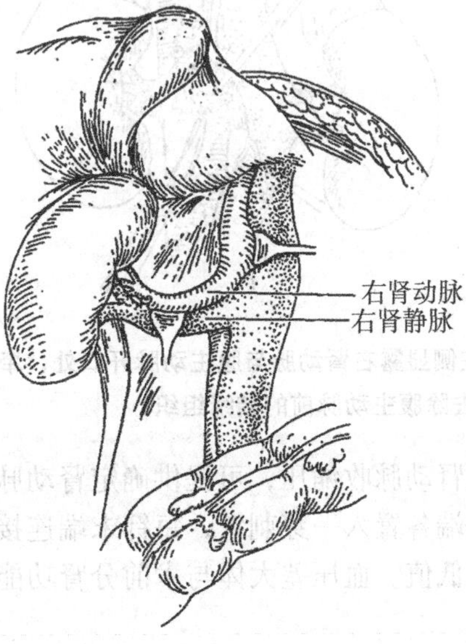

图10－2　切断右肾上腺静脉，并将肾静脉和下腔静脉向下向左牵开，显露腹主动脉、右肾动脉及其分支

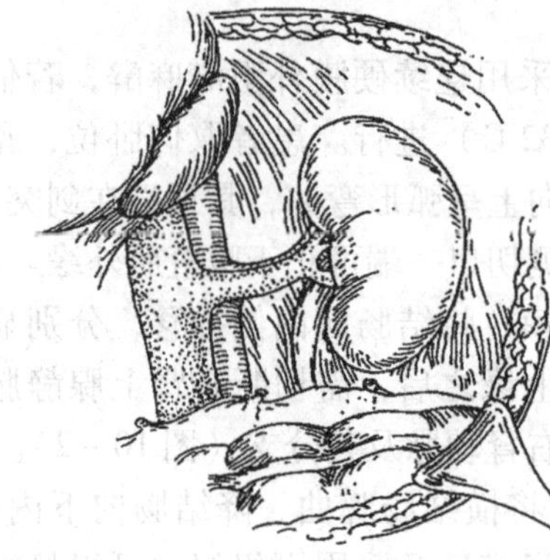

图 10－3　分离腹膜后及肾周围组织，显露左肾静脉、腹主动脉和下腔静脉

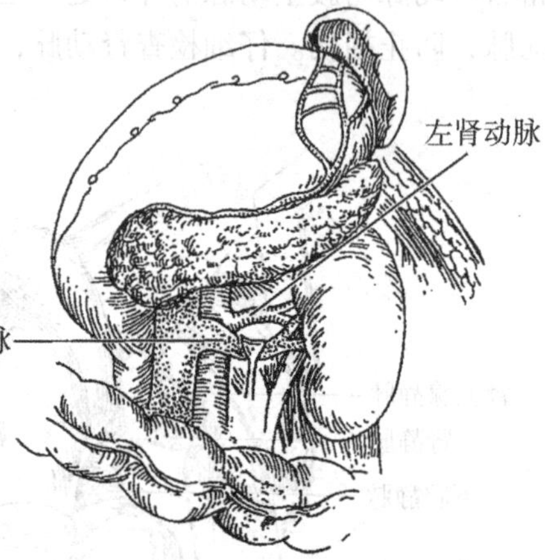

图 10－4　将左肾静脉牵向下方，使左肾动脉和腹主动脉显露

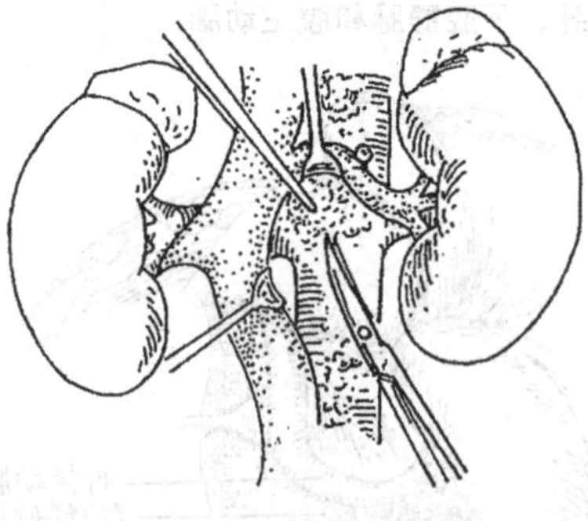

图 10－5　左侧显露右肾动脉与腹主动脉开口处，牵开左肾静脉、下腔静脉，去除腹主动脉前的结缔组织

术中测定和比较腹主动脉和双肾动脉收缩压，可提供确定肾动脉狭窄和程度的数据。具体操作是分别在腹主动脉和肾动脉狭窄后的远端各置入一穿刺针，每针末端连接于血压测定仪，测量各处血压。两者之差即为狭窄后肾动脉血压的减低值。血压差大体与术前分肾功能测定的结果相符，有助于明确诊断和预测手术疗效。

术中肾组织活检可提供有益的资料，包括肾小球旁体结构变化，组织形态，血管状况，有无肾盂肾炎等，有助于手术时参考和术后处理。一般主张在每肾的一极作楔形组织切除，认为较穿刺活检更有价值。术时阻断肾动脉血流时间，力求越短越好。在30分钟内肾功能一般不受影响，时间过长可诱发肾动脉血栓，损害肾功能。在肾动脉血流阻断期间，用稀释肝素溶液注入肾动脉远端，可预防肾内血管血栓形成。单独阻断肾动脉比全部阻断肾蒂为好。

3. 肾动脉重建的方式

（1）肾动脉血栓内膜剥脱术：肾动脉血栓内膜剥脱术适用于肾动脉开口或其近端1/3的动脉粥样硬化斑块或内膜纤维肌性增生的病变。手术时，在显露肾动脉和腹主动脉后，检查动脉血管壁有无增厚，弹性如何等，尤其在肾－腹主动脉交界处有无硬化斑块。明确诊断后用无损伤性血管钳钳夹部分腹主动脉阻断患肾动脉血流后，纵行切开肾动脉，分离和剥除腔内所有的动脉粥样硬化斑块或增生的内膜，以4℃冷肝素生理盐水冲洗血管腔内，用7－0尼龙细线紧密缝合切口。为保证动脉管腔有足够大小，必要时加用一片移植物，如人造血管或动脉片或静脉片，将其边缘与动脉壁缝合（图10－6）。开放肾血流后，密切观察肾脏的色泽和实质15～20分钟。如果肾脏呈黑色，质地变软或肾动脉搏动不明显而疑有血块阻塞时，应重新打开切口，清除血块。对双侧性病变，可一次手术中同时进行。

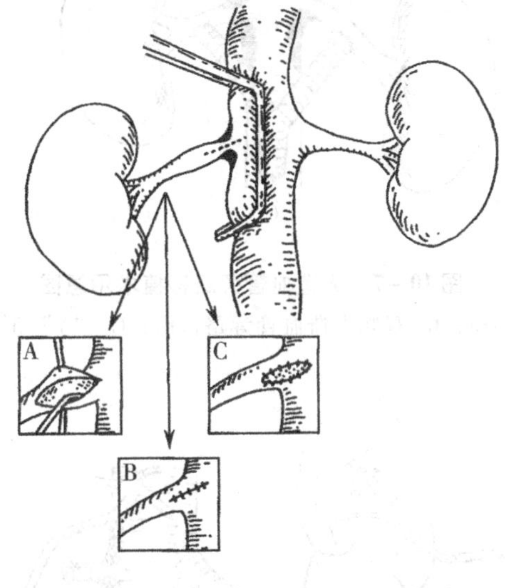

图10－6　肾动脉斑块（内膜增生）切除术的一侧肾局部血流阻滞图

A. 切开肾动脉将血管内斑块剥除；B. 缝合血管切口；C. 如有血管狭窄，可用血管代用品或大隐静脉修补

（2）血管旁路移植术：血管旁路移植术又称搭桥术，适用于肾动脉狭窄伴有狭窄后扩张的病例。常用于大动脉炎，或动脉粥样硬化，其动脉内膜纤维肌性增生病变局限于肾腹主动脉交界处（单侧或双侧），而其他腹主动脉壁基本正常的病例。

手术时，在用一段大隐静脉或相等管径的人造血管，将其两端分别与腹主动脉和肾动脉扩张部分相吻合。使腹主动脉血流通过这个移植管流入肾动脉，从而增加患肾的血供，纠正肾缺血，改进肾功能和降低高血压。应用大隐静脉时必须注意方向，将静脉的远端与腹主动脉吻合，近端与肾动脉端－侧吻合。移植的血管长度要适合，避免发生弯曲或张力过紧而影响血流通畅。对双侧病变，可利用两根移植血管分别将左肾动脉和右肾动脉与腹主动脉搭桥，也可利用一根大小适宜的“Y”形人造血管，将两支分别与左右肾动脉吻合，其主干与腹主动脉吻合（图10－7）。手术完毕时观察两肾颜色是否较术前红润，张力增加，肾动脉远端搏动有力，测压高于术前则视为手术成功。

（3）脾肾动脉吻合术：脾肾动脉吻合术适用于左肾动脉近端狭窄性纤维肌性增生病变或腹主动脉左肾动脉交界处有广泛性硬化阻塞病变，而不宜施行动脉内膜剥脱术者。

术前应从主动脉造影了解脾动脉有足够的大小，同时在术中暴露左肾动脉和脾动脉后分别测定动脉压力。若脾动脉压力低于肾动脉压时则不宜施行此手术。脾脏可以保留，若影响手术操作时，可以切除。在肾动脉狭窄部远端切断肾动脉，将脾动脉近端与肾动脉远端作端－端吻合。均需避免张力过紧或呈弯曲现象（图10－8），术毕患肾色泽红润，肾远端动脉压较术前升高，提示手术成功。

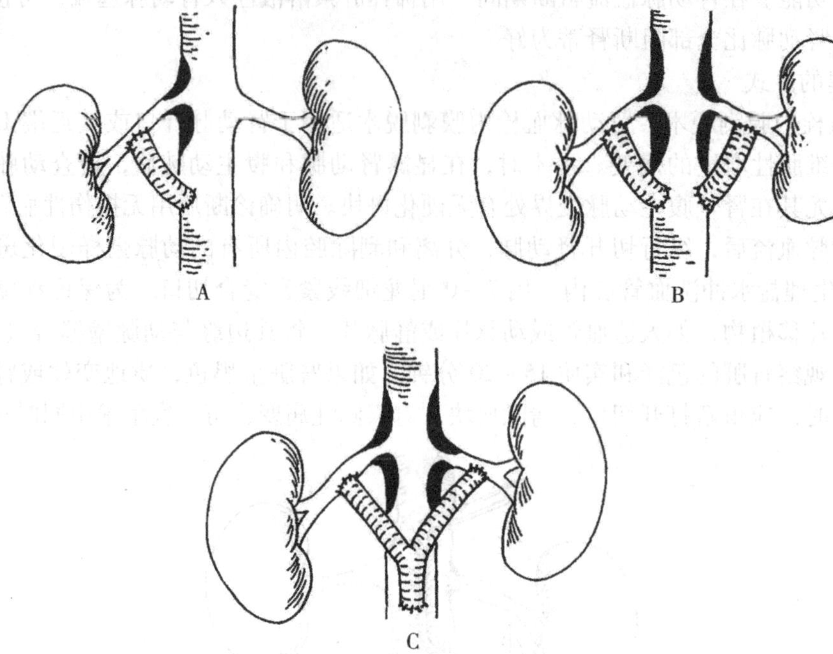

图10－7　人造血管旁路移植术示意图

A. 单侧人造血管旁路移植；B. 双侧人造血管旁路移植；C. “Y”形双侧人造血管旁路移植

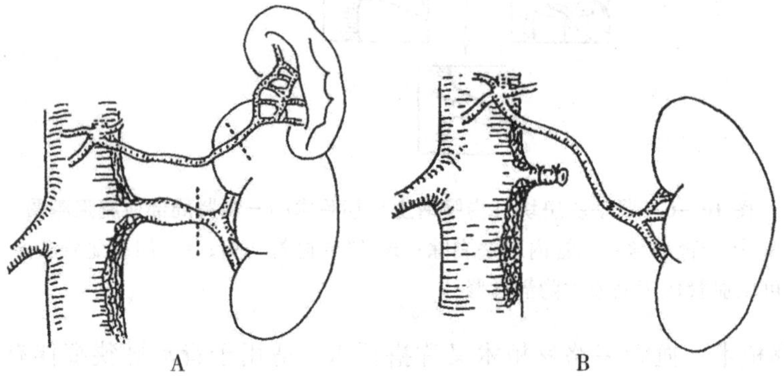

图10－8　脾肾动脉吻合术示意图

A. 在脾动脉和肾动脉的虚线处切断；B. 将脾动脉近端与肾动脉远端作对端吻合

（4）肾动脉再植术：肾动脉再植术适用于肾动脉开口异常或在肾动脉开口水平的腹主动脉内有斑块纤维硬化病变，引起肾动脉梗阻肾缺血。

手术时，切断肾动脉狭窄的远端，将此远端动脉再植于腹主动脉壁上。该动脉壁应在正常水平，不应远离原来肾动脉的开口处太远。分离患肾周围，肾脏游离后可下移3～4cm而不能超过5cm，必须防止肾动脉过多向上成角。如缺损过多，必要时可用人造血管间置移植。此种手术效果较好，仅适用于病变局限于肾动脉与腹主动脉交界处，而需肾动脉和腹主动脉其他部位的血管壁均属正常。

（5）肾动脉狭窄切除术：肾动脉狭窄切除术适用于肾动脉局限的纤维增生性狭窄，狭窄的长度为1～2cm。手术时，在控制肾动脉血流后，在狭窄部位纵行切开肾动脉直至正常组织。切除该段病变血管，断端作对端吻合如病变部分近肾动脉开口处，则将切断的肾动脉远端直接与腹主动脉相吻合。必须确保吻合口的两端无残留病变，否则狭窄将再复发。

（6）肾动脉瘤切除术：肾动脉瘤约占内脏动脉瘤的22%，其瘤体有多发或单发，简单的肾动脉瘤可行动脉瘤切除，血管壁修补术，对复杂多发性肾外动脉瘤则行肾动脉体外修补术。

简单的肾动脉瘤位于肾动脉主干一侧壁上，一般有明显的瘤蒂。可用无损伤性血管钳阻断肾动脉的近端血流，将动脉瘤壁大部分切除，然后用6-0尼龙线间断外翻缝合血管壁，将留下来的瘤壁或动脉鞘重叠间断缝合，以加强血管壁的修复。若切除动脉瘤后肾动脉缺损过多，估计缝合后产生狭窄，则可取大隐静脉壁片进行片状修复或将肾动脉狭窄部分切除，在无张力下作肾动脉对端吻合。

（四）术后处理

（1）术后一般常规护理，48小时内平卧制动。

（2）注意创口出血，引流管渗血情况和血压脉搏变化。

（3）测定血压，一般在术后1~2天内血压即能下降至正常，不用降压药物，防止脑部发生相对性低血压。

（4）术中和术后静脉滴注低分子右旋糖酐，相对分子质量在7万以下，除可以扩充血容量和利尿作用外，还有降低血小板黏附和聚集性；激活溶纤维素，使红细胞解聚，血黏度下降。因此，低分子右旋糖酐可改善血管和微循环的通畅度并有提高组织供氧。术后每日静滴500ml，至少3天。

（5）术后口服抗凝剂，双香豆素第1天150~200mg，以后逐渐每天减为100mg、75mg、50mg约10天。

（6）双嘧达莫能提高血小板内cAMP水平，抑制血小板功能，每天0.1~0.4g，约10天。

（五）术后并发症

术后并发症分为近期并发症和远期并发症。

1. 近期并发症

（1）血管吻合口漏血：由于术中缝合欠佳，在缝线间有大量渗血，病情急剧，严重者可发生休克。一旦疑似或证实有急性出血者，应立即打开创口检查缝合口处或其他出血原因，可以重新修补血管和制止出血。

（2）血管吻合口处梗阻：原因有替代血管腔内血栓阻塞或吻合口处扭曲、成角，梗死血管腔。若有上述情况，应立即打开切口，检查患肾色泽有无变紫褐色，远端血管搏动是否减弱，甚至消失，动脉有无栓塞、扭曲、成角等，若有应予以纠正，取出血栓后再行修补术。

2. 远期并发症　术后3个月可以产生血管内栓塞和瘢痕收缩再度引起肾缺血性高血压，甚至患肾功能减退或消失。因此，随访时应注意有无上述情况。若为血管内栓塞，则应切开血管取出栓塞，重新修补血管；若为瘢痕收缩则切除血管周围的纤维瘢痕组织，解除缩窄。

（六）预后估计

术后疗效与下列因素有关：①年轻者较年老者为佳；②眼底变化程度，视网膜病变轻者较严重者为佳；③病程发病与治疗相隔时间愈短愈佳；④健肾功能和肾血流量正常者预后佳；⑤局限性病变和病变稳定者疗效佳；⑥分肾功能测定：患肾尿量减少50%以上，尿钠浓度减少15%以上者术后预后较佳。

二、自体肾移植术和体外肾动脉成形术

近年来，由于肾移植技术和显微外科技术的发展，对某些细小或分支多而近于腹主动脉开口处，过去认为不能手术的病例，目前可以采用自体肾移植术和体外肾动脉成形术修复肾动脉而得到治愈。

在肾动脉与腹主动脉开口处狭窄的病例中，可以在肾动脉狭窄的远端切断肾动静脉，然后将患肾移植于肾髂窝内。其优点有：①避免应用人造血管或游离自体血管，远期在吻合处不会发生异物反应或缺血性移植血管萎缩；②大动脉炎一般不至于影响髂内动脉，因此移植肾得到充分血供；③在正常生理下肢血压高于上肢，因此髂内动脉的血流充沛；④手术野暴露清楚，易于操作。近年来显微血管外科技术的进步和肾脏移植的广泛开展，肾脏冷却保存可达24小时，有充足的时间修复肾动脉。因此，在本病的治疗上开创了新的领域。过去认为不能手术的肾动脉多数分支病例，目前可以采用体外肾血管成形术，在体外用显微外科技术将多个分支拼成一个较大口径的血管与髂内动脉吻合，取得了成功。

（一）手术适应证

1. 自体肾移植适应证　适用于大动脉炎引起腹主动脉肾动脉开口处狭窄，腹主动脉有病变不适应进行原位（体内）肾血管重建术者。尤其适应于肾动脉近腹主动脉部1/3处的狭窄或梗阻。不能用于肾动脉全程狭窄、萎缩或发育不良的肾脏。

2. 体外肾血管的成形术的适应证　当肾血管分支过多过细或近于腹主动脉开口处，而行自体肾移植有困难时应用此术。

（二）术前准备

（1）术前诊断：分肾功能测定和控制大动脉炎等术前准备。

（2）麻醉：全身麻醉或硬外膜阻滞麻醉。

（3）手术显微镜或手术放大镜：采用无立体感双筒接目镜，可以放大10倍左右为宜。

（4）小血管缝合器械全套。

（5）4℃冷却灌注液。

（三）手术步骤

1. 体位　仰卧，患者腰部臀部垫以枕头，使呈30°倾斜，在手术中如有需要可将手术台向健侧倾斜，使显露满意为度。

2. 切口　患侧12肋骨下缘斜切口，经下腹部腹股沟上方3~4横指处，直达耻骨上方为止。

3. 显露　切开皮肤、腹壁肌层和腰筋膜，在腹膜处将腹膜向健侧推开翻转，显露后腹膜间隙，打开肾脂肪囊，显露肾脏，分离肾输尿管，必须带有部分脂肪组织，避免损伤肾盂输尿管动脉。在肾蒂部探查肾动脉以决定行自体肾移植术或体外肾动脉修补术。若确定施行上述两种手术，则向下延长切口，经腹股沟上方约3~4横指直到中下腹耻骨上2横指处为止。此时，可切断并结扎腹壁下动静脉，女性患者可切断并结扎子宫圆韧带，男性将精索牵开，显露髂外动静脉和髂内动脉，观察此血管是否适合与肾动脉作吻合。整个手术操作均在腹膜外进行。

（1）自体肾移植术：明确病变所在处后即将患肾游离，输尿管游离约6~8cm，使肾脏移植于同侧髂窝部无成角，避免输尿管游离太多而产生缺血坏死。然后分离肾蒂部，将肾动脉解剖清楚，用橡皮带牵引，即可发现肾动脉与腹主动脉交界处的病变（狭窄、斑块）部。先将肾动脉狭窄的后方（远端）结扎切断肾动脉，而后切断肾静脉，游离肾脏，一般输尿管不必切断。将该肾置于4℃冷盐水中，表面覆以冰屑，并用4℃肾脏灌注液灌注肾动脉，使肾脏表面呈均匀灰白色。若肾脏有紫斑出现表示有部分肾组织灌注不全，需轻柔按摩肾表面，直至全部呈灰白色，肾静脉内流出液清亮无血为止。然后将肾下移于同侧髂窝内。用无损伤钳阻断髂内动脉和部分阻断髂总静脉，先将肾静脉与髂总静脉作端-侧吻合，再将肾动脉与髂内动脉作端-端吻合。吻合即将完毕时，快速从静脉内滴入20%甘露醇250ml。吻合完成后先开放静脉后开放动脉。仔细检查吻合口有无渗血，观察输尿管有无成角，蠕动是否正常，髂窝置负压引流管。

（2）肾动脉体外成形术：当自体肾移植时发现肾动脉近腹主动脉开口有分支，估计与髂内动脉吻合有困难时，可将输尿管切断（或不切断），把整个肾脏取出体外以4℃冷却灌注液灌注后，将肾门部脂肪去除，使肾动脉解剖清楚，在手术显微镜或手术放大镜下进行血管修补，将两条动脉拼成一个开口与髂内动脉吻合，若有多条分支也可采用此法。血管吻合完毕后再将输尿管与膀胱前壁作黏膜下隧道吻合，原来的输尿管残端结扎后不必处理。

（四）术后处理

与肾血管重建术的术后处理相同。

（五）术后并发症

与肾血管重建术的术后并发症基本相同。但此术将患肾移植于髂窝内，比较表浅，术后观察方便，可以用B超和多普勒监测仪观察，如果术后并发症，如肾动脉栓塞、移植肾坏死等，极易在早期发现，可以及时处理。

三、肾动脉扩张术和腔内血管成形术

（一）经皮穿刺腔内血管成形术

经皮穿刺腔内血管成形术是在电视监视下，将带有水囊的动脉导管和J形扩张导管插入狭窄的肾动脉内狭窄处，扩张肾动脉的狭窄，用生理盐水稀释的造影剂充盈水囊，每隔10~15秒一次，一般需2~3次。

PTA对纤维肌性增生者较动脉粥样硬化者长期疗效为佳。对动脉粥样硬化者疗效不佳时，特别在肾动脉与腹主动脉交界处的病变者应放弃PTA，以免失败，而对纤维肌性增生者PTA疗效甚佳，应当为首选方法。目前倾向于RVH在进行动脉造影术时即进行PTA处理，如失败或疗效不佳再进行手术治疗。

PTA也有一定的并发症，据报道有动脉内膜剥脱形成急性栓塞、肾梗死、急性末梢缺血、臀部坏死、下肢皮下坏死及动脉穿破等。近年来由于技术的熟练和改进，并发症的发生率已逐渐下降。

（二）经皮腔内动脉切屑术和肾动脉粥样硬化腔内支架术

1. 经皮腔内动脉切屑术　在PTA治疗RVH时，有一些病例的肾动脉梗阻严重，尤其在肾动脉开口处有狭窄、多发性内膜斑块，可以使用经皮腔内动脉切屑术。用特制的动脉切屑导管，末端一侧开口，有硬质切割鞘，鞘的背侧有一水囊。当充盈膨胀水囊时可使动脉粥样硬化的斑块突入切割窗内，鞘的远端部分为收集舱，可以完全取出体外。也有人在PTA的基础上改装激光束等方法用以去除斑块。先用带有激光的导光纤维将闭塞的肾动脉凿通，然后再用球囊导管扩张肾动脉狭窄处直径达到15mm。此法也有一定的并发症，如股动脉血栓，假性动脉瘤等。

2. 肾动脉粥样硬化腔内支架术　由于PTA球囊暂时性扩张肾动脉狭窄后，许多病例可能因血管壁的弹性回缩，而引起再狭窄。因此，设计了肾动脉粥样硬化腔内支架术，此支架应用于治疗肾动脉硬化引起的RVH，取得了一定的疗效。方法是，先行PTA球囊导管扩张，使动脉腔内狭窄处扩大。然后，沿导丝将可膨胀性网状金属支架放置于狭窄处，再扩张球囊使支架膨胀，并嵌于该部位，取出球囊导管，留下支架继续支撑血管。此法扩张后可消除球囊扩张后血管壁弹性回缩，可以保持一个较长久的血管通道。在肾动脉开口处狭窄应注意内支架近端边缘应突入主动脉内1~2cm，可以避免粥样硬化斑块再次突入管腔内阻塞肾动脉。肾动脉粥样硬化狭窄者应首选此术。此术需注意：①内支架扩张应大于6mm；②精确放置动脉内支架于动脉狭窄处，并覆盖狭窄段全长；③术后服用阿司匹林抗凝治疗。

（赵浩民）

第六节　其他肾血管性高血压疾病

1. 肾动脉急性梗死　其原因往往是栓子来自心脏或主动脉，如风湿病赘生物脱落或手术后血块栓塞。半数以上的患者同时伴有其他脏器动脉的栓塞。主要症状是突发性单侧肾区疼痛，出现高血压，尿检有镜下血尿，血红蛋白和蛋白，血白细胞升高。有条件时，应立即摄尿路平片、放射性肾图、CT、MRI肾动脉成像和彩色B超。目的是：①排除肾实质病变，观察有无结石、创伤等病变；②患肾有无出现肿大；③患者有无肾功能减退或消失；④彩超可见肾血流量明显减少。

治疗肾动脉急性梗死时，在明确诊断后应立即手术。可以在多普勒超声引导下，采用PTA插管至肾动脉栓塞处注射抗血栓形成剂或纤维溶解剂如藻酸双脂钠，重组组织型纤溶酶原激活剂或纯化冷冻人尿激酶等，稀释后直接注入，希望能溶解血栓。如溶栓失败则应立即手术，切开动脉壁取出血栓。术后服用阿司匹林等抗凝药物。

2. 肾静脉血栓　极少见，主要表现为血尿、血红蛋白尿、腰腹部疼痛，儿童患者能扪及肿大的患肾。往往由于创伤、畸形、肾下垂肾静脉扭曲、肾脏出血和手术后等病变引起。需与肾动脉栓塞作鉴别。治疗时，可以经静脉注射抗血栓形成剂或纤维溶解剂等药物，若不成功，应立即手术取除血栓。

3. 肾动脉瘤　纤维肌性增生和动脉粥样硬化性闭塞是动脉瘤最常见的病因，其他的病因还包括外伤和医源性损伤，如动脉插管等。肾动脉瘤患者通常无明显的临床症状和血压变化，有时可表现为非特异性的腹痛、血尿或高血压。若出现血压突然下降，需要警惕动脉瘤破裂的可能。肾动脉瘤极少破裂，一旦发生，则病情凶险，死亡率高。IVP有时可能提示肾动脉瘤的存在，诊断主要依靠CT和血管造影。治疗可选择行动脉瘤切除术，修复肾动脉血管。若体内原位手术有困难时，可采用体外显微外科技术修补，尽量保留肾组织。

4. 肾动－静脉瘘　一般为先天性病变，50%病例伴有先天性心脏病，50%出现高血压，75%以上有血尿，70%～75%病例腹部能听到杂音。通过多普勒彩超、CT、MRI动脉成像和动脉造影，可以见到患肾血流量改变、微血管扩张、侧支循环增多等现象。在肾脏穿刺活检中可以并发肾动－静脉瘘，约70%的病例在一年内自行愈合。治疗可采用PTA导管插入动脉瘘孔前注入栓塞剂塞瘘孔。1995年Beaujeux等报道应用细小导管超选择性肾动脉插管，注射微粒铂金属圈，治疗6例肾内动－静脉瘘病变，均获得成功。

（吴海江）

第十一章

血管损伤

第一节　概论

血管损伤不仅战时常见，在和平时期由于工农业和交通事业迅速发展以及医源性血管插管、造影等检查的增多，它的发生并不少见。在身体各部位血管损伤中，以四肢血管损伤较多，其次为颈部、骨盆部、胸部和腹部。动脉损伤多于静脉。对血管损伤的处理优劣直接影响患者是否致残以及影响患者未来生活质量，因此熟练掌握血管损伤的病因、病理及诊疗原则，具有特别重要的意义。

一、病因及分类

任何外来直接或间接暴力侵袭血管，均可能发生开放性或闭合性血管损伤。血管损伤的病因复杂，因而分类也不一致。按作用力情况而言，可分为直接损伤和间接损伤；按致伤因素可分为锐性损伤和钝性损伤；按损伤血管的连续性可分为完全断裂、部分断裂和血管挫伤；按血管损伤的程度可分为轻、中、重型损伤。

综合起来，可概括为表 11－1。

表 11－1　动脉损伤的原因和分类

一、直接损伤	二、间接损伤
1. 锐性损伤（开放性损伤）	1. 动脉痉挛（节段性、弥漫性）
（1）切伤、刺伤、子弹伤	2. 过度伸展性撕裂伤
（2）医源性：注射、插管造影、介入治疗、手术	3. 疾驰减速伤（降主动脉）
2. 钝性损伤（闭合性损伤）	三、损伤后遗病变
（1）挫伤（血栓）	1. 动脉血栓形成
（2）挤压伤（骨折、关节脱位）	2. 损伤性动脉瘤
（3）缩窄伤（绷带、止血带、石膏）	3. 损伤性动静脉瘘

二、病理类型及病理生理

在血管损伤中，作用力不同，其血管损伤情况各异。血管损伤不同程度的病理改变致使其临床表现和预后也不尽相同。一般说来，锐性损伤可造成血管的完全断裂或部分断裂，以出血为主。钝性损伤可造成血管内膜、中膜不同程度的损伤，形成血栓，以阻塞性改变为主。

1. 血管痉挛　多数由钝性暴力或高速子弹（600m/s）冲击引起，导致交感神经网受到刺激，造成血管平滑肌收缩，发生节段、长时间的动脉痉挛，如果侧支循环不充分，亦可造成肢体的缺血坏死。

2. 血管内膜挫伤或断裂　根据钝性暴力大小程度，可出现不同程度的血管壁层挫伤。轻度者可出现局限性内膜挫伤，逐步伴发血栓形成；中度或重度者可出现内膜撕裂、壁层血肿以及中层弹力层断裂，以致发生内膜翻转及血栓形成，使远端组织严重缺血。

3. 血管部分断裂　多为锐器由血管外壁刺入或医源性插管造成血管部分断裂。其病理改变与完全断裂不同，部分断裂的动脉不能完全回缩入周围组织，且动脉的回缩，扩大了裂口，其主要特征是血管伤口发生持续性或反复性出血（图 11－1）。如果有通向体外或体腔的直接通路，可发生严重大出血，可在短时可危及生命。出血自动停止的可能性小或短时间停止后发生再出血。有时卷曲的内膜片可导致局部血栓形成，覆盖裂口处；又由于其他动脉壁保持完整性，故有 20% 左右远端脉搏可持续存在。因此，可掩盖动脉损伤的本质。

4. 血管完全断裂　因完全断裂的血管自身回缩或回缩入周围组织，且断裂的内膜向内卷致血栓形成（图 11－1），通常出血量较少，但可因血运中断发生四肢、内脏缺血，引起四肢和脏器坏死。

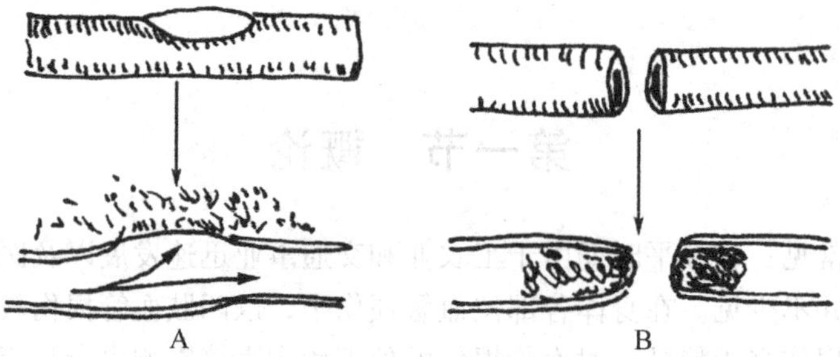

图 11－1　动脉部分或完全断裂

A. 动脉部分断裂；B. 动脉完全断裂

5. 外伤性假性动脉瘤形成　动脉部分断裂后，裂口周围形成血肿，血肿机化后通过中央裂孔，血管腔仍与血肿腔相沟通，血液反复冲击导致血肿腔瘤样扩张。动脉瘤的外层为机化的纤维组织，内层为机化血栓，瘤壁不含正常三层结构，既可造成随时破裂，血栓又可不断脱落，造成远端栓塞、缺血性改变。

6. 动静脉瘘形成　静脉和动脉同时伴有损伤，通过血肿腔，动脉血流即向低压的静脉流去，形成外伤性动静脉瘘。如不及时处理可造成远端组织缺血或肿胀，严重者由于回心血量过大，可导致心力衰竭。

三、临床表现

出血、休克、伤口血肿或远端肢体缺血为血管损伤的早期临床表现，病情危重。病变后期主要为外伤性动脉瘤和动静脉瘘。如并发其他脏器或组织损伤，还将出现相应的症状。

1. 出血　锐性血管损伤一般在受伤当时均有明显的伤口出血。急速的搏动性鲜红色出血是动脉出血，而持续的暗红色出血是静脉出血。应该注意，血栓阻塞断裂的血管可暂时停止出血，但血栓被动脉压力冲掉或被外界力量擦掉便可再次大出血。另外，胸腹部血管损伤出血是游离性的，出血量大，且体表看不到出血，易致急性血容量锐减。

2. 休克　由于出血、创伤及疼痛，一般患者均可发生不同程度的创伤性或出血性休克。开放性损伤可粗略估计出血量，闭合性损伤则很难估计其出血量。大血管的完全断裂或部分断裂常死于现场，少数因凝血块的堵塞才有机会到医院救治。

3. 血肿　血管损伤出血的途径除流向体表或体腔外，还可以流向组织间隙形成血肿。血肿的特点为张力高、坚实而边缘不清。血肿和血管裂孔相沟通形成交通性血肿，该血肿具有膨胀性和波动性，这是诊断钝性血管损伤的局部重要体征。如误诊为脓肿而贸然切开，可引起灾难性的后果。

4. 组织缺血表现　肢体动脉断裂或内膜损伤所致的血栓可使肢体远端发生明显的缺血现象，即所谓的“5P”表现：①动脉搏动减弱或消失；②远端肢体缺血疼痛；③皮肤血流减少发生苍白，皮温降低；④肢体感觉神经缺血而出现感觉麻木；⑤肢体运动神经失去功能出现肌肉麻痹。应该注意，约有 20% 的动脉损伤的患者仍可以摸到脉搏，这是因为损伤血块堵塞裂口可保持血流的连续性，再者是因为脉搏波是一种压力波，其波速可达 10m/s，故可越过血管内膜、局限的新鲜血块或经侧支循环传向远端。

5. 震颤和杂音　当受伤部位出现交通性血肿以及动脉损伤部位有狭窄者，听诊可闻及收缩期杂音，触诊时感到震颤。在外伤性动静脉瘘时可闻及血流来回性连续性杂音。

6. 并发脏器或神经组织损伤的症状　当血管损伤并发其他脏器（如肺、肝、脑、肾等）或神经组织损伤，出现的症状是多种多样的。应该指出，肢体神经的损伤和缺血所引起的感觉障碍有所不同，前者是按神经所支配的区域分布，后者神经麻木感觉范围则成袜套式分布。

四、诊断

单纯性急性血管损伤根据致伤暴力、伤及部位、伤口急性出血及肢体远端缺血性改变、远端动脉搏动消失或肢体肿胀、发绀等临床表现，诊断并不困难。但在伴有并发损伤或钝性伤造成动脉内膜挫伤，肢体缺血症状不明显时，诊断有时会被并发伤的症状所遮盖，而未能及时进行血管探查。所以，在处理复杂性损伤时，要警惕血管损伤存在的可能性和熟悉血管损伤的临床特点，一般在出现下列情况时，应疑有血管损伤并应做血管探查：①喷射状或搏动性和反复出血者；②巨大或进行性增大的血肿，如搏动性血肿等；③不明原因的休克；④钝性损伤后有远端的血供障碍，疑有动脉内膜挫伤继发血栓者；⑤沿血管行径及其邻近部位的骨折和大关节损伤，并有远端血供障碍者。

血管造影由于其高度的敏感性和特异性被认为是诊断血管损伤的金标准。它不仅能对血管损伤做出定性和定位的诊断，而且能作为有潜在性血管损伤的筛选检查，尤其对于胸主动脉减速伤的病例，一旦误诊，将导致灾难性的后果。术前动脉造影对诊断动脉损伤固然有重要意义，但对于急性血管损伤的患者，大多伴有休克，需紧急手术，不应过于强调术前动脉造影而延误诊治时机。近年来，对于创伤部位靠近四肢主要血管为适应证常规使用动脉造影术的做法提出了疑问，因为这类患者中血管损伤的发生率低（4.4%），动脉造影术阴性率高（89.4%），这样做无疑对患者造成不必要的损伤和经济负担。因此必须建立选择性动脉造影术的概念，选择的依据主要是体格检查和超声、X 线等简便易行的辅助检查结果。

多普勒超声检查用于血管损伤，显示了无创、安全、价廉、可反复进行的优越性，除了可检出动脉损伤外，还可检出静脉损伤。在必要时，超声检查仪还可推至急诊室、重症监护病房、手术室去检查患者，这是其他影像学诊断仪器难以做到的。超声诊断血管损伤的敏感性、特异性和准确性分别为83%～95%、99%～100%、96%～99%。与动脉造影术相比，超声可能漏诊动脉内膜微小损伤、小动脉阻塞和直径较小（<1mm）的假性动脉瘤。尽管如此，超声多普勒技术实时地显示受检部位的血流速度和特征性波形，帮助血管外科医师判断损伤部位血流动力学的改变，从而决定是否需行其他检查和手术治疗。目前多普勒超声检查在血管损伤方面主要用于四肢血管损伤和颈部血管损伤的筛选以及骨筋膜室间综合征的诊断。进一步提高多普勒超声检查的诊断价值有待于技术人员或外科医生诊断技术的提高和经验的积累。

五、治疗

急性血管损伤的治疗原则首先是止血、补充血容量、抗休克以挽救生命，然后是正确修复血管损伤，以保证组织恢复正常的灌注来挽救肢体。总的来说，与血管损伤有关的治疗因素包括：①伤后距手术时间：急性血管损伤应尽量在6h内进行血管修复重建术，超过2h后修复者，截肢率达80%；②血管修复方法的选择：根据损伤情况、损伤部位以及患者的全身情况选择合适的血管修复方法是手术成功的关键；③受损血管及软组织的彻底清创：血管重建成功的另一关键在于彻底清创，一般血管断裂的两端各切除0.5～1cm，才能达到血管的彻底清创，否则术后易形成血栓，在血管修复之后应将健康的肌肉组织或腹膜及大网膜覆盖于修复的血管上予以保护；④并发伤的合理处理：对于并发伤与血管损伤的先后处理的问题，以首先处理危及生命或影响重要器官功能的损伤为原则，争取早期修复神经损伤。总体而言，在血管损伤的治疗上应把握急救措施、手术方法和术后处理等三方面环节。

1. 急救措施　如下所述。

（1）首先应保证气道的通畅，为了保证有足够的气体交换，应采用机械通气。

（2）迅速建立安全可靠的输液通路，当胸廓入口受到锐性损伤，应避免同侧的输液通路：而并发腹部损伤、髂血管或腔静脉损伤的情况下，应建立上肢的输液通路。

（3）伤口止血应根据外伤情况而定，首先应考虑血管裂口直接压迫，其次为间接近端动脉压迫止血。如能暴露损伤血管采用无损伤血管钳钳夹血管止血最为理想。用气囊导管充气扩张，血管腔内近心端阻断止血的办法较先进，应争取逐渐推广。

（4）近年来对术前积极输液抗休克的做法提出了疑问，有研究表明，对开放性损伤患者术前大量输液并没有使其生存率提高，反而可导致稀释性凝血功能障碍、ARDS 等并发症的发生，而且积极抗休克的治疗延误了手术时机，使出血和死亡率增高。因此强调手术是抗休克的重要组成部分；低血压只是一种保护性机制，血压指标并不是复苏过程中监测的理想指标，尿量和脑部活动状态可能更为重要。

2. 手术处理　如下所述。

（1）血管结扎术：主要用于静脉或非主要动脉，结扎后不产生远端组织坏死者；当患者情况不稳定无法行血管重建术时，也可用血管结扎术。

（2）血管修复重建术：一般常用的方法有 6 种，需根据损伤情况、血管口径大小、损伤部位而定（图 11－2）。

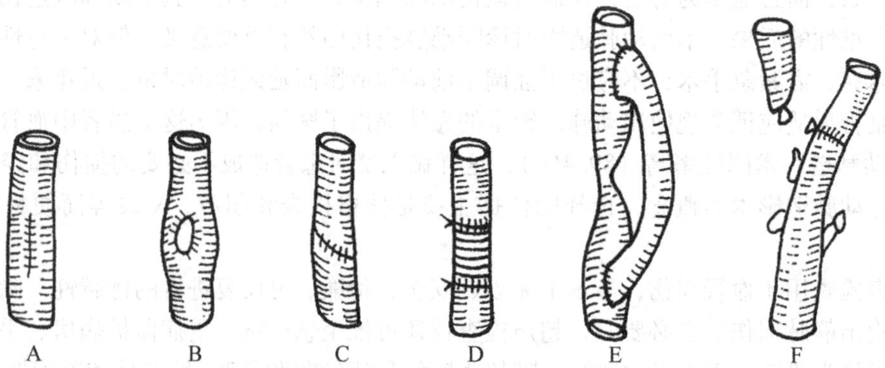

图 11－2　血管修复方法

A. 侧壁缝合；B. 补片修补；C. 端－端吻合；D. 人造血管间置移植；E. 旁路移植；F. 移动移植

（3）球囊导管暂时阻断动脉腔内血流与血管重建相结合的方法邻近躯干部位（锁骨下、颈、腋、骨盆与股部近端）大血管损伤，尤其是假性动脉瘤破裂大出血的患者，因局部组织水肿、质脆，直接解剖病变近、远端动、静脉控制血流。施行血管重建难度较大。对于此类患者，可运用球囊导管暂时阻断动脉腔内血流，然后再行手术切除与血管重建术。其中球囊导管阻断动脉腔内血流时间 30～90min，平均 45min，球囊内压力为 0.6～1 个大气压。此方法既控制了大出血，又为后续治疗争取了时间。实践证明，该方法使复杂的手术简单化，大大提高了大血管损伤救治的成功率，同时还减少了术中失血量。

（4）腔内血管技术：随着腔内技术的发展，血管外科进入了一个飞跃发展的阶段，标准的开放修复手术已逐渐被腔内介入手术等微创手段所取代。在某些情况下，血管损伤部位不便于手术直接暴露，或巨大的血肿和假性动脉瘤使解剖结构不清，以及动静脉瘘产生静脉高压时，血管修补术变得十分困难。而腔内技术可从远端部位进入损伤处进行治疗，无需对损伤部位直接暴露，从而可降低死亡率，这些优点使腔内技术越来越为人们所关注。目前腔内技术对血管损伤的治疗包括栓塞性螺旋线圈的应用、腔内支架和腔内血管支架复合物的应用，其中腔内血管支架复合物几乎可用于身体各部位各种类型的损伤，具有广阔的前景。

3. 术后处理　如下所述。

（1）首先应注意患者全身情况，重危患者应在监护病房进行监护、治疗，严密监测患者的呼吸、循环系统、肝、肾和胃肠道功能，特别应该注意防治ARDS、MODS、应激性溃疡等并发症。

（2）术后应用抗生素，如果创口污染严重，应使用足量有效抗生素。

（3）术后每天用低分子右旋糖酐500ml，连续7d左右，以减低血液黏滞性，改善微循环。抗凝和溶栓药物应用与否应根据术中情况而定。

（4）肢体动脉外伤，无论做任何手术都应十分注意肢体的血运、皮温、色泽、感觉运动恢复情况，必要时监测踝肱指数和超声显像监测血栓形成或栓塞。必要时可再行手术，或用气囊取栓。

（5）如肢体发生严重肿胀，原因是肢体软组织广泛的挫伤及静脉、淋巴回流不畅，应及时做肢体两侧深筋膜纵行切开减压术，以保证患肢血液循环。

（吴海江）

第二节　四肢血管损伤

四肢血管损伤是常见的严重创伤之一，约占整个血管损伤的70%，下肢损伤多于上肢。四肢血管损伤如不及时处理，致残率极高，尤其是腘动脉的损伤。近年来对血管修复重建术的改良和提高，可使致残率降低10%～15%，但是对于并发骨损伤和神经损伤的患者，有20%～50%的病例仍无法恢复其长期功能。

一、病因及病理生理

由于损伤因素和损伤机制直接影响到患者的预后，因此，掌握损伤机制对外科医生合理诊断和治疗血管损伤疾病显得尤其重要。穿透性损伤包括枪弹伤和刀刺伤，火器伤常并发有骨骼和肌肉组织的广泛损伤，有研究表明，枪口的子弹速度和血管壁在显微镜下的损伤程度、长度呈正相关。钝性损伤主要由交通事故和坠落伤引起，且常因并发骨折、脱位和神经肌肉的挤压而使其预后严重。

二、诊断

对于有典型病史和明确临床体征的患者，诊断并不困难，但是大多数四肢血管损伤患者的临床体征不明确，需确诊还得依靠进一步的辅助检查。由于血管造影的高度敏感性和特异性，使其作为四肢血管损伤的常规筛选检查和确诊的必备手段被广泛使用。随着人们微创、无创观念的进一步加深以及无创性检查技术日益受到重视，人们对四肢血管损伤的诊断观点正处在转变之中。目前大多数观点认为其诊断程序基本如下。

1. 少数有明确临床表现者　如搏动性外出血、进行性扩大性血肿、远端肢体搏动消失以及肢体存在缺血表现，诊断明确，可直接手术探查，必要时行术中造影以明确损伤部位及程度。这种情况下行诊断性造影检查可能会因延时治疗而造成不可逆的组织缺血坏死。

2. 大多数无阳性体征而存在潜在性四肢血管损伤可能的患者　可进一步行下列辅助检查以明确诊断。

（1）动脉血管造影：大量临床资料表明，对锐器伤和钝性伤的患者，如果其肢体搏动正常且踝肱指数（ABI）≥1.00，则无需行动脉血管造影；对于远端搏动减弱或消失或ABI小于1.00的患者，诊断性血管造影检查则有重要价值。在一项对373名锐器伤患者进行的研究中，有脉搏缺如、神经损害及枪弹伤中一项或多项的高危患者有104人，动脉造影证实有血管损伤的患者有40人（占38%），其中15人需动脉修补；中度危险组有165人，包括ABI小于1.00或表现为骨折、血肿、擦伤、毛细血管充盈迟缓、有出血、低血压和软组织损伤病史的患者，其中20%血管造影证实有血管损伤，5人需修补；其余104人为低危险组，其中9%被证实有血管损伤，无一人需手术治疗。其余的临床研究也证实这种选择性的血管造影检查可检出大于95%以上的血管损伤患者，其余漏诊的患者包括小分支血管的阻塞或大血管的微小非阻塞性损伤，通常临床意义不大，无需外科治疗。

（2）彩色血流多普勒超声（CFD）：CFD用于四肢血管损伤的诊断日益受到人们的重视，Bynoe等报道其敏感性为95%，特异性为99%，具有98%的准确性，可作为血管造影的替代或辅助检查。Gayne在对43例病例的研究中报道，动脉造影诊断出3例股浅动脉、股深动脉和胫后动脉损伤而CFD未能诊断的病例，CFD则诊断出1例股浅动脉内膜扑动而造影漏诊的病例。虽然CFD不能检出所有病例，但可发现所有需要外科治疗的大损伤，且节省了患者的费用。

综上所述，四肢血管损伤的诊断基本程序可概括如图11－3。

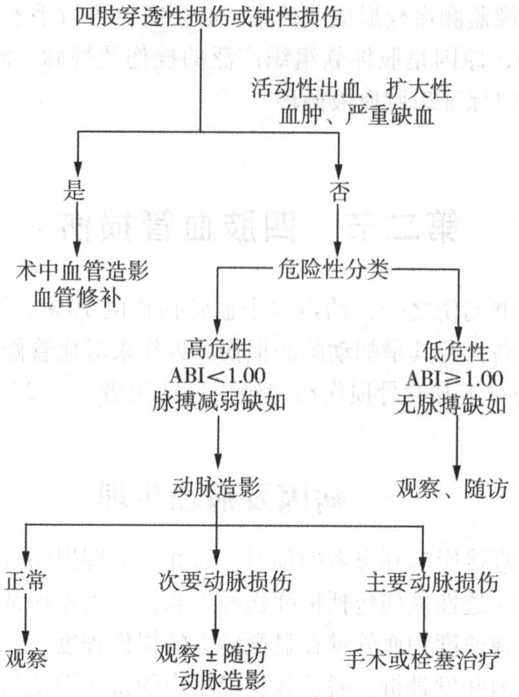

图11－3　四肢血管损伤的诊断程序

三、治疗

1. 非手术处理　对于一些次要的非阻塞性的动脉损伤是否需要手术治疗，还存在一些争议，一般认为以下情况可采取非手术疗法：①低速性损伤；②动脉壁的小破口（＜5mm）；③黏附性或顺流性内膜片的存在；④远端循环保持完整；⑤非活动性出血。对于这些损伤，可进行观察和随访，Knudson则主张用CFD取代动脉造影进行随访。

2. 彩超定位下经皮穿刺注射凝血酶　随着血管腔内介入技术的不断发展，与之相关的医源性血管损伤的发生率也在逐年提高。国外报道在所有导管穿刺操作中，医源性股动脉假性动脉瘤的发生率为1%～7%。对于这些浅表的假性动脉瘤或者动静脉瘘，传统的治疗方法是彩超定位下压迫或外科手术修复。与之相比，经皮穿刺，局部注射凝血酶不失为一种简单、安全、有效并且廉价的新方法。具体实施步骤是：①彩色Doppler超声精确定位瘤腔位置；②将凝血酶制剂配比成1 000U/ml浓度常温保存，经皮穿刺针选21～22号；③实践证明，首次注射剂量0.8ml，其成功率83.8%。24h后复查彩超如仍有血流，可再次重复同样操作。

3. 血管腔内治疗　具有创伤小，操作简便、并发症较少的优点，主要包括以下方法：

（1）栓塞性螺旋钢圈：主要用于低血流性动静脉瘘、假性动脉瘤、非主要动脉或是肢体远端解剖部位的活动性出血。螺旋钢圈由不锈钢外被绒毛制成，通过5～7F的导管导入到损伤血管，经气囊扩张后固定于需栓塞部位，绒毛促使血管内血栓形成，如果5min后仍有持续血流，可再次放置第二个螺旋钢圈。对于动静脉瘘，钢圈应通过瘘管固定于静脉端，促使瘘管闭塞而动脉保持开放，如不成功可再次阻塞动脉端。需注意钢圈管径应与需栓塞部位动脉管径保持一致。

（2）腔内人工血管支架复合物（FVGF）：EVGF用于血管损伤的治疗有着巨大的潜力，它可用在血管腔内治疗较小穿通伤、部分断裂、巨大的动静脉瘘、假性动脉瘤（图11－4）以及栓塞钢圈所不能治疗的血管损伤。但值得一提的是，由于解剖位置特殊，目前，EVGF 在腋－锁骨下段动脉损伤中的运用仍受到一定制约。根据我们的实践，对于此类患者，EVGF 的治疗指征是：解剖位置理想的假性动脉瘤、动静脉瘘；第一段分支血管损伤和动脉内膜瓣片翻转等。相对禁忌证是：腋动脉第三段；完全性的静脉横断伤；并发严重的休克和有神经症状的上肢压迫综合征。绝对禁忌证是：长段损伤；损伤部位近远端没有足够长的锚定区以及次全/完全性动脉横断伤。就国外报道的资料而言，能运用此法治疗的腋－锁骨下段动脉损伤的病例不足 50%。相信随着腔内技术的不断完善，这种方法用于治疗周围性血管损伤将有突破性的进展。

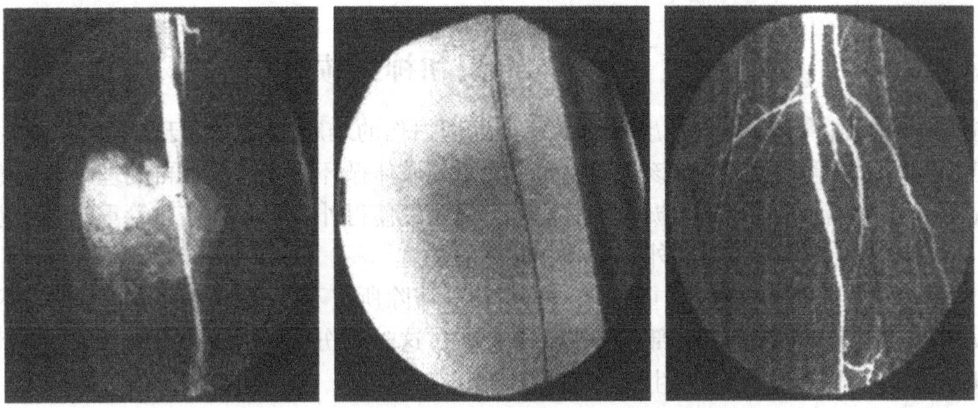

图 11－4 下肢股动脉假性动脉瘤的腔内治疗术

4. 手术处理 四肢血管损伤的手术处理应把握以下环节：

（1）切口选择与显露：切口应与肢体长轴平行，并由损伤部位向远近端延伸。根据损伤部位不同和便于远、近端血管的暴露和控制，可采取不同的手术径路。髂外动脉近端的暴露，采取腹膜外径路较为理想，术者可延伸腹部切口经过腹股沟韧带或另做一腹股沟韧带以上 2cm 且平行于腹直肌鞘外侧缘的切口。膝上动脉的损伤可采取大腿中部切口，膝下部切口则可取小腿部切口，而直接位于膝后的穿透伤可采取膝后切口。

（2）远、近端动脉控制：应先于损伤部位动脉血管的暴露。当近端血管由于损伤暴露有困难时，可从远端动脉腔内放置扩张球囊以阻塞近端动脉。

（3）损伤血管及其远、近端血管的处理：为了便于血管修复，应尽量清除坏死组织，并保证远、近端血流的通畅。当用 Forgaty 导管取除远、近端血栓时，注意防止气囊过度扩张致使血管内膜损害或诱发痉挛。对于并发骨折、复合性软组织损伤或并发有生命威胁的损伤而使肢体严重缺血或血管重建延迟时，应采用暂时的腔内转流术。

（4）手术方法

1）血管结扎术：前臂单一的血管损伤可采用血管结扎术，但当桡动脉或尺动脉中的一支曾经受损或已被结扎致使掌部血管弓血流不完全时，应采用血管修补术。对于腘动脉以下血管的单一阻塞性损伤不会导致肢体缺血，也可采用血管结扎术。

2）血管修补术：其方法包括侧壁修补、补片缝合、端端缝合、血管间置术以及血管旁路术。其中血管间置术可采用自体静脉或 ePTFE，对膝上部血管吻合，采用自体静脉或 ePTFE 区别不大，其远期通常率均较满意；而膝部以下的血管吻合，采用 ePTFE 则常导致失败。钝性损伤的移植失败率较锐性损伤高，前者为 35%，后者为 1.2%。因此一般情况下应采用自体静脉，当患者情况不稳定需加快完成对血管的修补或自体静脉与受损动脉的管径相差较大时，可采用 ePTFE 人造血管。

（5）当完成对血管的重建后，应于术中完成动脉造影或多普勒扫描以检查血流通畅程度。术后适当的抗凝或祛聚治疗是必需的，同时可采用血管扩张剂如妥拉唑啉将有助于解除血管痉挛。

（6）缺血再灌注损伤是决定术后预后的重要因素，应引起重视。有研究表明，在缺血再灌注前用肝素预处理有较好的效果，其作用机制包括防止同侧血管血栓形成。此外，应用甘露醇及糖皮质激素对改善缺血再灌注损伤症状也有帮助。

四、肢体静脉损伤

最常见的肢体静脉损伤是股浅静脉（42%），其次为腘静脉（23%）和股总静脉（14%）。对肢体静脉损伤的治疗，一般认为，对全身情况稳定的患者的大静脉损伤，采用血管修补术是合理的选择，术后可采用多普勒扫描监测血管的通畅性；如果静脉修补较困难或患者的血流动力学不稳定，则采用简单结扎术较为合适，术后水肿的处理包括肢体抬高、穿弹力袜以及应用减轻肢体水肿的药物如强力脉痔灵等。

五、骨、软组织和神经损伤

1. 骨损伤　并发血管和骨损伤的患者的治疗是处理损伤的难题之一。由于缺血的持续时间是决定预后的关键，因此通常情况下认为应该先行血管重建术使肢体循环恢复，其次再处理骨骼的稳定性。但在某些情况下，由于广泛的骨和肌肉损伤使肢体极不稳定，使得外固定必须在血管重建之前进行。在这种情况下，可行腔内转流术和迅速的外固定减少肢体的缺血。

2. 软组织损伤　当患者并发较严重的软组织损伤，清除所有不存活的组织是必需的。术后出现不明原因的发热和白细胞升高提示有深部组织的感染存在，这时对伤口的重新探查以及清除坏死组织和血肿显得极其重要，可减少败血症的发生。

3. 神经损伤　约50%的上肢损伤和25%的下肢血管损伤的患者并发有神经的损伤。神经损伤治疗的好坏直接决定了患肢的长期功能状态。如果主要神经被锐器横断，可在血管修补的同时行一期吻合；但大多数的锐器伤和所有的钝器伤，一期修复的可能性不大，通常可在神经两断端系上非吸收性缝线以便于再次手术的辨认。

六、骨筋膜室间综合征

骨筋膜室间综合征是指骨筋膜室间容积骤减或室内容物体积骤增所引起的病理性组织压增高所表现出的一系列病征。骨筋膜室间综合征基本的病理生理改变是软组织尤其是室间骨骼肌肿胀所引起。最近研究认为，骨筋膜室间综合征的发生和发展的病理生理基础是缺血再灌注损伤所导致的细胞损害。由于缺血导致了细胞内能量贮存的消耗，再灌注后产生的氧自由基的作用可导致一系列病理生理改变，包括：①白细胞和血小板的激活和黏附；②细胞钙内流；③细胞膜离子泵的失活；④细胞内液的渗漏。以上改变结果导致了细胞的肿胀以及组织水肿的形成。这种损害可致室间隔内压力的持续增高和静脉回流受阻，进一步使静脉压和毛细血管压持续增高。毛细血管压的增高又可使液体渗漏及细胞肿胀，反过来又进一步加重了室间隔的压力，形成恶性循环。最终室间隔内压等于毛细血管压，使组织营养灌注血流减为零。

骨筋膜室间综合征的主要临床特征为：①室间隔高度张力感；②室间隔内高压所致的剧烈持续性疼痛；③被动牵拉受累肌肉造成剧烈疼痛；④在罹患间隔内经过的神经所支配的区域的运动和感觉障碍。创伤或血管修复术后患者如有上述症状，临床诊断即可确立。客观性的辅助检查有助于骨筋膜室间综合征的诊断和进一步治疗，主要针对三个方面进行评估：①组织压的增高：用简单的穿刺导管即可测出筋膜间隔的压力，通常认为压力超过40～50mmHg或超过30mmHg持续时间大于3h，即应立即行手术减压。但最近研究表明，这种绝对阈值实际上不够敏感和特异，因为与临床最密切的指标为动脉灌注压，它取决于平均动脉压和组织间隙压，即随着系统动脉压力的变化而变化，因此建议室间隔内压的阈值应为低于系统收缩压20mmHg或低于平均动脉压30mmHg；②筋膜间隔内神经和组织的坏死：Present等曾报道用躯体感觉促发电位监测器监测上下肢神经的坏死来诊断急性或潜在性的骨筋膜室间综合征，准确性较高；③室间隔区内静脉回流的阻塞：Jones等指出胫静脉的多普勒扫描可以间接地诊断有无室间隔综合征；Ombrelaro等进一步研究认为静脉回流动力学的异常尤其是正常静脉呼吸相位的消失与组织压的增高密切相关。虽然静脉多普勒扫描不能直接确定病理性组织压的增高，但如果发现胫静脉回流正常波形，则可排除室间隔组织压的增高。

当出现明显的骨筋膜室间综合征时，应立即行深筋膜切开减压术。深筋膜切开减压术应达到以下技术要求：①筋膜间隔区域上皮肤的完全切开；②包绕每个室间隔区域的整块筋膜纵轴的切开；③及时完全的伤口闭合及积极的局部伤口护理。

七、预后

各部位的血管损伤中，以腘动脉损伤的预后较差，近年来，血管外科技术的发展使得其钝性损伤截肢率从23%下降到6%，锐性损伤则从21%下降到0%。能提高患肢存活率的有利因素包括：①系统（肝素化）抗凝；②及时的动脉的侧壁修补或端－端吻合术；③术后第一个24h明显的足背动脉搏动。相反，严重的软组织损伤、深部组织感染、术前缺血则是影响患肢存活的不利因素。Melton等曾报道用肢体挤压严重度评分（MESS）作为判断预后的指标，认为MESS大于8分则须行截肢术，但其可靠性不高。目前认为，对并发广泛骨、软组织和神经损伤的患者，主张早期行截肢术。另外，对血流动力学不稳定的患者，复杂的血管修补术将影响患者的生存率，也主张行早期截肢术。

（吴海江）

第三节　颈部血管损伤

颈部血管损伤占主干血管损伤的5%～10%，病死率为11%～21%，90%为穿透伤所致。颈部血管损伤不但引起休克，更重要的是损伤直接影响到脑的血供，因而受到外科医生的重视。

一、颈部血管损伤区域的划分

1969年，Monson将颈部的血管损伤划分为三个区域：颈一区为胸骨切迹到锁骨头上1cm，主要血管有无名动脉、左右锁骨下动脉及伴随静脉，此区血管手术显露较困难，血管损伤修复也较复杂，常因大出血未能有效控制，危及患者生命；颈二区为锁骨头上1cm到下颌角，主要血管有颈总动脉及伴随静脉，颈部的血管损伤多发生在此区内，其诊断和治疗相对较容易；颈三区为下颌角到颅底，主要有颈外动脉和颅外动脉及伴随静脉，此区血管损伤常伴颅脑外伤，特别是颈内动脉的暴露和修复，均很困难。这些分区沿用至今，对临床诊断和治疗仍有价值。

二、病因及病理生理

颈部血管损伤主要由开放性损伤、钝性损伤及医源性损伤引起。其中开放性损伤占90%，主要由枪弹伤和刀刺伤引起，多见于颈二区的颈总动脉、颈内动脉；钝性损伤则常由交通事故引起，多累及颈内静脉、椎动脉和颈外动脉。医源性损伤较少见，可由中心静脉导管穿刺等引起。

穿透伤因管壁撕裂、横断造成广泛的组织破坏和管壁缺损。钝性损伤使局部管壁受到不同方向影响，常造成明显的管壁破裂。有时血管表面并无明显损伤，但管腔则可因牵引力作用而引起内部损伤，进而发生内膜瓣状脱落使管腔阻塞，管壁内膜损伤导致血小板聚集形成血栓。颈总、颈内动脉损伤可致脑部缺血，出现神经系统症状，提示预后不良。大的开放性损伤有气体栓塞、血栓形成的危险，钝性损伤起病隐匿，数小时后可因血栓形成而出现脑卒中和梗死的神经系统表现。未经治疗的大血管损伤或只做填塞止血者，后期可发生创伤性动脉瘤或动静脉瘘，创伤性动脉瘤可逐渐增大，压迫邻近器官如食管、气道、甲状腺和神经，若突然破裂，导致严重后果。

三、诊断

（1）对于有颈部损伤病史，有明确相关体征的患者，应立即行手术探查，无需行诊断性辅助检查。这些体征包括：①损伤部位搏动性出血；②进行性扩大性血肿致气管压迫及移位；③颈动脉搏动消失伴神经系统症状；④休克。

（2）对临床体征无特异性或怀疑颈部血管损伤者，包括：①搏动性伤口出血病史；②稳定性血肿；③脑神经损伤；④颈动脉鞘附近开放性损伤；⑤颈前三角非搏动性小血肿等，应行动脉造影或彩色多普勒扫描进一步确诊。

（3）颈动脉造影是诊断颈部血管损伤的重要方法，可提示血管破裂、管腔狭窄，以及血管完全中断的征象。对于颈一区和颈三区患者，如病情稳定，大多数应行动脉造影，根据造影结果决定处理方法。而对颈二区损伤患者，有的认为应强制行手术探查，无需造影，有的则认为应根据常规动脉造影结果有选择性行手术治疗。

（4）近年来，有研究认为，多普勒超声扫描（DUS）对于不需立即手术探查的颈动脉开放性损伤病例，可取代动脉造影作为常规筛选检查。但 DUS 对颈一区和颈三区血管损伤的诊断价值不大，且存在技术上的问题。

（5）头颅 CT 对于颈部动脉血管损伤患者，特别是有脑神经功能障碍患者尤其重要，它可证实有无血－脑屏障不稳定情况的存在如脑梗死伴周围出血等，如无血脑－屏障不稳定因素存在，则可行颈部血管重建术，否则将导致严重中枢并发症，增加死亡率。

（6）颈部血管钝性损伤的患者大多并发颅内损伤或表现为酒精、药物中毒症状，因此增加了诊断的困难。有的患者当时神经系统检查完全正常，但表现为延迟性的（几小时或几年）局部神经功能缺失。很少有患者开始即表现为明显的症状和体征，而早期的诊断和治疗对损伤预后又及其重要，一旦患者症状和体征明显时，脑梗死已经发生。因此，医生应熟悉颈部动脉钝性损伤的病因、发病机制及疾病发展过程，做到心中有数，争取在脑梗死症状和体征发生之前做出诊断以进行早期治疗。在出现颈动脉搏动改变、血管杂音、颈部存在挫伤或出现汽车安全带接触处的外伤，而头颅 CT 扫描结果正常时，更应怀疑钝性动脉损伤的可能。进而可做动脉血管多普勒超声扫描检查，以及动脉血管造影检查。凡是在查体中发现有一侧颈部外伤的征象，伴有意识障碍及相应周围神经功能障碍时，都应做动脉血管造影检查。

（7）椎动脉损伤情况比较复杂，患者有颈部外伤史，如穿通性外伤的枪击伤、非穿通性的钝性打击伤、头急速转向、头颈猛力过伸或过屈等，常伴有颈椎的脱位或骨折。其临床表现和最终预后通常与并发性损伤的关系更为密切。其症状的发生主要是由于椎动脉支配的椎基底部神经系统缺血所致。非穿通性外伤所致椎动脉损伤的症状可从急慢性意识丧失到局灶性脑干神经障碍，也有些病例症状迟发于几小时至几周内。锐性损伤可出现出血、血肿、休克，伴或不伴椎基底神经功能障碍，体检时可发现伤侧肿胀及扩张性血肿，如果出现颈部血管杂音，压迫颈总动脉杂音并不消失，应考虑到有椎动脉损伤的可能。颈部正侧位片将提示颈椎脱位或骨折及残留弹片、子弹的位置和方向。椎动脉血管造影对椎动脉损伤的诊断有决定意义，造影范围应包括颈动脉、脑血管及对侧椎动脉，以判断对侧椎动脉能否代偿已受损的患侧椎动脉。

四、治疗

（一）急救措施

颈部血管损伤的急救措施中，对气道的处理尤为重要。对于急性大出血，血流流入气道的患者，应立即用手指压迫颈总动脉近端或损伤部位控制出血，然后行气管插管或环甲膜切开术。另一种情况是搏动性血肿的压迫使气管明显移位和口腔底部明显抬高以致突然窒息，这种患者应迅速运往手术室行气管插管或急行环甲膜切开术，如情况允许，可行纤支镜控制下经鼻插管。

（二）控制出血

1. 开放手术　对于单侧颈部动脉损伤的显露，以平行于胸锁乳突肌前份的颈部斜切口较为理想。颈一区的血管损伤，可行胸骨正中切口控制近端血管，颈胸联合切口为胸锁乳突肌前缘至胸骨上中点下缘劈开胸骨，必要时向左第 3 或第 4 肋间延续暴露左锁骨下血管，用于探查主动脉弓区域内的大血管损伤；对无名动脉损伤还可选择“反书本型”切口（图 11－5）；锁骨下动脉损伤切口可选择在锁骨上 1cm 平行于锁骨，如需要可向下沿中线劈开胸骨至第 4 肋间。对颈三区血管损伤的出血控制较为困难，以下途径可供选用：①颊肌腹前侧的切口；②颞下颌关节的半脱位；③下颌支切除术。有时颈三区靠近颅底部的颈内动脉远端出血，通过人工外部压迫或颈部近端颈总动脉压迫仍无法控制，此时，可用3～8F Forgarty球囊导管或Foley导尿管经颈总动脉切口插入，置于颅底开放性损伤部位，然后扩张气囊控制出血。对于颈部损伤而无神经系统症状的患者，可持续压迫48h，48h后须松弛并撤离气囊。

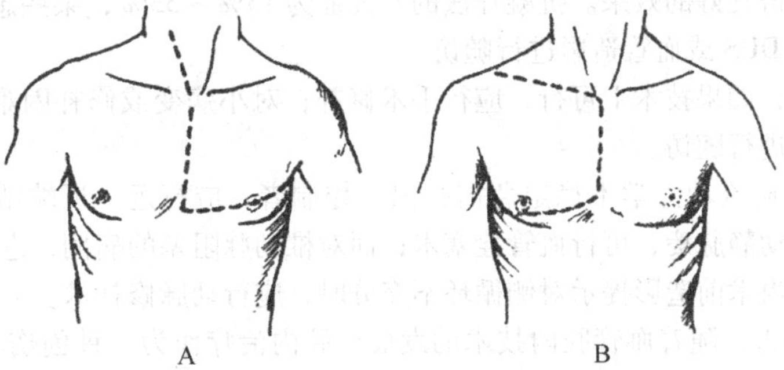

图11-5 颈胸部血管损伤手术切口

2. 介入手术 经股动脉穿刺置鞘，经鞘送入导丝和球囊导管，于颈动脉损伤处扩张球囊阻断出血；如无法直接阻断血管损伤部位，可于病灶近端同法阻断。

（三）颈内动脉转流术

颈内动脉损伤严重者需根据颈动脉远端的压力值决定是否行转流术，一般认为小于9.33kPa（70mmHg）则须行转流术（图11-6）。单纯的颈总动脉损伤无需转流术，因为颈动脉分叉处保持开放，同侧颈内动脉可从并行的颈外动脉获得血流供应。

（四）治疗方法

1. 开放性颈部血管损伤 对于无中枢神经系统表现者，普遍认为应行动脉修补术，包括基本修补法、补片血管成形术、颈内外动脉交叉吻合术以及自体静脉或人工血管间置术。如为无名动脉分叉处的损伤，可采用分叉处人工血管移植术（图11-7）；而无名动脉起始部损伤，可采用人工血管与心包内升主动脉移植术：“Y”形人工血管吻合术适用于无名动脉起始部和左颈总动脉起始部同时损伤。

颈动脉阻塞而并发神经系统症状和体征者，其处理仍存在争议。原因在于，有研究表明，血管重建术后可使脑部缺血性梗死转变为出血性梗死而导致严重神经功能的障碍（包括昏迷）。最近研究认为，当修补术在技术上可行并且使用各种方法能恢复颈内动脉供血时，可采用动脉修补术，否则应行血管结扎术，并可酌情用抗凝药防止血栓蔓延。

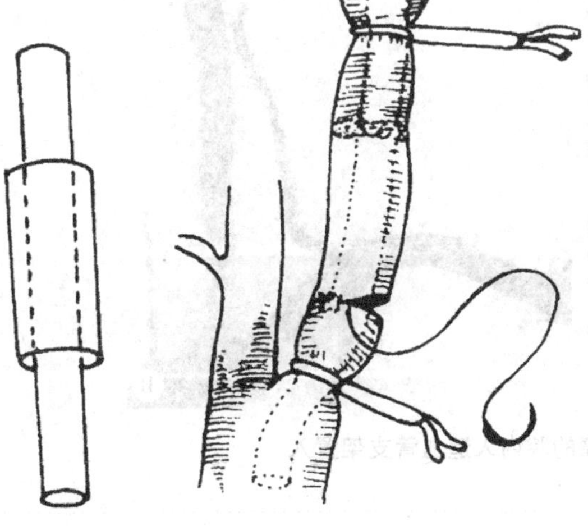

图11-6 颈总动脉内转流术

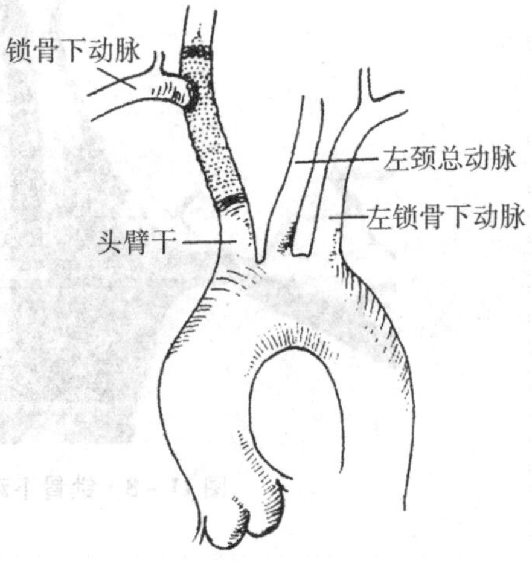

图11-7 头臂干分叉处人造血管移植术

对颈动脉微小损伤如内膜小缺损或微小假性动脉瘤，则可采用非手术处理，至少在神经系统功能完整情况下是可行的。有条件应对这些患者进行长期随访。

2. 颈部血管钝性损伤　对大多数表现为颈动脉夹层、血栓形成患者，其神经系统后遗症与急性血栓形成、栓子蔓延或远端栓塞密切相关，手术血管重建常不能解决问题，因此，最近大多主张采用系统肝素化抗凝治疗，可取得良好的效果。抗凝疗法的并发症为13% ~33%，某些患者应列为相对禁忌证。有条件应对这些患者行 DUS 或血管造影进行随访。

假性动脉瘤的处理，如果技术上可行，应行手术修补；对小病变或修补困难者，可单用抗凝疗法，为防止其并发症发生可进行随访。

3. 椎动脉损伤　对血流动力学不稳定急需行出血控制者，应行远、近端结扎术。情况稳定患者，如果存在假性动脉瘤或动静脉瘘，可行血管栓塞术；而对椎动脉阻塞的病例，进行动脉造影随访可能较为合适。少数情况下，当术前造影提示对侧循环不充分时，应行动脉修补术。

4. 腔内治疗　近年来，随着血管腔内技术的发展，腔内治疗作为一种创伤小、操作较为简便、并发症较少的治疗手段，也开始在颈部血管损伤中得以应用。①弹簧圈或钨丝螺旋圈腔内栓塞：是利用弹簧圈或钨丝螺旋圈及其所带呢绒纤维的堵塞，从而引起血栓的形成及纤维组织增生，阻断病变及供血动脉，达到治疗目的。弹簧圈大小与数量的选择，应根据病变供血动脉直径、病变性质、弹簧圈能嵌于血管壁、不发生脱落等来决定；②可脱性球囊栓塞：可脱性球囊栓塞技术是通过导管把特制的球囊送入假性动脉瘤腔内/载瘤动脉破裂口或动静脉瘘口等处，再注入适量的充填剂，使球囊充盈，闭塞假性动脉瘤或动静脉瘘，而后解脱球囊以达到治疗目的。对颈内动脉假性动脉瘤，如能将球囊送至瘤腔内，栓塞瘤体，保持颈内动脉畅通是最佳的治疗方法。若球囊不能送至瘤腔内，Matas 试验正常，侧支循环代偿良好，可将动脉瘤与颈内动脉一同栓塞。对于颈外动脉分支假性动脉瘤，可直接栓塞载瘤动脉，不会引起神经功能障碍与缺血症状；③人工血管内支架修复：对于较小的动脉穿通伤，部分断裂及假性动脉瘤、动静脉瘘形成，特别是瘤体较大或瘤颈短的病例，可予以人工血管内支架进行腔内治疗（图 11 - 8）；人工血管支架大小选择较病变段动脉直径大 15% ~20%；④自膨式内支架固定：对于动脉钝伤、挫裂伤，壁内夹层形成及内膜损伤脱落可植入自膨式支架固定。自膨式支架目前有 Precise Z - stent（强生 Cordis）、Wall - stent（Boston Science）等。该类支架的优点是具有良好的纵向柔韧性，缺点是对血管壁的持续压力及扩张后与管壁间存在相对位移，这可能导致再狭窄的发生。支架大小的选择，普通血管支架较病变两端动脉直径大 5% ~10%，这有利于支架与血管壁的紧密贴附，防止内漏的形成。内支架的长度一般较病变段长 1 ~2cm 为宜；⑤自膨式内支架固定结合弹簧圈或吸收性明胶海绵瘤腔内栓塞。目前颈部血管损伤的腔内治疗尚处于起步阶段，其中，远期疗效和相关的中枢神经系统并发症有待进一步的研究。

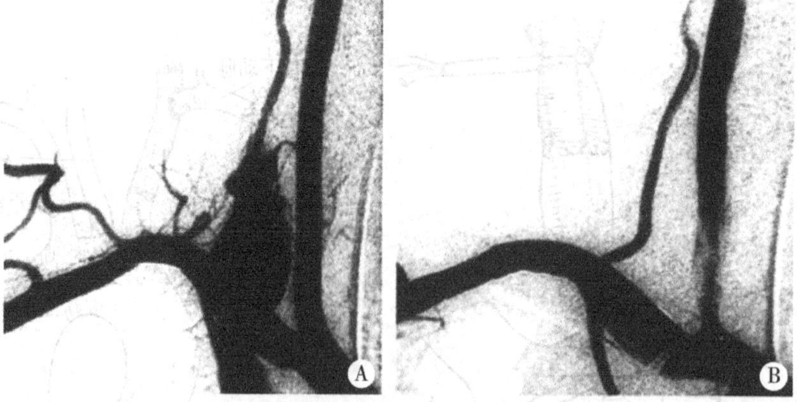

图 11 -8　锁骨下动脉瘤的腔内人造血管支架置入

五、预后

锐性损伤的死亡率为5%～20%，有昏迷和休克表现患者其死亡率明显增高，表明休克的严重性和持续时间以及神经系统症状是决定预后的重要因素。钝性损伤的预后较差，其死亡率为5%～43%，且存活的患者仅20%～30%神经系统保持完整。虽然抗凝疗法能提高患者的预后，但延迟诊断与预后关系更为密切，因此，如何提高早期诊断率和合理评价损伤患者是提高患者预后的关键。

（吴海江）

第四节　胸部大血管损伤

胸部大血管损伤主要是指胸部主动脉的损伤，其发生率占全身血管损伤的4%。无论是主动脉弓或降主动脉及其他部位主动脉的损伤，均有一个共同特点：即产生严重的大出血或隐性血肿，且无明显的阳性体征，威胁着患者的生命。约有80%死于现场，极少数患者外伤性假性动脉瘤幸存下来，因而获得救治机会。

一、病因及病理生理

胸部大血管损伤的病因可分为开放性损伤和闭合性损伤，锐性损伤多由枪弹伤、刀刺伤等因素引起，可伤及胸主动脉任何部位；而钝性损伤最典型的病例是胸部降主动脉疾驰减速伤，部位多集中在胸主动脉峡部，多发生在高处坠落伤及交通事故中汽车迎面碰撞等情况。其中后者在现代社会中占有越来越多的比例，当疾驰的汽车遇到某种紧急事故突然减速或刹车时，驾驶者由于惯性作用，上胸部立即冲击于方向盘已急速的暴力通过胸骨扩散到胸内主动脉，由于左侧锁，目下动脉根部有动脉韧带固定，而其下方较为游离，结果发生了降主动脉起始部的撕裂。

二、临床表现

胸部大血管损伤的患者常见的临床表现有休克、血胸、呼吸困难和胸痛。休克为失血性休克，大出血如不及时救治，则迅速进入休克抑制期导致死亡。胸主动脉损伤后大量血液流入胸腔产生血胸，开放性损伤可出现血气胸表现，患者出现呼吸困难。大出血致心脏压塞及心搏骤停亦是患者死亡的主要原因。

体格检查可概括如表11－2。应注意只有1/3的钝性胸主动脉损伤患者可发现明确的体征，且这些单一体征或联合体征并不能作为急性主动脉破裂的诊断依据。Symbas等报道“急性主动脉缩窄综合征”表现为上肢的高血压以及上下肢脉搏的差异，这主要由于主动脉内膜的分离和扑动或是血肿压迫主动脉腔引起。胸部血管损伤常可并发其他部位损伤，包括肋骨及脊柱骨折、肺挫伤、闭合性头颅伤、腹内实质性脏器损伤、上颌面损伤、食管和心脏损伤，并出现相应的临床表现。这些并发伤常可掩盖潜在性胸主动脉损伤的表现。

表11－2　胸主动脉损伤的临床体征

高速减速伤病史	上肢高血压
多发性肋骨骨折或连胸	肩胛间收缩期杂音音改变
第1肋或第2肋骨折	颈动脉或锁骨下动脉精血
胸骨骨折	非喉损伤性声音嘶哑或声
脉搏减弱或丧失	上腔静脉综合征

三、诊断

外伤病史是对疑有胸主动脉损伤的病员做出初步诊断的重要线索。典型的病史如车速超过40km/h

的交通事故以及三楼以上的坠落伤，其主动脉损伤的发生率及病死率均明显增高，这种情况下即使体检无阳性发现，也应怀疑有主动脉损伤。如患者情况允许，可行以下辅助检查。

1. X线检查　包括正、侧位片，提示主动脉破裂的阳性发现可概括如表11－3。

表11－3　损伤性胸主动脉破裂的X线表现

T_4段食管向右偏移（大于1.0cm）	左主支气管压低（大于41°）
上纵隔增宽	主动脉肺窗消失
主动脉结节模糊	左上肺段中部模糊
降主动脉轮廓消失	气管旁带增厚或偏移
气管向右移位	第1肋间或第2肋骨骨折
左胸顶胸膜外血肿影	胸骨骨折

2. 胸主动脉CTA　目前胸主动脉CTA作为首选可以发现明确的动脉损伤部位和程度，以及病灶与周围组织脏器的关系。

3. 动脉血管造影　主动脉血管造影检查是诊断胸主动脉损伤的主要手段。是否行主动脉血管造影主要取决于患者损伤机制以及胸部平片的结果，对疑有主动脉损伤的患者，如果患者情况允许，均可行主动脉造影。主动脉血管造影最常见的阳性表现为在相对于动脉韧带的主动脉前壁上提示有动脉破裂以及近端的扩张（图11－9）。

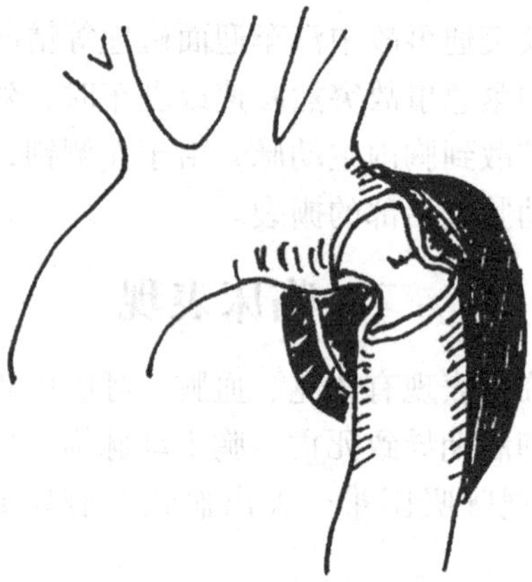

图11－9　主动脉血管造影示动脉韧带处胸主动脉损伤

四、治疗

患者一经诊断均应手术治疗，高度怀疑有胸主动脉损伤，如伤情危急不允许进一步检查，应及早开胸探查。

（一）术前准备

术前应做好抗休克和复苏的工作，在复苏过程中，应注意：①当减速伤并发颈髓损伤时，为了避免颈部的高张力，最好采用纤支镜插管；②当患者并发肋骨骨折且行正压通气过程中，应注意有无张力性气胸的发生，必要时双侧接胸腔引流管，放置引流管时应避免伤及主动脉周围血肿。

（二）手术处理

1. 切口选择　切口的选择因损伤部位的不同而各异。胸骨正中切口适用于升主动脉、无名动脉或颈动脉近端的损伤，需暴露右锁骨下和颈总动脉起始部时可沿右胸锁乳突肌前部延长切口至颈部。经左胸第4肋间后外侧切口也较为常用，适用于胸主动脉、奇静脉和肋间动脉损伤。此外，可根据情况选择左右胸“书本型”切口或经第4肋间前外侧切口。

2. 控制出血　只有在伤口远、近端动脉都被控制住后再对损伤动脉施行手术才是最安全的。对于主动脉峡部的钝性损伤，覆盖于主动脉上的壁层胸膜未破裂，其壁层胸膜下的血肿可延伸至远处，不可将血肿盲目切开。应用无损伤血管钳阻断左颈总动脉和左锁骨下动脉间的主动脉弓部、远端胸主动脉以及左锁骨下动脉后，方可沿胸主动脉纵行切开被血肿充满的壁层胸膜（图 11－10）。

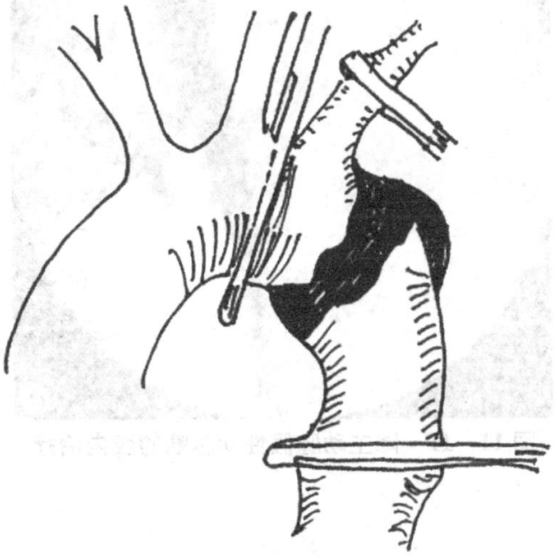

图 11－10　胸主动脉损伤的出血控制

3. 体外循环的应用　为防止胸主动脉阻断后内脏及下肢缺血，可行左心房和股动脉间的体外转流，转流后上半身血压超过阻断前 2.7kPa，下半身的血压应维持在 8kPa 以上。

4. 血管修补与重建　术中根据探查情况行侧壁连续缝合、补片缝合损伤处切断直接吻合，若张力较大，可行人造血管间置术。应保证使血管缝合后有足够移动度，因为当血流恢复后吻合口张力将增加。

（三）腔内治疗

近年来，随着血管腔内技术的发展，腔内治疗作为一种创伤小、操作较简便、并发症较少的治疗手段，也开始在胸部血管损伤中得以应用。但由于胸部大血管损伤均病情危急，且并发有其他严重的外伤，一般无条件开展腔内手术，但令人兴奋的是，最近国外已有人开展血管急性损伤期的腔内修复手术。他们采用 Captiva（Medtronic）、TAG（Gore）和 Zenith（Kook）等自膨式人工血管支架，治疗成功率达 92%（12/13），近期并发症发生率为 0（图 11－11）。

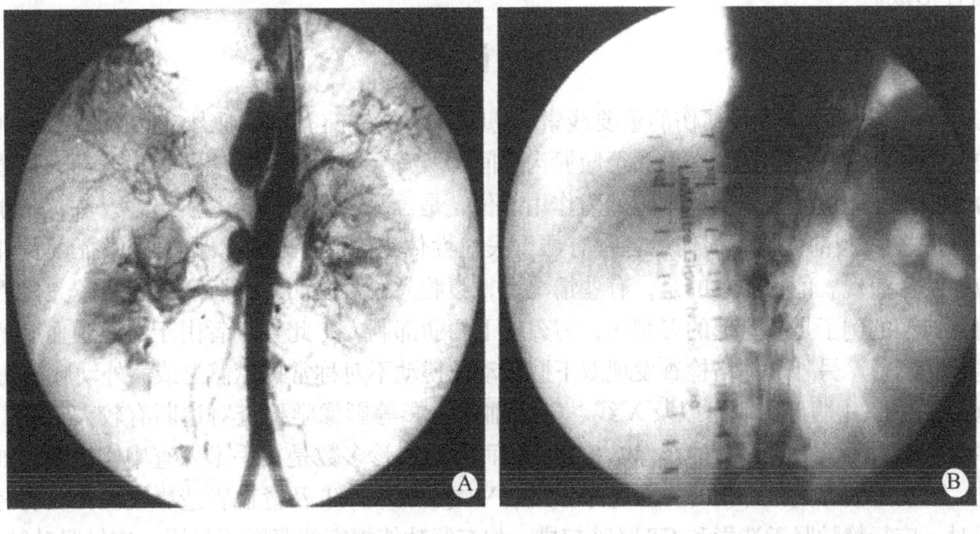

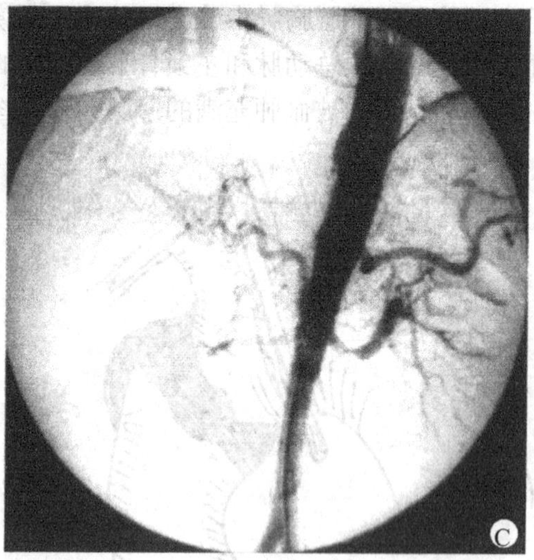

图 11－11　降主动脉假性动脉瘤的腔内治疗

（吴海江）

第五节　腹部大血管损伤

腹部大血管损伤主要是指腹主动脉和下腔静脉的损伤。患者多因出血性休克死于现场。

一、病因及病理生理

腹主动脉损伤 90% 以上由腹部穿透伤引起。大部分下腔静脉损伤和一部分腹主动脉损伤则由腹部钝性外伤引起，特别是高空坠落伤、交通肇事等，常并发肝外伤，尤其是肝脏一分两半的矢状外伤最易并发下腔静脉损伤。一部分下腔静脉损伤由锐性穿通伤或医源性损伤引起。

腹主动脉穿通伤由于大出血形成血肿，其中肾动脉以上腹主动脉损伤血肿一般较局限，而肾动脉以下腹主动脉损伤不易局限，血液涌入后腹膜形成巨大血肿，或直接进入游离腹腔。钝性损伤常可导致血管的撕裂和血栓形成，前方的减速力和后方腰椎的挤压共同产生的切应力作用常使肠系膜上动脉和门静脉上活动度小的血管分支从根部撕脱；另一方面，减速过程中牵引力常可使血管内膜脱落、阻塞，而造成血管内血栓形成。

二、诊断

1. 病史　外伤史是诊断血管损伤的重要线索。患者在来救治前有无低血压史以及输液后札压仍不能维持的病史常是诊断的关键。部位在乳头至腹股沟之间的所有穿透伤患者均应怀疑由腹部大血管损伤的可能。对闭合性损伤，则应结合外伤原因、外力作用部位、是否并发腹内脏器的损伤等一并加以分析。

2. 症状与体征　腹部大血管损伤患者常有严重失血性休克、腹腔积血、腹膜刺激征以及并发其他脏器损伤相应的临床表现。值得注意的是，有些情况下，腹腔大血管损伤致腹膜后出血可以是隐性的，腹腔内很少积血，典型的例子是腰背部的刀刺伤，刀刃从下两肋部刺入，此类患者由于后腹膜血肿的存在可表现为腰背痛及肠麻痹。另外，体格检查发现双下肢股动脉搏动不对称常提示髂总或髂外动脉损伤。

3. 辅助检查　其中腹腔穿刺术以及 X 线、CT、血管造影等影像学检查对诊断有较大帮助，但由于伤情危急，多数患者来不及做进一步的影像学检查，因而最后确诊多数是在手术探查中实现的。如果疑有肾血管的损伤，特别是腹部钝性外伤时，可行尿常规、X 线、IVP、CT 及肾血管造影检查。当有肾实质损伤及出现血尿时，应行静脉肾盂造影和 CT 肾脏扫描；如有肾功能损害或肾脏不显影，应做肾动脉造影。

三、治疗

凡出现腹腔内大出血、休克，疑有腹部大血管损伤或发现腹膜后血肿、假性动静脉瘤或主动脉腔静脉瘘时，均需手术治疗。术前应做好紧急复苏和抗休克的准备。

（一）腹主动脉损伤

1. 手术区域的划分　腹主动脉可分为三个手术区域：①膈肌区：腹腔干或以上主动脉；②肾上区即从腹腔干至肾动脉水平；③肾下区：肾动脉以下至腹主动脉分叉处。其中肾上区损伤的手术死亡率最高，而肾下区的预后最好。

2. 手术方法　切口根据伤情可选择腹部正中切口、胸腹联合切口和经腹直肌外缘切口等，主动脉膈肌裂孔处的显露，一般采用胸腹联合切口，而腹腔干处腹主动脉和肾动脉水平以下的腹主动脉显露，一般采用腹部正中切口。开腹后在没有找到损伤血管远、近端之前，一般可采用纱布压迫、手指压迫、主动脉钳膈下阻断和气囊导管腔内阻断等方法止血。对于较少的侧壁损伤或交通性损伤，可行侧面修补或人工补片缝合，损伤范围较大时，可切除损伤部分行人造血管置换术。

3. 注意事项　①对于并发胃肠道损伤、腹腔严重感染者，因人工血管易感染，甚至引起吻合口破裂出血，宜避免原位人工血管移植，必要时行双侧腋股动脉旁路转流术；②对于腹腔后血肿，在未阻断腹主动脉远近端之前，不要贸然切开，防止发生难以控制的大出血；③腹主动脉并发腹腔干损伤，宜修复腹主动脉，可结扎腹腔干，因有丰富的侧支循环，不会发生胃、脾缺血坏死和肝功能障碍；腹主动脉并发肠系膜动脉或肾动脉损伤，则二者均需修复；④肾动脉以上腹主动脉损伤可造成肾缺血，产生急性肾小管坏死，加之低血压已造成肾供血不足，因此术后可出现急性肾功能衰竭，术中用冰袋使肾局部降温，并使用甘露醇等渗透性利尿剂，能延长肾耐受缺血时限，减少急性肾衰竭的发生。

（二）静脉损伤

1. 手术方法　切口先采用腹正中切口，开腹后全面探查肝、脾、肠等重要脏器有无并发损伤。如发现右侧腹膜后大血肿或涌出大量暗红色血液，应怀疑腔静脉及其属支损伤。此时应注意，若贸然直接钳夹、探查损伤部位有可能致血管壁（尤其是菲薄的大静脉壁）撕破，造成更大损伤和汹涌出血、气栓，甚至心搏骤停。应立即控制主动脉裂孔处大动静脉干将其压向脊柱椎体。术中如伤情允许，应采用下腔静脉内转流术（图 11－12）。内转流时应预防空气栓塞，插管前应用生理盐水或血液将导管充满排出气体。情况紧急可直接阻断第一肝门，肝上、肝下静脉，甚至腹主动脉，注意此时应每隔 10min 松开第一肝门和腹主动脉钳子，保持肝脏供血。对肝后下腔静脉应采用修补术，一般需将右半肝切除后显露下腔静脉方能修补。如损伤位于肝下肾上下腔静脉，可采用人工血管间置术。如损伤位于肾静脉下方，可行下腔静脉结扎、修补或下腔静脉右心房转流术。值得注意的是，下腔静脉如为贯穿伤，应注意后壁损伤修复，切勿遗漏。

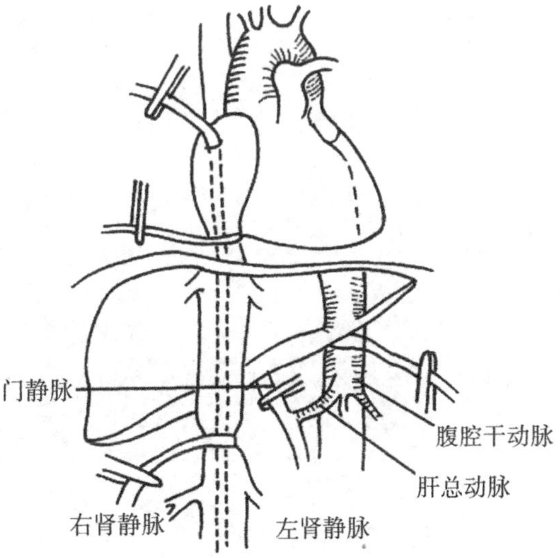

图 11－12　下腔静脉内转流术

2. 近肝静脉损伤（JHVI） 下腔静脉肾上段与肝后下腔静脉损伤死亡率可高达48%～61%，尤其是肝后下腔静脉损伤，常伴有主肝静脉撕裂伤，二者并存，称为“近肝静脉损伤”。此时，手术显露损伤部位行修补术为最确切有效方式，而显露损伤所需时间为决定死亡率高低的主要因素。如肝破裂，可用细胶管或无损伤血管钳阻断肝门处血流，如仍从肝破裂深部或肝后面流出大量暗红色血液，则可确认有肝后下腔静脉或肝静脉损伤，可将盐水纱布填塞于肝后区暂时止血，并迅速采用下面两种方式扩大切口：①胸腹联合切口，即将腹正中切口向右上方延长经第5或第6肋间切开胸腔，于肝顶部切开膈肌至下腔静脉裂孔，显露肝上和肝后下腔静脉；②劈开胸骨切口：将腹正中切口上端向上延长于中纵隔，劈开胸骨，暴露前纵隔，可不切断膈肌。显露后，应根据具体情况修补肝后下腔静脉，必要时可切除右半肝。

3. 腔内治疗 近年来，随着血管腔内技术的发展，腔内治疗作为一种创伤小、操作较简便、并发症较少的治疗手段，开始在患者情况稳定的外伤性假性动脉瘤或腹主动脉腔静脉瘘形成时应用（图13－13），但大部分急性腹部大血管损伤病情危急，往往没有条件进行腔内手术。

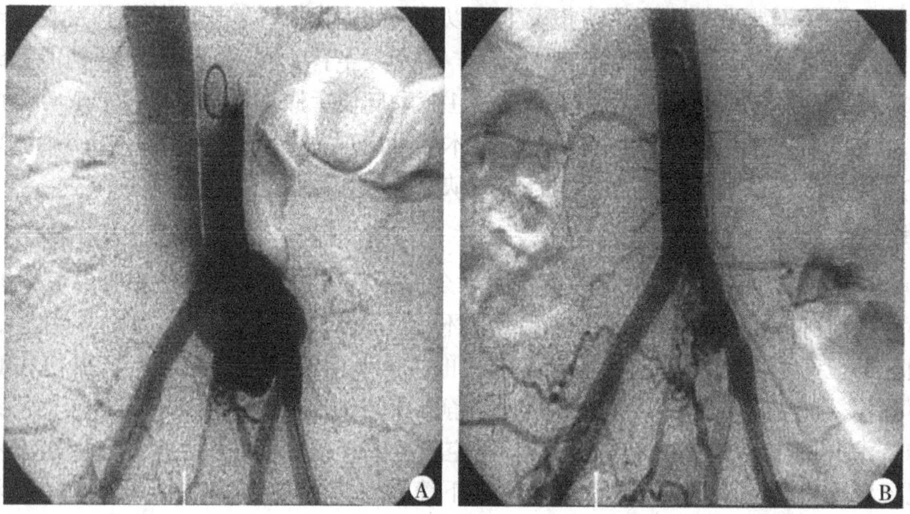

图11－13 腹主动脉腔静脉瘘的腔内治疗术

（张福涛）

参考文献

[1] 蒋米尔，张培华．临床血管外科学．第4版．北京：科学出版社，2014.
[2] 刘鹏，温见燕．血管外科疾病图解．北京：人民卫生出版社，2017.
[3] 杨牟，车海杰，勇俊．血管外科手术图解．北京：人民卫生出版社，2017.
[4] 北京协和医院．血管外科诊疗常规．北京：人民卫生出版社，2012.
[5] 杨牟，张居文．血管外科技术临床精粹．北京：人民卫生出版社，2016.
[6] 张福先，张玮，陈忠，等．血管外科手术并发症预防与处理．北京：人民卫生出版社，2016.
[7] 李毅清，刘昌伟，赵玉沛，等．血管外科手术要点难点及对策．北京：科学出版社，2017.
[8] 孙立忠．血管外科手术图谱．第2版．北京：北京医科大学出版社，2007.
[9] 赵玉沛，陈规划．血管外科手术学．北京：人民军医出版社，2013.
[10] 赵继宗．血管神经外科学．北京：人民卫生出版社，2013.
[11] 金中奎．血管外科围术期处理．北京：人民军医出版社，2015.
[12] 王深明．血管外科学．北京：人民卫生出版社，2011.
[13] 谷涌泉．下肢血管外科．北京：人民卫生出版社，2010.
[14] 王克勤，金中奎．血管外科诊疗与风险防范．北京：人民军医出版社，2011.
[15] 景在平，陆清声．中国外科年鉴血管外科分册（2013）．上海：第二军医大学出版社，2014.
[16] 安田庆秀．最新血管外科手术－106例疑难病解析．上海：科学技术文献出版社，2008.
[17] 吴庆华，刘鹏．血管外科主治医生912问．北京：中国协和医科大学出版社，2010.
[18] 刘昌伟，王深明．血管外科手术学．北京：人民军医出版社，2013.